デュシェンヌ型筋ジストロフィー診療ガイドライン 2014

Practical Guideline for Duchenne Muscular Dystrophy（DMD）2014
© Societas Neurologica Japonica, Japanese Society of Child Neurology, National Center of
   Neurology and Psychiatry, 2014
Published by Nankodo Co., Ltd., Tokyo, 2014

デュシェンヌ型筋ジストロフィー診療ガイドライン 2014

監修　日本神経学会，日本小児神経学会，国立精神・神経医療研究センター
編集　「デュシェンヌ型筋ジストロフィー診療ガイドライン」作成委員会

南江堂

監修
日本神経学会，日本小児神経学会，国立精神・神経医療研究センター

編集
「デュシェンヌ型筋ジストロフィー診療ガイドライン」作成委員会

委員長
川井　　充　　国立病院機構東埼玉病院 院長

副委員長
小牧　宏文　　国立精神・神経医療研究センター病院 筋疾患センター長／小児神経科 医長
松村　　剛　　国立病院機構刀根山病院神経内科 部長

委　　員
石川　悠加　　国立病院機構八雲病院 臨床研究部長（小児科）
萩野谷和裕　　宮城県立拓桃医療療育センター副院長
小林　庸子　　国立精神・神経医療研究センター病院身体リハビリテーション科 医長
白石　一浩　　国立病院機構宇多野病院小児神経科 医長
瀬川　和彦　　国立精神・神経医療研究センター病院総合内科部 部長
高相　晶士　　北里大学医学部整形外科 主任教授
竹島　泰弘　　神戸大学大学院医学研究科内科系講座小児科学 特命教授
山本　敏之　　国立精神・神経医療研究センター病院神経内科 医長

研究協力者
荒畑　　創　　国立病院機構大牟田病院神経内科 医長
石垣　景子　　東京女子医科大学小児科 講師
上野　正喜　　北里大学医学部整形外科 助教
上山　秀嗣　　国立病院機構熊本再春荘病院 臨床研究部長（神経内科）
大矢　　寧　　国立精神・神経医療研究センター病院神経内科 医長
大塚　友吉　　国立病院機構東埼玉病院機能回復部門 部長
尾方　克久　　国立病院機構東埼玉病院 臨床研究部長（神経内科）
木下　　悟　　国立病院機構新潟病院小児科 医長
久留　　聡　　国立病院機構鈴鹿病院臨床研究部 部長
小松有希子　　国立精神・神経医療研究センター病院遺伝カウンセリング室遺伝カウンセラー
齊藤　利雄　　国立病院機構刀根山病院神経内科・小児神経内科
齋藤　　亘　　北里大学医学部整形外科 助教
髙田　博仁　　国立病院機構青森病院 副院長
田村　拓久　　国立病院機構東埼玉病院難治性疾患部門 部長
中山　貴博　　横浜労災病院神経内科 副部長
藤井　達哉　　滋賀県立小児保健医療センター 院長
松井　彩乃　　国立精神・神経医療研究センター病院整形外科 医長
矢澤　健司　　日本筋ジストロフィー協会

評価・調整委員
石原　傳幸　　国立病院機構箱根病院 名誉院長
大澤真木子　　東京女子医科大学 名誉教授
貝谷　久宣　　医療法人和楽会 理事長
小長谷正明　　国立病院機構鈴鹿病院 院長
神野　　進　　国立病院機構刀根山病院 名誉院長
武田　伸一　　国立精神・神経医療研究センタートランスレーショナル・メディカルセンター長／
　　　　　　　神経研究所遺伝子疾患治療研究部 部長
多田羅勝義　　徳島文理大学保健福祉学部看護学科 教授
埜中　征哉　　国立精神・神経医療研究センター病院 名誉院長

(50音順)

神経疾患診療ガイドラインの発行について

　日本神経学会では，2001年に当時の柳澤信夫理事長の提唱に基づき，理事会で主要な神経疾患について治療ガイドラインを作成することを決定し，2002年に「慢性頭痛」，「パーキンソン病」，「てんかん」，「筋萎縮性側索硬化症」，「痴呆性疾患」，「脳血管障害」の6疾患についての「治療ガイドライン2002」を発行しました．

　「治療ガイドライン2002」の発行から時間が経過し，新しい知見も著しく増加したため，2008年の理事会（葛原茂樹前代表理事）で改訂を行うことを決定し，「治療ガイドライン2010」では，「慢性頭痛」，「認知症」（2010年発行），「てんかん」（2010年発行），「多発性硬化症」（2010年発行），「パーキンソン病」（2011年発行），「脳血管障害」の6疾患の治療ガイドライン作成委員会，および「遺伝子診断」（2009年発行）のガイドライン作成委員会が発足しました．

　「治療ガイドライン2010」の作成にあたっては，本学会としてすべての治療ガイドラインについて一貫性のある作成委員会構成を行いました．利益相反に関して，このガイドライン作成に携わる作成委員会委員は，「日本神経学会利益相反自己申告書」を代表理事に提出し，日本神経学会による「利益相反状態についての承認」を得ました．また，代表理事のもとに統括委員会を置き，その下に各治療ガイドライン作成委員会を設置しました．この改訂治療ガイドラインでは，パーキンソン病を除く全疾患について，他学会との合同委員会で作成されました．

　2009年から2011年にかけて発行された治療ガイドラインは，代表的な神経疾患に関するものでしたが，その他の神経疾患でも治療ガイドラインの必要性が高まり，2011年の理事会で新たに6神経疾患の診療ガイドライン（ギラン・バレー症候群・フィッシャー症候群，慢性炎症性脱髄性多発根ニューロパチー・多巣性運動ニューロパチー，筋萎縮性側索硬化症，細菌性髄膜炎，デュシェンヌ型筋ジストロフィー，重症筋無力症）を2013年に発行することが決定されました．また，ガイドラインでは，診断や検査も重要であるため，今回のガイドライン作成では「診療ガイドライン2013」という名称を用いることになりました．各診療ガイドライン作成委員会委員長は代表理事が指名し，各委員長が委員，研究協力者，評価・調整委員の候補者を推薦して，候補者は利益相反自己申告書を提出し，利益相反審査委員会の審査と勧告に従って各委員長と調整した上で，理事会で承認するという手順を取っています．また，今回も他学会との合同委員会で作成されました．快く合同委員会での作成に賛同いただいた各学会には深謝いたします．

　「診療ガイドライン2013」は，2002年版，2010年版と同じくevidence-based medicine（EBM）の考え方に基づいて作成され，Q&A（質問と回答）方式で記述されていますので，2010年版と同様に読みやすい構成になっています．回答内容は，引用文献のエビデンスを精査し，エビデンスレベルに基づく推奨のグレードを示しています．しかしながら，疾患や症状によっては，エビデンスが十分でない領域もあり，薬物治療や脳神経外科治療法が確立されているものから，薬物療法に限界があるために非薬物的介入や介護が重要なものまで，治療内容は疾患ごとに様々であり，EBMの評価段階も多様です．さらに，治療目標が症状消失や寛解にある疾患と，症状の改善は難しくQOLの改善にとどまる疾患とでは，治療の目的も異なります．

そのような場合であっても現時点で考えられる最適なガイドラインを示しています．

　診療ガイドラインは，決して画一的な治療法を示したものではないことにも留意下さい．同一疾患であっても，最も適切な治療は患者さんごとに異なり，医師の経験や考え方によっても治療内容は異なるかもしれません．診療ガイドライン 2013 は，あくまで，治療法を決定する医師がベストの治療法を決定する上での参考としていただけるように，個々の治療薬や非薬物的治療の現状における評価を，一定の方式に基づく根拠をもとに提示したものです．

　診療ガイドライン 2013 が，診療現場で活躍する学会員の皆様の診療に有用なものとなることを願っております．神経疾患の治療も日進月歩で発展しており，今後も定期的な改訂が必要となります．日本神経学会監修の診療ガイドライン 2013 を学会員の皆様に活用していただき，さらには学会員の皆様からのフィードバックをいただくことにより，診療ガイドラインの内容はより良いものになっていきます．診療ガイドライン 2013 が，学会員の皆様の日常診療の一助になることを期待しますとともに，次なる改訂に向けてご意見とご評価をお待ちしております．

　2014 年 1 月

日本神経学会
代表理事　**水澤　英洋**
前 ガイドライン統括委員長　**辻　貞俊**
ガイドライン統括委員長　**祖父江　元**

追補

　当初計画では 6 神経疾患の診療ガイドライン（ギラン・バレー症候群・フィッシャー症候群，慢性炎症性脱髄性多発根ニューロパチー・多巣性運動ニューロパチー，筋萎縮性側索硬化症，細菌性髄膜炎，デュシェンヌ型筋ジストロフィー，重症筋無力症）を 2013 年内に発行する予定でしたが，作成に時間を要したため，重症筋無力症，デュシェンヌ型筋ジストロフィー，細菌性髄膜炎については 2014 年の発行となりました．上記では，「診療ガイドライン 2013」との表記を用いていますが，これら 3 神経疾患も同様の位置付けのものとご理解ください．

まえがき

　筋ジストロフィーの医療の歴史は,「治らない・治せない病気」にどのように取り組むかという課題に常に向き合ってきた歴史である．筋ジストロフィーの医療は多くの小児遺伝性疾患と同じように，病を持って生まれ，幼児期より障がいをかかえるひとの人生全体を対象とし，患者本人のみならず家族全体を支えること，教育・心理・福祉の領域との連携が求められることに特徴がある．また，患者の年齢が小児から成人にまたがるので小児神経科医と神経内科医の協力が不可欠であるが，さらに心不全，脊柱変形をはじめとして全身の臓器に問題が生ずるので，多方面の専門家の関与が求められる．そのなかで絶対に忘れてはならないのは，それぞれが専門性を持ちながらも全体を見わたす視点を持つことである．

　そのような取り組みのなかで，代表的な筋ジストロフィーであるデュシェンヌ型の平均寿命が1980年代の10歳代後半から大幅に延長し，現在では30歳代半ばに到達した．ここであえていわなければならないのは，この延長は現在発展めざましい遺伝子治療やiPS細胞を用いた最新治療によるものではなく，呼吸管理や心不全治療などその時その時で用いうる技術を総動員した，いわゆる「最善の支持療法」の結果であるという歴然たる事実である．現在は発症機転のなかで原因に近いところを標的とする治療の開発が急ピッチで進み，近い将来は病気の進行そのものを抑制できるようになることは間違いないが，そうなってもすべてが解決できるわけではなく，この基本的な医療の姿勢は変わらないだろう．

　わが国の筋ジストロフィー医療の進歩は，40年を超える歴史を持つ筋ジストロフィー臨床研究班によって支えられてきた．筋疾患の専門学会が存在しないわが国において，公的研究費による研究班会議組織は基礎から臨床まで多方面の専門家が参集する唯一の全国組織であり，数々の重要な研究が行われてきただけでなく，診療実績の進歩も直ちに共有されてきた．筋ジストロフィー臨床研究班は1968年に沖中重雄東京大学教授によって組織された筋ジストロフィー研究班体制のなかで，1971年から分離して臨床研究を担当した山田班が源流である．祖父江班(1978年～)，西谷班(1984年～)，高橋班(1990年～)，石原班(1996年～)，川井班(2002年～)と伝えられ，現在の小牧班(2011年～)に至っている．

　このガイドラインの編集はその小牧班すなわち「筋ジストロフィーの治験拠点整備，包括的診療ガイドラインの研究」班が2011年4月にスタートするにあたって，筋ジストロフィー診療ガイドライン作成を課題として取り上げたのがきっかけである．まさに時宜を得た企画といえよう．直ちに日本神経学会と日本小児神経学会が，学会として実施するガイドライン作成として認めてくださり，2学会と研究班が共同して進めるガイドライン作成事業という理想的な形態が整うことになった．

　このガイドラインが，数ある筋ジストロフィーのなかであえてデュシェンヌ型筋ジストロフィーを取り上げた理由は，
　①代表的な筋ジストロフィーで患者数が最も多い
　②比較的エビデンスが集積されている
　③医療介入の効果が顕著であった
の3つである．しかし，もともと文献になったエビデンスが多い領域ではなく，デュシェン

ヌ型筋ジストロフィー以外の関連疾患や病型が明記されていない筋疾患からの知見も援用しなければならない部分も少なからずあった．同時に，このガイドラインの記載は他の筋ジストロフィーに応用できる部分も少なくない．読者諸氏はぜひその点を批判的に活用していただきたいと考える．

　このガイドラインの作成は小牧宏文班長のもとで，ガイドライン作成プロジェクトのリーダーを務めた松村剛博士の強い指導力のもとに実施された．このガイドラインは日本神経学会と日本小児神経学会のガイドラインであるので，当然ながら作成委員会は両学会に所属する専門医を中心に構成されているが，筋ジストロフィーの医療はすでに述べたように極めて集学的色彩が強く，循環器科，整形外科，臨床遺伝科など両学会に属していないメンバーも少なからず委員に選定されている．さらに，広範な領域は委員だけではとてもカバーできるものではなく，委員以外にも多くの先生のお力を得ることになった．このまえがきの最後にその氏名をあげて，深甚なる感謝を捧げる．また，精神・神経疾患研究開発費「筋ジストロフィーの治験拠点整備，包括的診療ガイドラインの研究」班事務局の重盛美貴子氏の献身的努力なしでは膨大な事務作業を伴うこの事業は成し遂げられなかった．Mindsの吉田雅博先生には随所にご指導をいただいた．あわせて感謝の意を表するものである．本ガイドラインは一般財団法人国際医学情報センターの文献検索・文献管理システムを利用した．パブリックコメントにゆだねる前に，日本神経学会と日本小児神経学会のガイドライン統括委員会の評価・調整委員と当ガイドライン作成委員会の評価・調整委員の先生方に原稿全体の評価をいただき，貴重なご意見をいただいたことをここに記す．

　筋ジストロフィーのような希少疾病の医療は現在も標準化の過程にあるものと考えられる．その内容は昨日と今日と明日では異なるし，地域の医療資源によっても大きく異なる．このガイドラインが推奨するとおりに医療を行えない環境も存在するし，そうだったからといって間違いとはいえない．専門医が著しく少なく，地域的にも偏在している現実のなかで，一般医家が身近にいる患者をどのように診療したらよいかについて，このガイドラインがひとつの指針になればと願うものである．さらに，医学生や研修途上の医師がこのガイドラインを読み物として読み，先人たちが「治らない・治せない病気」に対してどのように取り組んできたかに関心を持っていただければありがたいと思っている．

　最後に，本ガイドライン作成には，委員，研究協力者のほかに，下記の先生方に献身的な協力をいただいた．ここに深甚なる感謝を捧げる．

　討議と原稿執筆に加わっていただいた方：酒井直子，髙田和子，鷹羽智子，竹内芙実，竹下絵里，福本裕，前野崇，三浦利彦，向田壮一

　討議に加わっていただいた方：斎藤崇，佐藤孝俊，鈴木理恵，村上てるみ

2014 年 4 月

「デュシェンヌ型筋ジストロフィー診療ガイドライン」作成委員会 委員長

川井　充

ガイダンス

1. 本ガイドライン作成の経緯

デュシェンヌ型筋ジストロフィー（Duchenne muscular dystrophy：DMD）は全身の筋肉がおかされる遺伝性疾患であるが，呼吸管理や心筋保護治療の普及により著しい生命予後の改善を認めている．また，ノーマライゼーション理念の普及により，療養の場も施設（病院）中心から地域（在宅）中心へと変化してきた．

DMDにおいては，診断から生涯を通じて医療の関与が求められる．このなかには，診断，定期的機能評価，合併症検索，リハビリテーション，ステロイドなどの薬物治療，呼吸ケア，心筋障害治療，拘縮・変形・外傷などへの外科的治療，消化管障害・嚥下機能障害・栄養障害・発達障害・歯科学的異常などの合併症治療などに加え，遺伝相談，保因者ケア，教育・子育て，在宅人工呼吸などハイリスク患者のリスクマネジメントなど多彩な内容が含まれる．

このような多彩な問題への対応を円滑に行うには，集学的体制で前方視的に適切な時期に適切な介入を図ることが重要である．これまで，筋ジストロフィー医療は専門病棟を有する国立病院機構の病院がその中核を担ってきたが，在宅患者の増加に伴い現在では様々な医療機関が診療にあたっている．これに伴い，複数の機関が連携して診療にあたる必要性も高くなっている．本症に通暁していない一般医家の先生方が，諸機関と連携して本症への対応を適切に行うためには，わが国の実情に即したガイドラインの存在が不可欠であると考え，本ガイドラインを作成することとした．

さらに，DMDでは革新的治療の開発が臨床段階に移行しつつあるが，希少疾病では患者のリクルートが臨床研究・治験の成否を左右するため，治験推進を目指したシステム構築も進められている．本ガイドラインではこのような試みについても紹介し，本症の治療開発の促進にも寄与することを期待している．

2. 対象と目的

本ガイドラインは，一般医家の先生方が，DMDの診療に携わった場合，本症の患者が生涯に遭遇する多様な医療課題に集学的に対処するための参考になることを目指して作成した．対象疾患はすべての病期のDMDであるが，遺伝性疾患であることの特徴を踏まえ保因者や出生前診断の問題についても取り上げた．

3. 委員会の構成と利害関係者の参加

本ガイドラインは精神・神経疾患研究開発費「筋ジストロフィーの治験拠点整備，包括的診療ガイドラインの研究」班（以下，研究班）と日本神経学会，日本小児神経学会の合同で作成した．前述のとおりDMDが抱える問題は多岐にわたるため，神経内科医，小児神経内科医に加え，リハビリテーション医，循環器医，整形外科医，歯科医，遺伝カウンセラー，栄養士など関連する多分野の専門家も参加した．さらに，医療の受け手である患者側の意向を反映させる目的で，日本筋ジストロフィー協会代表者にも，作成委員，評価委員の双方に加わっていただいた．

4. ガイドラインの構成と作成手順

本ガイドラインの作成においてはMinds診療ガイドライン作成の手引き2007[1]をもとに，GRADEシステム[2]も参考にした(図1)．

臨床疑問(clinical question：CQ)は，編集委員だけでなく研究班ホームページ，日本神経学会，日本小児神経学会のメーリングリストなどを通じて公募した．その結果，委員以外からの応募を含め1,000弱のCQが集積された．これを分類・整理し委員全員の協議により56のCQを選定し，ガイドラインの構成を，①総論，②診断・告知・遺伝，③検査・機能評価，④リハビリテーション，⑤ステロイド治療，⑥呼吸ケア，⑦心筋障害治療，⑧整形外科的治療，⑨麻酔・鎮静，⑩食にかかわるケア，⑪心理社会的ケア，の11章とした．

システマティックレビュー過程の客観性と網羅性を担保するため，網羅的文献検索や，一次文献選択フォーム作成，フルテキスト手配および管理，構造化抄録フォーム作成などの作業は，研究班事務局と一般財団法人国際医学情報センター(International medical information center：IMIC)が共同で行い，これらの作業に対しては報酬を支払った．

網羅的検索は，担当委員がキーワードを準備しIMICとの共同作業で実施した．検索データベースはMEDLINEとCochraneデータベース，医中誌Webを用い，原則として1950年1月以降2012年4月までの期間を対象とした．検索式は章を基本に，①自然歴・予後，②診断・告知・遺伝カウンセリング・出生前診断・保因者・検査・機能評価，③リハビリ，④ステロイド，

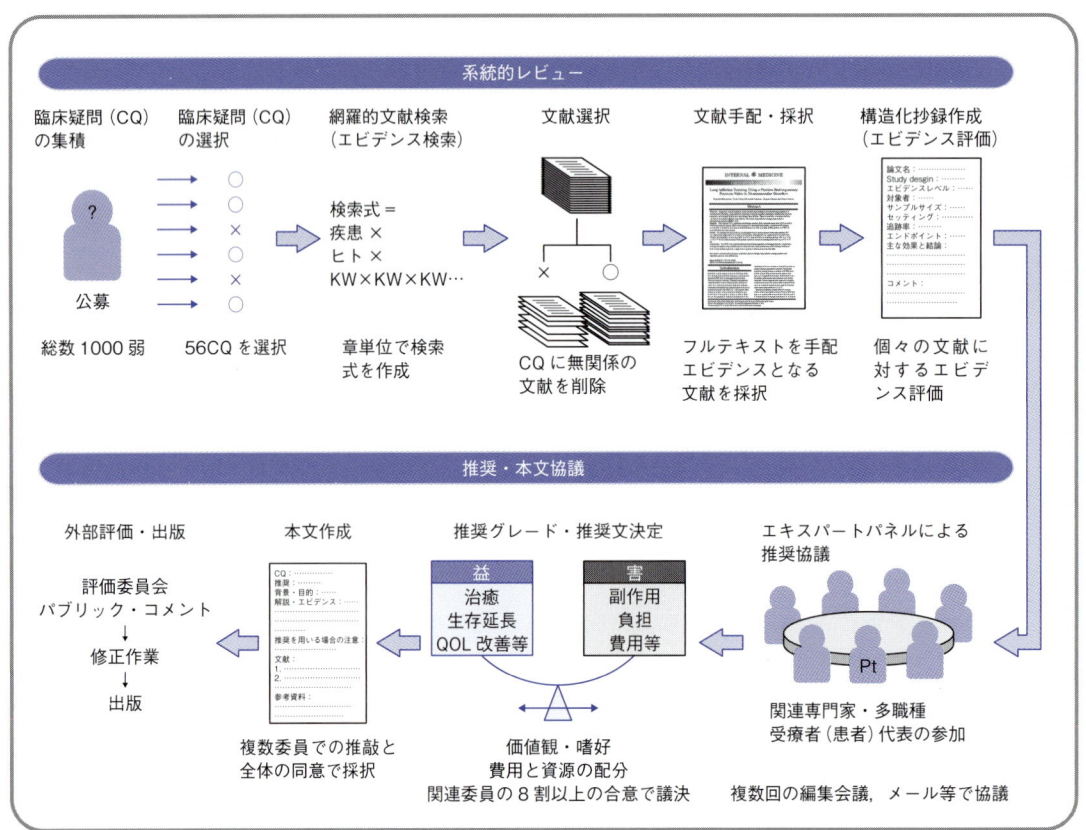

図1 デュシェンヌ型筋ジストロフィー診療ガイドライン作成の流れ

⑤呼吸ケア・在宅人工呼吸療法・災害対策，⑥心筋障害，⑦整形外科的対処・麻酔・鎮静，⑧消化管，⑨栄養，⑩栄養管理，⑪嚥下，⑫歯科学的問題，⑬子育て・教育の13分類で行った．各検索式の詳細は別項に記載した．

　わが国では，筋ジストロフィー研究班が長年組織されており，その成果は報告書・抄録にまとめられてきたが，これらは電子化や一般書籍としての刊行がなされていないために上記の検索データベースには登録されていない．この問題を解消するため，過去の研究班の報告書・抄録をPDF化し研究班のHP（http://www.carecuremd.jp/）に公開した．

　一次選択作業は，CQに関連のない（低い）文献を削除することを目的に，一定の基準（例，動物実験の論文，DMNに関するデータが含まれていないなど）で選択を行った．また，網羅的文献検索で必要な文献が検索されていない場合や網羅的文献検索後に発表された重要文献は，各委員が独自に追加検索を行いエビデンスとなる文献を選択した．一次選択された文献に対してフルテキストを手配した．

　フルテキストが手配された文献から，CQに対するエビデンスとなる文献を採択した．採択文献数は各CQの末尾に記載した．採択された文献について構造化抄録を作成し，研究デザインや内容に応じてエビデンスレベルの評価を行った．本ガイドラインのCQは広範に及ぶため，単一の基準によるエビデンスレベル評価が困難であった．このため，幅広い領域の評価が可能なエビデンスレベル分類である，Oxford Center for Evidence-Based Medicine 2011 Levels of Evidence（表1）[3]を用いた．

　推奨協議過程ではいくつかの工夫を試みた．これまでのガイドラインはエビデンスレベルにより推奨グレードが決定されるものが多かったが，希少疾病においては大規模臨床研究やランダム化比較試験が物理的・倫理的に困難な場合が多く，高いエビデンスレベルを有するCQは乏しい．このことは，希少疾病に対するガイドライン作成の障害と懸念された．この問題への対応として，①一般的知見や他疾患のエビデンスであってもDMDについて応用可能なものは参考資料として積極的に利用する，②エキスパート間でコンセンサスが形成されており患者側も支持するものは，エビデンスがない場合でもエキスパートパネルの総意として推奨する，③重要な臨床課題であってエビデンスやコンセンサスが未形成なものは臨床課題として提示する，などを考慮した．

　推奨グレードは，推奨の方向（行う，行わない）と強さ（強い推奨，弱い推奨）を組み合わせた4段階（表2）とした．推奨グレードおよび推奨文は，エビデンスの質や，望ましい効果と望ましくない効果のバランス，患者・家族の価値観や好み，コストや資源の利用などを総合的に踏まえて討議し，採択は無記名投票での関連委員の80％以上による議決とした．推奨は3日間の編集会議や3ヵ月以上のメール連絡などで協議を重ねた．推奨協議と議決過程には患者会委員も参加して受療者側の意見を反映させた．本ガイドラインの推奨グレードは，必ずしもエビデンスレベルに拘束されないため，推奨グレードがどの程度のエビデンスレベルを有し，どの程度のコンセンサスで決定されたかを読者に明示する必要があると判断した．このため，推奨文に推奨グレードとエビデンスレベルを併記（例：グレードB，エビデンスレベル4）し，議決内容も推奨文末尾に記載した．なお，議決は推奨文・推奨グレード・エビデンスレベル全体に対して行ったため，議決内容が推奨グレードを直接支持するものではないことを断っておく．

　本文は，「背景・目的」，「解説・エビデンス」，「推奨を臨床に用いる際の注意点」，「文献」，「参考資料」，「議決結果」の6項目で構成した．文献はDMDに対するエビデンスで，参考資料はDMD以外のエビデンスや指針などで推奨を考慮するうえで重要なものをあげた．関連するCQ

表1 Oxford Centre for Evidence-Based Medicine 2011 エビデンスのレベル

質問	ステップ1 (レベル1*)	ステップ2 (レベル2*)	ステップ3 (レベル3*)	ステップ4 (レベル4*)	ステップ5 (レベル5)
その問題はどの程度よくあるのか？	特定の地域かつ最新のランダム化サンプル調査（または全数調査）	特定の地域での照合が担保された調査のシステマティックレビュー**	特定の地域での非ランダム化サンプル**	症例集積研究**	該当なし
この診断検査またはモニタリング検査は正確か？（診断）	一貫した参照基準と盲検化を適用した横断研究のシステマティックレビュー	一貫した参照基準と盲検化を適用した個別の横断的研究	非連続的研究，または一貫した参照基準を適用していない研究**	症例対照研究，または質の低いあるいは非独立的な参照基準**	メカニズムに基づく推論
治療を追加しなければどうなるのか？（予後）	発端コホート研究のシステマティックレビュー	発端コホート研究	コホート研究またはランダム化試験の比較対照群*	症例集積研究または症例対照研究，または質の低い予後コホート研究**	該当なし
この介入は役に立つのか？（治療利益）	ランダム化試験またはn-of-1試験のシステマティックレビュー	ランダム化試験または劇的な効果のある観察研究	非ランダム化比較コホート/追跡研究**	症例集積研究，症例対照研究，またはヒストリカルコントロール研究**	メカニズムに基づく推論
よくある被害はどのようなものか？（治療被害）	ランダム化試験のシステマティックレビュー，ネスティッド・ケース・コントロール研究のシステマティックレビュー，問題が提起されている患者でのn-of-1試験，または劇的な効果のある観察研究	個別のランダム化試験または（例外的に）劇的な効果のある観察研究	一般にみられる被害を特定するのに十分な症例数がある場合，非ランダム化比較コホート/追跡研究（市販後調査）（長期的被害については，追跡期間が十分でなければならない）**	症例集積研究，症例対照研究，またはヒストリカルコントロール研究**	メカニズムに基づく推論
まれにある被害はどのようなものか？（治療被害）	ランダム化試験またはn-of-1試験のシステマティックレビュー	ランダム化試験または（例外的に）劇的な効果のある観察研究			
この（早期発見）試験は価値があるか？（スクリーニング）	ランダム化試験のシステマティックレビュー	ランダム化試験	非ランダム化比較コホート/追跡研究**	症例集積研究，症例対照研究，またはヒストリカルコントロール研究**	メカニズムに基づく推論

＊：試験間での不一致，または絶対的な効果量が極めて小さいと，レベルは試験の質，不正確さ，間接性（試験のPICOが質問のPICOに合致していない）に基づいて下がることがある．効果量が大きいか，または極めて大きい場合には，レベルは上がることがある．
＊＊：従来どおり，一般にシステマティックレビューのほうが個別試験よりも好ましい．
エビデンスレベル一覧表の引用方法
OCEBMエビデンスレベル作業部会＊＊＊，「The Oxford 2011 Levels of Evidence」
Oxford Centre for Evidence-Based Medicine, http://www.cebm.net/index.aspx?o=5653
＊＊＊：OCEBMエビデンスレベル作業部会＝Jeremy Howic, Ian Chalmers (James Lind Library), Paul Glasziou, Trish Greenhalgh, Carl Heneghan, Alessandro Liberati, Ivan Moschetti, Bob Phillips, Hazel Thornton, Olive Goddard, Mary Hodkinson

がある場合は，参照先を明記した．社会資源や制度，特殊な治療が可能な施設などについて，可能なものはできるだけ本文作成時点（2013年3月）の情報ソースを提供するよう努めた．本文は複数の委員で推敲を重ねたうえで，全委員に諮って決定した．

作成委員会による試案作成の後，研究班，日本神経学会，日本小児神経学会の外部評価委員

表2　グレード分類

推奨グレード	内容
A	行うように強く推奨する
B	行うことを考慮するよう推奨する
C	行わないことを考慮するよう推奨する
D	行わないよう強く推奨する

会による審査とパブリック・コメントを得たうえで，いただいた意見を参考に修正を加えて最終稿を決定した．

5．編集の独立性

本ガイドライン作成の費用は研究班が精神・神経疾患研究開発費（旧厚労省研究委託費）によりすべて負担した．作成委員は研究班の研究費により会議参加のための交通費，宿泊費などの費用を支出し，原稿作成，会議参加などへの報酬は受け取らなかった．作成委員は，利益相反に関しての自己申告書を日本神経学会に提出し承認を受けた．

6．本ガイドラインの活用法

DMD のような進行性の疾患では，機能障害の進行や合併症の発現を予測し，前方視的に予防的介入を図ることが重要である．DMD に習熟されていない読者は，最初に総論を通読し，本症の臨床経過と発生する諸問題について理解することを勧める．各論については，本ガイドラインでは CQ 番号と CQ 文により目次を作成しており，読者は関心のある CQ に進み，推奨や本文，関連 CQ の内容などを参考に患者毎の個別の病態や状況を踏まえ，患者・家族と十分相談し治療方針を選択いただきたい．DMD は希少疾病で，高いエビデンスが存在する CQ は少ない．本ガイドラインではそのような課題にもエキスパートパネルの総意で，できるだけ推奨を出すように努めたが，絶対的な指針ではなく，想定される利益・不利益について十分な説明と同意により患者の自律的選択で治療法が決定されるべきであることは言うまでもない．たとえば，わが国では欧米に比しステロイド治療や脊椎矯正術の実施率が低い特徴がある．ステロイドや外科的治療は，利益・不利益の説明を受け患者・家族の自律的選択により行われるべきものであるが，適切な時期に十分な説明が行われないと，治療機会の選択が保証されない．また，DMD が抱える問題は広範囲にわたるため，歯科学的問題や発達障害など気づかれにくい課題もある．すべての医療課題に一施設で対応することは困難で，他施設との連携を考慮すべきものも多い．本ガイドラインでは，できるだけ多岐の臨床課題を取り上げると同時に，連携の際の紹介先・提供すべき情報についてもできるだけ触れるように心がけた．本ガイドラインが，適切な前方視的介入の普及につながることを期待している．

7．今後の課題

本ガイドラインは CQ 方式に基づく DMD のガイドラインとしては世界初のものである．今後，簡易版の作成を予定している．

DMD では，現在遺伝子治療などの新規治療薬の開発が臨床段階に達しつつある．国際共同治験・臨床試験推進のため，国際的疾患レジストリーと協調した患者登録である Remudy，医

療機関ネットワークの筋ジストロフィー臨床研究ネットワーク（MDCTN）などが整備され，実際に治験も進みつつある．新規治療薬の開発で，DMD の機能予後が改善することが期待され，DMD の医療環境は今後変化していく可能性が高い．一方で，根本的な治療開発までの道のりはまだ平坦とはいえず，集学的医療の重要性は変わらない．ガイドライン作成過程で，未解決の臨床課題の存在も明らかとなった．これらの解決に向けた臨床研究の推進も今後の課題である．DMD に対するステロイド治療が保険適用外であったことが普及阻害要因のひとつであったが，本ガイドライン作成中に保険適用になったことは意義深い．標準的ケアの内容は時代に即して変化させていく必要があり，本ガイドラインは DMD の医療状況の変化に合わせ，5 年後をめどに改訂を行いたいと考えている．

8. 著作権

　本ガイドラインの著作権は，日本神経学会，日本小児神経学会，国立精神・神経医療研究センターに帰属する．許可なく転載することなどを禁ずる．

文献
1) Minds 診療ガイドライン選定部会．Minds 診療ガイドライン作成の手引き 2007，医学書院，東京，2007
2) GRADE ワーキンググループ．診療ガイドラインのための GRADE システム，凸版メディア株式会社，青森，2010
3) Oxford center for evidence-based medicine 2011 levels of evidence. http://www.cebm.net/index.aspx?o=5653（最終アクセス日 2014 年 1 月 9 日）

目　次

1. 総論
- デュシェンヌ型筋ジストロフィーとは 2
- CQ 1-1　DMD の生命予後は改善しているか 7

2. 診断・告知・遺伝
- CQ 2-1　確定診断にはどのような意義があり，どの時期にどのような方法で行うか 12
- CQ 2-2　患者の家族，患者に告知する際の注意点は何か 17
- CQ 2-3　遺伝に関する相談にどのように対応するか 19
- CQ 2-4　出生前診断はどのような倫理的・精神的配慮のもとにどのように行うか 22
- CQ 2-5　保因者の発症率はどの程度で，どのような症状を呈すか，どのようなフォローアップが必要か 25
- CQ 2-6　保因者が妊娠・出産，育児・介護をするにはどのようなリスクがあるか 28

3. 検査・機能評価
- CQ 3-1　DMD の運動機能評価はどのように行うか 32
- CQ 3-2　定期的な（血液）検査はどのような項目を検索するか 37
- CQ 3-3　診断や経過観察にどのような画像検査を行うか 40

4. リハビリテーション
- CQ 4-1　適切な運動量はどのようにして決めるか 46
- CQ 4-2　どのようなリハビリテーションを行うか 48
- CQ 4-3　どのような装具・福祉用具・環境整備が有効か 50
- CQ 4-4　QOL 改善に必要な要素・資源・アプローチは何か 53

5. ステロイド治療
- CQ 5-1　ステロイド治療で，筋力，歩行機能が改善するか（短期効果）........................58
- CQ 5-2　歩行不能後もステロイドを継続使用すべきか（長期効果）................................60
- CQ 5-3　どのような副作用と対策があるか 63
- CQ 5-4　いつからどのように投与すべきか 65
- CQ 5-5　ステロイド服薬中にワクチン接種してもよいか 68

6. 呼吸ケア
- CQ 6-1　呼吸不全はどのように生じるのか 72
- CQ 6-2　呼吸機能評価はいつからどのように行うか 74
- CQ 6-3　呼吸理学療法はいつからどのように行うか 76
- CQ 6-4　DMD では呼吸筋トレーニングは有効か 79
- CQ 6-5　呼吸器感染治療などで注意すべき点はあるか 81
- CQ 6-6　人工呼吸管理の適応はどのように判断するか 83
- CQ 6-7　酸素投与における注意点は何か 86
- CQ 6-8　NPPV を成功させるにはどのような工夫が必要か 87
- CQ 6-9　気管切開下人工呼吸の適応，管理上の留意点は何か 90
- CQ 6-10　呼吸管理患者の生活範囲を広げるうえでの工夫，外出・旅行での注意点は何か 92

	CQ 6-11	在宅人工呼吸療法（HMV）導入・在宅健康観察の指導はどのように行うか	94
	CQ 6-12	在宅人工呼吸療法（HMV）実施にはどのような環境整備が必要か	96
	CQ 6-13	災害に備えてどのような準備をしておくべきか	99

7. 心筋障害治療

	CQ 7-1-1	心機能評価はいつからどのように行うか—総論	104
	CQ 7-1-2	心機能評価はいつからどのように行うか—12誘導心電図・ホルター心電図	106
	CQ 7-1-3	心機能評価はいつからどのように行うか—心エコー	108
	CQ 7-1-4	心機能評価はいつからどのように行うか—心臓核医学検査	110
	CQ 7-1-5	心機能評価はいつからどのように行うか—心臓MRI	112
	CQ 7-1-6	心機能評価はいつからどのように行うか—脳性ナトリウム利尿ペプチド（BNP）	114
	CQ 7-2-1	心筋障害治療はどのように行うか—食事・生活指導	116
	CQ 7-2-2	心筋障害治療はどのように行うか—アンジオテンシン変換酵素（ACE）阻害薬	118
	CQ 7-2-3	心筋障害治療はどのように行うか—β遮断薬	120
	CQ 7-2-4	心筋障害治療はどのように行うか—利尿薬・強心薬	122
	CQ 7-3	不整脈治療はどのように行うか	124
	CQ 7-4	非薬物療法はあるか	126

8. 整形外科的治療

	CQ 8-1	側弯症の発生率や自然経過，生命予後・心肺機能・QOL・ADLへの影響はどのようなものか	130
	CQ 8-2	側弯症の矯正固定術でどのような効果が期待できるか	133
	CQ 8-3	側弯症の矯正固定術の適応やリスクはどのようなものか	136
	CQ 8-4	下肢拘縮手術の適応や効果は何か	140
	CQ 8-5	骨折の予防はどのようにしたらよいか	143
	CQ 8-6	骨折治療における注意点は何か	147

9. 麻酔・鎮静

	CQ 9-1	全身麻酔や鎮静を行ううえで全身管理や呼吸管理上注意すべき点は何か	150
	CQ 9-2	局所麻酔を行ううえで注意すべき点は何か	153

10. 食にかかわるケア

	CQ 10-1	栄養管理で注意する点は何か	156
	CQ 10-2	理想的な体重コントロールのための食事はどのようなものか	159
	CQ 10-3	どのような歯科学的な問題があり，治療上留意すべき点は何か	162
	CQ 10-4	嚥下機能評価はいつからどのように行うか	164
	CQ 10-5	食物形態の工夫はいつからどのように行うか	167
	CQ 10-6	経管栄養管理上の注意点はあるか	169
	CQ 10-7	胃瘻造設の適切な時期や注意点はあるか	171
	CQ 10-8	便秘の治療はどのように行うか	173
	CQ 10-9	上腸間膜動脈症候群・急性胃拡張・イレウスの予防法はあるか	175

11. 心理社会的ケア

	CQ 11-1	精神遅滞，発達障害は合併するか	178
	CQ 11-2	子育て，教育上で配慮すべきことは何か	181
	CQ 11-3	DMDではどのような補助制度・サービスが利用できるか	183

検索式 ... 186

1. 総論

1. 総論

デュシェンヌ型筋ジストロフィーとは

1) 背景

　筋ジストロフィーは骨格筋の壊死と再生を主な病態とする疾患であるが，疾患の進行とともに様々な合併症を示すようになる．筋ジストロフィーの代表的疾患であるデュシェンヌ型筋ジストロフィー（Duchenne muscular dystrophy：DMD；Online Mendelian Inheritance in Man [OMIM] 310100）にはこれまで40年以上にわたり行われてきた臨床研究によって得られた多くの知見が存在する．薬物治療，リハビリテーション，整形外科的治療，呼吸ケア，心筋障害治療，栄養管理，心理社会的支援などの多面的な要素に対して，多職種が連携し診断時から継続して適切な医療を提供することで生命予後やQOLの改善が得られている．

2) 病因・病態（2章参照）

　DMDは遺伝子座Xp21に存在するジストロフィン遺伝子の変異により，筋線維膜直下に存在するジストロフィン蛋白質が欠損することで生じる．ジストロフィン遺伝子変異の種類はエクソン単位の欠失，エクソン単位の重複，点変異などの微小変異があり，それぞれの割合は，欠失が約60％，重複が約10％，微小変異が約30％である．

3) 診断（2章参照）

　高クレアチンキナーゼ（creatine kinase：CK）血症や筋力低下などの症状からDMDが臨床的に疑われた場合には，遺伝カウンセリングを含む十分な説明のうえ，遺伝子診断ないし筋生検によって確定診断を行う．同時に，家族に対する心理的サポートを積極的に行っていく．ジストロフィン遺伝子の全エクソンの欠失・重複が判定できるMLPA（multiplex ligation-dependent probe amplification）法は保険適用されており，約70％のDMD患者でMLPA法による遺伝子診断が可能である．本疾患は進行性・遺伝性疾患であり，必要に応じて専門家による遺伝カウンセリングや意思決定のための支援を受けられるように配慮する．

4) DMDの臨床経過（総論ほか参照）

　3～5歳に転びやすい，走れないことで気づかれることが多いが，日本では乳幼児期にAST，ALT高値などがきっかけでたまたま発見された高CK血症により発症前に発見されることのほうが多い．自然歴では5歳頃に運動能力のピークをむかえて以後緩徐に症状が進行し，多くは10歳前後に歩行能喪失となる．運動能力の低下に伴い，関節拘縮や側弯が出現し，進行する．一般に10歳以降に呼吸不全，心筋症を認めるようになるが，それら発症時期や進行のスピードには個人差が存在する．合併症は潜在的に緩徐に進行し症状が顕在化したときには臓器障害がかなり進行していることが多いため，定期的な検査による経時的な評価で発症前の適切な時期から介入を考慮する必要がある．呼吸管理導入以前の自然経過による生命予後は10歳代後半であったが，最近のデータによると30歳を超えるようになってきている．この事実は現在までに

確立されている治療，ケアの重要性を端的に示している．

5）小児期の対応（4, 5, 6, 11 章参照）

　幼児期に足関節の背屈制限が生じてくるので，比較的早期から，関節可動域確保のためのリハビリテーションを開始するとよい．本人が主体的に行う運動について制限は原則必要ないが，無理強いさせるような運動や瞬発的に力が加わる運動は控えたほうがよい．筋疾患では偏食，便秘，肥満，やせ，骨粗鬆症といった栄養にかかわる問題が高頻度でみられるため，バランスのとれた食事を心がけ，トイレトレーニングなどの助言を行う．現在は知的障害の目立たないDMDを持つ子どもの大半は小学校通常級に入学する．学校活動では可能な限り健常児と同じ対応が望ましいが，学校内での移動による疲労や転倒による骨折予防に対する配慮を行うとよい．患者自身に告知する際には成長発達や家族の受容を考慮しつつ，内容や告知の時期などを家族と相談しながら進めていく．

6）発達障害（11 章参照）

　ジストロフィン蛋白質は神経細胞にも発現しており，その欠損により脳機能に問題が生じると考えられている．DMD の約 1/3 は知的障害のレベルにある．また，広汎性発達障害や学習障害の合併も多く，特に小学校低学年時には運動面よりも学習，社会性の問題が目立つことも多いので，一般的な発達障害としての対応や療育施設との連携を考慮する．

7）ステロイド治療（5 章参照）

　これまでに DMD に対して様々な薬物治療が検討されてきたが，ステロイドは DMD の進行予防に対するエビデンス得られている唯一の治療法である．しかし，長期的な予後を改善させるかどうかに関するエビデンスは乏しい．ステロイド内服は肥満などの副作用に留意しながら継続する必要がある．ステロイドの効果をモニターしていくために，臥位から起立に要する時間などの運動機能を定期的に評価するとよい．ステロイドの至適投与期間についてはいまだ結論が出ていないが，呼吸機能や側弯の進行抑制に関するデータも出てきており，深刻な副作用がなければ歩行能喪失後も投与を継続する例が増えてきている．

8）呼吸ケア（6 章参照）

　適切な時期に呼吸理学療法を開始する．DMD の呼吸理学療法は，肺と胸郭の可動性と弾力を維持し，気道クリアランスを保つことを目的に行う．そのなかでも徒手や機械による呼吸理学療法が重要である．慢性肺胞低換気の状態で，朝の目覚めの悪さ，頭痛などの症状を認める場合や，睡眠時や覚醒時の酸素飽和度低下や炭酸ガス分圧上昇を認める場合に，夜間の非侵襲的陽圧換気療法（non-invasive positive pressure ventilation：NPPV）を適用する．経過をみながら覚醒時の NPPV の導入も検討する．NPPV が継続できない場合には，気管切開下人工呼吸への移行を検討する．在宅人工呼吸療法を実施する際には，機器取り扱い，緊急時対応，支援機関との調整，災害に備えた準備などの環境整備を行っておく必要がある．

9）心筋症（7 章参照）

　DMD では心筋症の合併が不可避で，現在 DMD の最大の死因は心不全となっている．心筋障害治療は ACE 阻害薬，β遮断薬など心筋保護薬が主体であり，心機能を代償する治療法がない

現状を踏まえ，定期的評価により心不全の顕在化前の適切な時期に導入，継続を検討していく．

10）側弯（8，9章参照）

DMD 患者の 70％以上が歩行能喪失後に 20°以上の側弯を呈するので，歩行能喪失時から単純 X 線撮影を定期的に行う．側弯症の矯正固定術は変形を矯正し，進行を防止することができるが，侵襲が大きく心機能などにより適応時期も限られる手術であることから，早期から患者・家族に情報提供を行い，選択の機会を保証すべきである．

11）栄養，消化管（10章参照）

小児期には肥満が問題となることが多いが，思春期以降はむしろ「やせ」が問題となる場合が多く，特に呼吸不全の顕在化に伴い急激な体重減少を認めることがある．努力呼吸によって生じるエネルギー消費量の増加，咀嚼嚥下機能の低下による摂食量の減少など複数の要素の結果と考えられ，適切な栄養指導，呼吸不全に対する対応を行っていく．胃瘻を用いた栄養は側弯などの骨格変形などによる問題から内視鏡的胃瘻造設術（PEG）が適用できない場合もあるが，筋疾患の栄養投与法としても利点が多い．消化管合併症としては，便秘，上腸間膜動脈症候群，急性胃拡張，イレウスを合併することがある．

12）デュシェンヌ型筋ジストロフィー保因者（2章参照）

ジストロフィン変異遺伝子を有する女性を保因者と呼ぶ．保因者の一部に成人以降に進行性の筋力低下や心筋症を呈する場合がありこれを症候性保因者と呼ぶ．保因者診断は心理的負担を強いる場合があること，自身の遺伝情報を知る・知らない権利があることを踏まえて慎重に行う必要があり，遺伝カウンセリングを通して意志決定を支援することが望ましい．従来行われてきた羊水や絨毛を使用した出生前診断のほか，DMD に対して着床前診断も行われるようになっている．

13）わが国における筋ジストロフィー医療の歴史

障害児の多くは 1979 年に養護学校が義務教育化される以前には，就学猶予や就学免除が適用され教育機会が保証されていなかった．障害者や遺伝性疾患に対する社会的偏見も根強く，社会から隔絶した生活を送る障害者も少なくなかった．このような現状に対して，患者（家族）団体（現在の日本筋ジストロフィー協会）が社会運動を行い，1964 年に「進行性筋萎縮症対策要綱」が施行された．これにより，全国の国立療養所（現在の独立行政法人国立病院機構）に筋ジストロフィー専門病棟（現在の療養介護病棟，現 27 施設）が開設され，医療の環境の下で教育が提供されることとなった．併せて，基礎研究から臨床まで幅広い分野での研究班が構築された．臨床分野でもリハビリテーションや下肢外科手術，感染治療に加え，1980 年代の人工呼吸器導入，1990 年代からのステロイド治療，心筋保護治療などで生命予後の著しい改善をみた．さらに，携帯型呼吸器の開発，1981 年の国際障害者年を契機とした社会的環境の変化に伴い，患者の生活場所も地域へと広がっている．

14）臨床研究の現状

DMD を対象とした遺伝子治療，再生医療，分子標的治療などの進展がみられている．エクソンスキップ療法（ClinicalTrials.gov：NCT01254019），リードスルー療法（ClinicalTrials.gov：

NCT00592553）などの国際共同試験が進められている．このように盛んに治療研究が行われている背景として，基礎研究が進歩してきたこと，DMD 患者は世界中に広く存在すること，多くの製薬会社が希少疾病を創薬の対象と考えるようになってきたことがあげられる．患者，家族は新しい治療法の開発を一日も早く望んでおり，最新の治療研究に関する情報を提供することを考慮するとよい．

　治験を効率的に行うための多国間・多施設間の連携も進められており，患者ごとに異なる臨床症状，遺伝子変異を登録し治験を効率的に運用することを目的とした患者登録システムが世界数十ヵ国で運営されている．日本でも筋疾患を対象とした患者登録システム（Remudy：http://www.remudy.jp/）が 2009 年より運用されており，2013 年 3 月現在約 1,100 名を超える患者登録が行われている．欧米では TREAT-NMD（http://www.treat-nmd.eu/），CINRG（http://www.cinrgresearch.org/）などの神経筋疾患の国際共同多施設共同研究グループが構築されており，患者登録，医療情報提供，診療ガイドライン作成，臨床研究，トランスレーショナルリサーチなど多面的な共同研究が行われている．筋ジストロフィーのみならず希少疾病の診療の充実，治験の促進にはこのような多施設・国際共同研究が必須の条件となりつつある．

　疾患の進行に応じた対応と，本ガイドラインで該当する CQ を表 1（次頁）に示した．

表1 疾患の進行に応じた対応

	診断 遺伝相談 保因者	心理社会的対応 教育	ステロイド治療	リハビリテーション	整形外科的対応	呼吸器ケア	循環器ケア	栄養学的対応 消化管ケア 歯科的対応
発達期 (〜5歳)	適切な方法を用いて確定診断を行う(CQ 2-1) 遺伝カウンセリング,両親・きょうだいなどの保因者への助言・配慮を必要に応じ行う(CQ 2-2〜2-6)	発達評価,対応を行う(CQ 11-1, 11-2)	ステロイド治療に関する情報提供を行いその選択肢を家族に提供する,ワクチン接種はできるだけすませておく(CQ 5-5)	リハビリテーションの開始を考慮する(CQ 4-1, 4-2, 3-1)	通常は問題ない	通常は問題ない	通常は問題ない	体重などのモニタリング食事指導を行う(CQ 10-2)
歩行可能前期	通常はすでに診断を受けているが,まだであれば適切な方法を用いて確定診断を行う(CQ 2-1) 遺伝カウンセリング,両親・きょうだいなどの保因者への助言・配慮を必要に応じ行う(CQ 2-2〜2-6)	発達評価,対応を行う,教育機関への情報提供,連携を考慮する(CQ 11-1, 11-2) 必要に応じて補助制度,サービスの利用を勧める(CQ 11-3)	ステロイド治療開始を検討する(CQ 5-1〜5-5)	リハビリテーションを継続する,装具・福祉用具の提供,環境整備を行う(CQ 4-1, 4-2, 3-1)	骨折予防,対応を行う(CQ 8-5, 8-6, 3-3)	呼吸機能評価を開始する(CQ 6-1, 6-2)	心機能モニタリングを開始する(CQ 7-1, 3-2, 3-3)	体重などのモニタリング食事指導を継続する(CQ 10-1, 10-2, 5-3) 歯科学的評価,対応を行う(CQ 10-3, 9-2)
歩行可能後期	両親・きょうだいなどの保因者への助言・配慮を必要に応じ行う(CQ 2-2〜2-6)	教育機関への情報提供,連携を考慮する(CQ 11-1, 11-2) 必要に応じて補助制度,サービスの利用を勧める(CQ 11-3)	ステロイド治療を継続する(CQ 5-1〜5-5)	リハビリテーションを継続する,装具・福祉用具の提供,環境整備を行う(CQ 4-1, 4-2, 3-1)	下肢拘縮手術を検討する(状況によっての選択肢)(CQ 8-4, 9-1) 側弯モニタリングを開始する(CQ 8-1〜8-3, 3-3) 骨折予防,対応を行う(CQ 8-5, 8-6, 3-3)	呼吸機能評価を継続し,呼吸リハビリテーションを開始を考慮する(CQ 6-1〜6-4)	心機能モニタリングを継続し,適応があれば治療を開始する(CQ 7-1, 7-2, 3-2, 3-3)	体重などのモニタリング食事指導を継続する(CQ 10-1, 10-2, 5-3) 歯科学的評価,対応を継続する(CQ 10-3, 9-2)
歩行不能前期	両親・きょうだいなどの保因者への助言・配慮を必要に応じ行う(CQ 2-2〜2-6)	教育機関への情報提供,連携を考慮する(CQ 11-1, 11-2) 必要に応じて補助制度,サービスの利用を勧める(CQ 4-4, 11-3)	すでに投与が行われている例に対してはステロイド治療継続を考慮する(CQ 5-1〜5-5)	リハビリテーションを継続する,装具・福祉用具の提供,環境整備を行う(CQ 4-1, 4-2, 3-1)	側弯モニタリングを継続し・手術を検討する(状況によっての選択肢)(CQ 8-1〜8-3, 9-1, 3-3) 骨折予防・対応を行う(CQ 8-5, 8-6, 3-3)	呼吸リハビリテーションを開始する。非侵襲的陽圧換気療法の適応判断を行い,適応であれば開始する(年齢とともに呼吸不全のリスクが高まる)(CQ 6-1〜6-8, 6-10〜6-13)	心機能モニタリング,治療を継続する(年齢とともに心機能障害のリスクが高まる),不整脈モニタリングを開始する(CQ 7-1〜7-4, 3-2, 3-3)	体重などのモニタリング食事指導を継続する(CQ 10-1, 10-2, 5-3) 歯科学的評価,対応を継続する(CQ 10-3, 9-2)
歩行不能後期	両親・きょうだいなどの保因者への助言・配慮を必要に応じ行う(CQ 2-2〜2-6)	必要に応じて補助制度,サービスの利用を勧める(CQ 4-4, 11-3)	すでに投与が行われている例に対してはステロイド治療継続を考慮する(CQ 5-1〜5-5)	リハビリテーションを継続する,装具・福祉用具の提供,環境整備を行う(CQ 4-1〜4-4, 3-1)	骨折予防・対応を行う(CQ 8-5, 8-6, 3-3)	非侵襲的陽圧換気療法終日施行を考慮する(CQ 6-1〜6-8, 6-10〜6-12),気管切開下人工呼吸への移行を検討する(オプション)(CQ 6-9)。災害対策を検討する(CQ 6-13)	心機能のモニタリング,治療を継続する,不整脈モニタリングを継続し,適応があれば治療を開始する(CQ 7-1〜7-4, 3-2, 3-3)	体重などのモニタリング食事指導を継続する,便秘・急性胃拡張・イレウスなどの合併症対策,経管栄養,胃瘻造設を検討する(CQ 10-1, 10-2, 10-4〜10-9, 9-1, 9-2) 歯科学的評価,対応を継続する(CQ 10-3, 9-2)

Clinical Question 1-1

1. 総論

DMDの生命予後は改善しているか

推奨

❶ 慢性呼吸不全，心筋症などに対する集学的治療を行うことによって，デュシェンヌ型筋ジストロフィー（Duchenne muscular dystrophy：DMD）の生命予後は改善している（グレードA，エビデンスレベル3）

背景・目的

　DMDの自然歴は，3〜5歳は転びやすく，走れないことも多く，5歳頃に運動能力のピークをむかえ，以後緩徐に症状が進行し10歳頃に歩行不能となる．その後，呼吸不全，心筋症を認めるようになるが，その発症時期や進行のスピードには個人差が存在する．自然経過による寿命は10歳代後半であったが，集学的治療を行うことによって，生命予後は延長している．

解説・エビデンス

　古い文献には調査方法，解析方法，調査期間などの記載がないものもあったが，可能な限りその論文も採択した．日本からの報告はすべて筋ジストロフィー病棟を有する国立病院機構（旧国立療養所）のデータであり，専門施設で主に長期入院にて医学的管理を受けているというバイアスのかかった集団であることに留意が必要である[1〜10]（エビデンスレベル3）．そのなかで，筋ジストロフィー研究班のデータは，筋ジストロフィー病棟を有する国立病院機構で管理を受けている全患者の前向き調査を多施設共同研究として行っており，信頼性が高いと考えられた[8〜10]（エビデンスレベル3）．これらの調査をみると，日本のDMD患者の生命予後は，経時的に改善してきていると評価できる．国外の報告も疫学調査が存在する国が限られているのが問題ではあるが[11〜16]（エビデンスレベル3），そのなかで英国の調査は研究デザインが明確で信頼度が高い[15,16]．

　これらのデータから，DMDの自然歴は未介入の状態で約18歳であること，呼吸管理などの医療技術の向上によって予後は改善し，30歳を超えるようになっていることは客観的事実と考えられた．現在の人工呼吸管理を中心とした包括的医療の重要性を示すもので，DMD患者の生命予後の改善のために集学的な治療を行うことは推奨グレードAとした．

　国内，国外の生命予後に関する報告の要約を表1に示す．

文献

1) Ishikawa Y, Miura T, Ishikawa Y, et al. Duchenne muscular dystrophy: survival by cardio-respiratory interventions. Neuromuscul Disord. 2011; **21**: 47-51.
2) Ishihara T. Progress in clinical management and prognosis of Duchenne muscular dystrophy. No To

表1 生命予後に関する報告の要約

施設名/国名	調査期間（西暦）	死亡時年齢平均	50%生存年齢	症例数	因子	参考文献	EL
国立病院機構八雲病院	〜1984	18.6±2.9	18.1	56		1	3
	1984〜1991	17.5±3.0	17.2	11	心臓死（人工呼吸未使用例）		
		28.1±8.3	28.9	24	気管切開管理例		
	1991〜	22.8±3.6	21.9	8	心臓死（NPPV未使用例）		
		27.4±6.6	39.6	88	NPPV使用例		
国立病院機構東埼玉病院	1975〜1983	18.2±3.3		26		2	4
	1984〜1990	19.6±4.1		25	人工呼吸未使用例	3	4
		20.3±3.0		30	陰圧式人工呼吸使用例		
	1995〜2007	25.2±4.9		41		4	4
国立病院機構鈴鹿病院	1980〜1995	20.0±3.4	20.1	65	人工呼吸未使用例	5	4
		21.2±2.8	21.0	15	陰圧式人工呼吸使用例		
		24.3±5.2	24.5	8	陽圧式人工呼吸使用例		
	1980〜2004	19.8±3.5	20.4	74	人工呼吸未使用例	6	4
		25.7±5.2	31.0	29	陽圧式人工呼吸使用例		
国立病院機構刀根山病院	1977〜1984	18.9±4.1	17.6±1.0	33	人工呼吸未使用例	7	4
	1984〜1993	20.0±4.5	32.3±2.1	34	人工呼吸使用例		
	1994〜2003	25.2±4.6	33.0±1.4	14	在宅人工呼吸導入		
	2004〜2010	31.8±5.4		1	β遮断薬導入		
多施設共同研究	1979〜1982	18.3±4.5		89	筋ジストロフィー病棟を有する20施設の前向き調査	8	4
	2000〜2004	27.5±6.3		184	筋ジストロフィーを有する全国27施設の前向き調査	9	3
	2005〜2007	29.5±6.2		108	筋ジストロフィーを有する全国27施設の前向き調査	10	3
デンマーク	1965〜1975	18.6		163	デンマークの全国網羅的調査	11	3
オーストラリア	1960年代	18		10		12	4
	1961〜1981	20	21歳を超える	22	人工呼吸未使用例, 積極的なリハビリテーション導入	13	4
米国	〜1996	17		33		14	4
英国	1960年代	14.4		9		15	3
	1990年代	19.3		134	人工呼吸未使用例		
		25.3		24	人工呼吸使用例		
	1990年代		22.2	14	人工呼吸使用例	16	3
			30.0	34	人工呼吸＋脊柱固定術施行例		

EL：evidence level（エビデンスレベル），NPPV：non-invasive positive pressure ventilation（非侵襲的陽圧換気療法）

　　　Shinkei. 1991; **43**: 443–449.
3) 石原伝幸. 進行性筋ジストロフィー（Duchenne型）の最近の経過と予後. 神経内科治療. 1991; **8**: 527–530.
4) Mochizuki H, Miyatake S, Suzuki M, et al. Mental retardation and lifetime events of Duchenne muscular dystrophy in Japan. Intern Med. 2008; **47**: 1207–1210.
5) 安間文彦, 酒井素子, 白鳥政之, ほか. Duchenne型筋ジストロフィーの呼吸不全に対する非侵襲的人工換気—生命予後に対する効果—. 日本胸部臨床 1996; **55**: 328–332.
6) Konagaya M, Sakai M, Wakayama T, et al. Effect of intermittent positive pressure ventilation on life-span and causes of death in Duchenne muscular dystrophy. Rinsho Shinkeigaku. 2005; **45**: 643–646.
7) Matsumura T, Saito T, Fujimura H, et al. A longitudinal cause-of-death analysis of patients with Duchenne

muscular dystrophy. Rinsho Shinkeigaku. 2011; **51**: 743–750.
8) 近藤喜代太郎,藤木慶子,谷村雅子.我が国のDuchenne型筋ジストロフィー(DMD)の遺伝と疫学 資料の特質と臨床的特徴.厚生省神経疾患研究委託費研究報告書 筋ジストロフィー症の疫学,病態および治療開発に関する研究.1985: p42–45.
9) 多田羅勝義,福永秀敏,川井 充.国立病院機構における筋ジストロフィー医療の現状.医療.2006; **60**: 112–118.
10) 多田羅勝義,神野 進.Duchenne型筋ジストロフィーの人工呼吸管理とその予後.医療.2008; **62**: 566–571.
11) Leth A, Wulff K, Corfitsen M, et al. Progressive muscular dystrophy in Denmark: natural history, prevalence and incidence. Acta Paediatr Scand. 1985; **74**: 881–885.
12) Tunbridge PB, Diamond C. Recent treatment of progressive muscular dystrophy. Med J Aust. 1966; **1**: 962–965.
13) Miller G, Dunn N. An outline of the management and prognosis of Duchenne muscular dystrophy in Western Australia. Aust Paediatr J. 1982; **18**: 277–282.
14) Boland BJ, Silbert PL, Groover RV, et al. Skeletal, cardiac, and smooth muscle failure in Duchenne muscular dystrophy. Pediatr Neurol. 1996; **14**: 7–12.
15) Eagle M, Baudouin SV, Chandler C, et al. Survival in Duchenne muscular dystrophy: improvements in life expectancy since 1967 and the impact of home nocturnal ventilation. Neuromuscul Disord. 2002; **12**: 926–929.
16) Eagle M, Bourke J, Bullock R, et al. Managing Duchenne muscular dystrophy: the additive effect of spinal surgery and home nocturnal ventilation in improving survival. Neuromuscul Disord. 2007; **17**: 470–475.

採択文献 75
議決結果 可21 否0 要修正0

2. 診断・告知・遺伝

Clinical Question 2-1　　　　2. 診断・告知・遺伝

確定診断にはどのような意義があり，どの時期にどのような方法で行うか

推奨

❶確定診断を行うことは，適切な治療や遺伝相談を行っていくうえで不可欠である（グレードA，エキスパートオピニオン）．確定診断は，臨床所見に基づいて本疾患が疑われた時期に行うことを考慮し，ジストロフィン遺伝子解析あるいは筋生検組織のジストロフィン蛋白の解析により行う（グレードA，エビデンスレベル3）．

❷遺伝学的検査に際しては，事前の説明と同意（インフォームド・コンセント）の確認を行い，対象が小児の場合は了解（インフォームド・アセント(注)）を得ることを考慮する（グレードA，エキスパートオピニオン）．また，本疾患は進行性・遺伝性の疾患であり，患者・家族に与える心理社会的問題が大きいため，必要に応じて専門家による遺伝カウンセリングや意思決定のための支援を受けられるように配慮する（グレードB，エキスパートオピニオン）．

（注：「インフォームド・アセント」とは，医療従事者が子どもに理解できるようわかりやすく説明し，その内容について子どもの納得を得ることをいう）

背景・目的

現在，デュシェンヌ型筋ジストロフィー（Duchenne muscular dystrophy：DMD）に対し遺伝子変異に応じた治療法の開発が進められている．そのため遺伝子診断の意義が従来とは変化している．このような現状に応じた本疾患の確定診断について適切な知識を提供する．

解説・エビデンス

1）確定診断の意義

DMDはジストロフィン遺伝子変異により発症するため，確定診断はジストロフィン蛋白の異常あるいはジストロフィン遺伝子変異を同定することにより行われる．蛋白レベルでDMDと診断することによって，症例に対する理学療法や疾患の病期に応じた適切な心肺機能障害の評価・治療を行うことは可能である．一方，血縁者における保因者診断あるいは出生前診断などの遺伝相談や，現在開発が進められている遺伝子変異に応じた新たな治療法の適応を検討するうえで，遺伝子レベルでの確定診断が不可欠である[1,2]（エビデンスレベル3）．

2）確定診断の時期

DMDが疑われた場合は，これらの確定診断の意義ならびに，他疾患との鑑別を考慮し，速やかに確定診断を行うことが望ましい．DMDの場合，乳幼児期の運動発達の遅れや，本症の家族歴，あるいは血液検査を施行した際にAST，ALTの上昇を偶然指摘されたことを契機に，血清クレア

チンキナーゼ（creatine kinase：CK）値を検査し，著しい高CK血症（幼児期では通常10,000 IU/L以上）を認めることから，本症を疑われる．

なお，ベッカー型筋ジストロフィー（Becker muscular dystrophy：BMD）は，同じジストロフィン遺伝子の変異により発症するが，より軽症である．軽度の運動障害や，無症候性高CK血症を契機に疑われるが，なかには心不全を契機に診断されることもある[1〜3]（エビデンスレベル3）．

3）確定診断の方法

①ジストロフィン遺伝子変異の型（図1）

ジストロフィン遺伝子は79個のエクソンからなる巨大な遺伝子で，わが国の報告では，DMDでは1ないし複数のエクソン欠失が60％，重複が8％の症例にみられ，残りがナンセンス変異，スプライシング変異，1ないし数塩基の欠失・挿入変異などの微小変異である．BMDでは1ないし複数のエクソン欠失が67％，重複が9％の症例にみられ，ナンセンス変異も3％の症例にみられる（図1）[4]（エビデンスレベル3）．人種・民族による大きな差はみられない[5〜11]（エビデンスレベル3）．

②遺伝子型と表現型の関係

DMD/BMDでみられるジストロフィン遺伝子変異のおよそ6割は1ないし複数のエクソンの欠失である．DMDではmRNA上における欠失/重複の塩基数が3の倍数でなく（アウト・オフ・フレーム），そのため，それ以降のアミノ酸読み取り枠にずれを生じ，C端までジストロフィン蛋白が合成されない．このような蛋白は不安定であるため，筋細胞膜にジストロフィン蛋白の発現がみられず重症型となる．一方，BMDではmRNA上における欠失/重複の塩基数が3の倍数であるため（イン・フレーム），アミノ酸読み取り枠は維持されており，C端まで蛋白が合成されるため軽症型となる．このリーディング・フレーム則によりほとんどの症例の表現型を説明できるが，例外もある．点変異症例では，通常ナンセンス変異はC端までジストロ

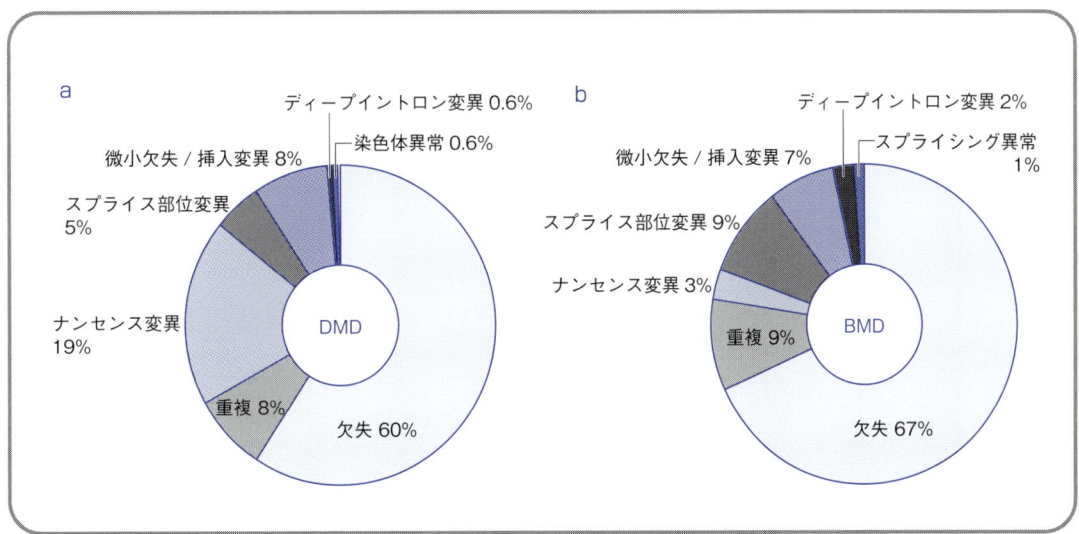

図1　DMD/BMDでみられるジストロフィン遺伝子変異の各型の頻度
（文献4より改変）

フィン蛋白が合成されないため DMD となる．しかし，スプライシングの異常などによりナンセンス変異であっても BMD の表現型となることもある[4～6]．

③診断の手順（図2）[1～4]

はじめに MLPA (multiplex ligation-dependent probe amplification) 法により解析する．この方法により全 79 エクソンの欠失・重複を迅速かつ高精度に診断することが可能であり，およそ 7 割の症例の変異を同定することができる．また，欠失・重複の保因者の診断も可能である．本法の注意点として，単一エクソンのみに異常がみられた場合は，点変異などにより結果が修飾された可能性があるので，PCR 法・直接塩基配列解析法で，欠失あるいは点変異の確認する必要がある[12]（エビデンスレベル 3）．

これらの方法によって変異を同定し得ない場合，筋生検を施行する．筋生検組織におけるジストロフィン免疫組織染色あるいはウエスタンブロット法により DMD/BMD の確定診断が可能である[13,14]（エビデンスレベル 3）．免疫染色などを考慮し筋組織は凍結固定する．筋生検によってジストロフィン異常症と診断された場合であっても，確定診断の意義を考え微小変異の同定を考慮する．

微小変異の同定はゲノム DNA を用いて全エクソンおよび周辺のイントロンを含む領域を直接塩基配列解析法によって解析する．あるいは reverse transcriptase (RT)-PCR 法を用いて筋肉あるいはリンパ球のジストロフィン mRNA を増幅し，スプライシング異常の検索を行い，点変異などの微小変異の同定を行う．エクソン周辺の塩基配列解析のみでは，解析領域以外のイン

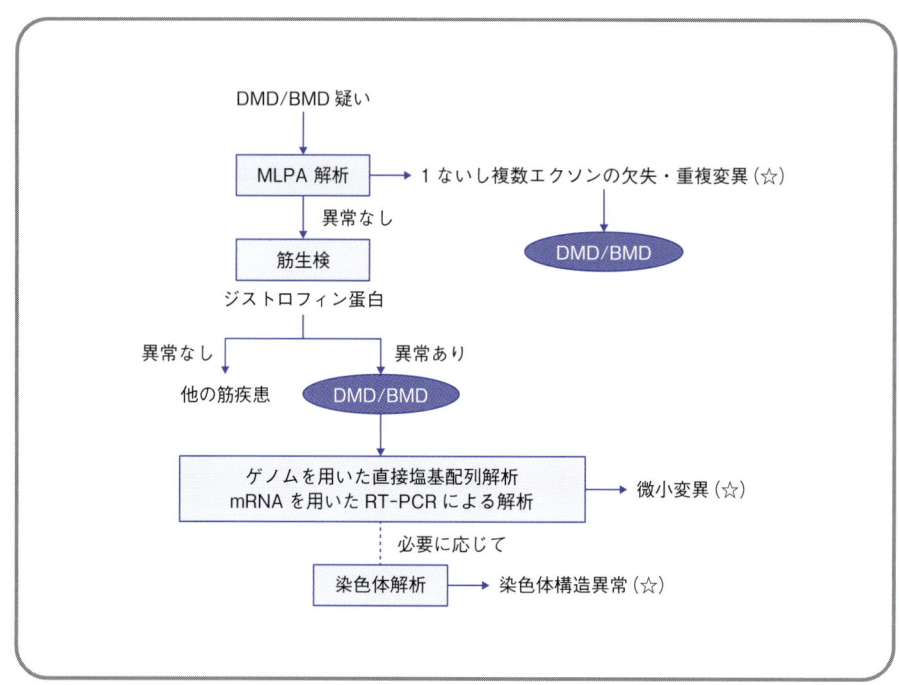

図2 ジストロフィン遺伝子診断手順
DMD/BMD のステップで確定診断となる．☆印は遺伝子レベルでの確定診断．
（文献 4 より改変）

トロン内変異を同定することはできない．また，まれに染色体構造異常があるため，微小変異の同定と並行して染色体検査も考慮する．

遺伝学的検査は1人につき1回保険点数を算定できる．また，微小変異の解析は2013年3月現在医療保険の適用外だがRemudy（筋疾患を対象とした患者登録システム），神戸大学病院などで行っている．

④診断を行う際の注意点

MLPA法による診断はどこの施設においても施行可能であるが，十分な遺伝カウンセリングのできる体制のもとで行うことが望ましい．MLPA法によって診断し得ない場合は，専門施設に診断を依頼する．また，DMD/BMDと診断された際には，理学療法，心肺合併症の管理，開発中の新規治療法の適応判定など，専門的な管理が必要となるため，診断も含め早期に専門施設へ紹介することも考慮すべきである．

また，患者・家族の希望で速やかな確定診断を行わない場合であっても，DMD/BMDを鑑別疾患のひとつとして念頭に置き，合併症の検索ならびに，X連鎖遺伝性疾患であるため血縁女性が保因者である可能性について適切なカウンセリングを行う必要がある．

遺伝子変異に応じた治療法として，欠失変異症例においてアンチセンスオリゴヌクレオチドによってエクソン・スキッピングを誘導し，アウト・オブ・フレーム変異をイン・フレーム変異に変換する治療や，翻訳レベルでナンセンス変異を読み飛ばす治療などの開発が進められている．

文献

1) Bushby K, Finkel R, Birnkrant DJ, et al. Diagnosis and management of Duchenne muscular dystrophy, part 1: diagnosis, and pharmacological and psychosocial management. Lancet Neurol. 2010; **9**: 77–93.
2) Abbs S, Tuffery-Giraud S, Bakker E, et al. Best practice guidelines on molecular diagnostics in Duchenne/Becker muscular dystrophies. Neuromuscul Disord. 2010; **20**: 422–427.
3) Sejerson T, Bushby K. Standards of care for Duchenne muscular dystrophy: brief TREAT-NMD recommendations. Adv Exp Med Biol. 2009; **652**: 13–21.
4) Takeshima Y, Yagi M, Okizuka Y, et al. Mutation spectrum of the dystrophin gene in 442 Duchenne/Becker muscular dystrophy cases from one Japanese referral center. J Hum Genet. 2010; **55**: 379–388.
5) Tuffery-Giraud S, Beroud C, Leturcq F, et al. Genotype-phenotype analysis in 2,405 patients with a dystrophinopathy using the UMD-DMD database: a model of nationwide knowledgebase. Hum Mutat. 2009; **30**: 934–945.
6) Flanigan KM, Dunn DM, von Niederhausern A, et al. Mutational spectrum of DMD mutations in dystrophinopathy patients: application of modern diagnostic techniques to a large cohort. Hum Mutat. 2009; **30**: 1657–1666.
7) Magri F, Govoni A, D'Angelo MG, et al. Genotype and phenotype characterization in a large dystrophinopathic cohort with extended follow-up. J Neurol. 2011; **258**: 1610–1623.
8) Mah JK, Selby K, Campbell C, et al. A population-based study of dystrophin mutations in Canada. Can J Neurol Sci. 2011; **38**: 465–474.
9) Stockley TL, Akber S, Bulgin N, et al. Strategy for comprehensive molecular testing for Duchenne and Becker muscular dystrophies. Genet Test. 2006; **10**: 229–243.
10) Deburgrave N, Daoud F, Llense S, et al. Protein- and mRNA-based phenotype- genotype correlations in DMD/BMD with point mutations and molecular basis for BMD with nonsense and frameshift mutations in the DMD gene. Hum Mutat. 2007; **28**: 183–195.
11) Magri F, Del Bo R, D'Angelo MG, et al. Clinical and molecular characterization of a cohort of patients with novel nucleotide alterations of the Dystrophin gene detected by direct sequencing. BMC Med Genet. 2011; **12**: 37.
12) Okizuka Y, Takeshima Y, Awano H, et al. Small mutations detected by multiplex ligation-dependent

probe amplification of the dystrophin gene. Genet Test Mol Biomarkers. 2009; **13**: 427–431.
13) Barresi R. From proteins to genes: immunoanalysis in the diagnosis of muscular dystrophies. Skelet Muscle. 2011; **1**: 24.
14) Arahata K, Hoffman EP, Kunkel LM, et al. Dystrophin diagnosis: comparison of dystrophin abnormalities by immunofluorescence and immunoblot analyses. Proc Natl Acad Sci USA. 1989; **86**: 7154–7158.

採択文献　76
議決結果　可 21　否 0　要修正 0

Clinical Question 2-2　　2. 診断・告知・遺伝

患者の家族，患者に告知する際の注意点は何か

推奨

❶患者の家族に確定診断を告知する際には，病名，進行性の疾患であること，予後などの正確な情報と，多くの研究がなされているということを説明し，告知後も定期的に医療機関を受診するよう伝える．患者自身に告知する際には，患者の成長発達や家族の受容を考慮しつつ，内容や告知の時期などを家族と相談しながら段階的に適宜行っていく（グレード B，エビデンスレベル 5）．

背景・目的

告知は避けて通ることのできない問題であり，患者，家族への精神的な負担も大きい．告知に際して，注意すべき点はどのようなことかについて重点を置き，この CQ を設定した．

解説・エビデンス

デュシェンヌ型筋ジストロフィー（Duchenne muscular dystrophy：DMD）の告知に関するエビデンスのある文献は見つからなかった．

1）患者の家族への告知

診断確定時の家族への告知の際，最初にすべてを説明する必要はない．時間をかけて正確な情報を伝えていく．病名，進行性の疾患であり現時点では完治は望めないこと，予後，病気の本態などをわかりやすく話すようにする．患者の家族の受容態度が患者に反映されることが多いことから，患者の家族が病気に対して前向きな気持ちになることができるように，症状の進行に応じた対応の仕方，医療的ケアが進み予後は改善されてきていること，治療研究の現状や患者家族会の存在なども伝えるようにする[1~3]（エビデンスレベル 5）．告知後も継続的に診ていくことを伝え，必要に応じて筋疾患や臨床遺伝専門医への紹介も考慮する．継続的に対応することが困難な施設では，早期に対応可能な施設へ紹介することが大切である．

2）患者への告知

患者への告知は，医師と患者の家族が相談をして，告知をする時期，医師または家族のどちらが告知をするか，伝える内容などを決めるようにする．告知をする時期に関して DMD 患者に行ったアンケート形式による調査では，告知を受けた時期は歩行困難などの症状が顕著になり，ある程度の精神年齢に達する小学校高学年の頃が多い傾向にあり[1]，小児神経専門医を対象に行った調査では，一定年齢以上なら病名を伝える考えに同意した医師が多かった．医師が患者に告知をする場合は，病態，予後，今後の治療の可能性など，どのような内容について，患

者にどのように説明していくかを家族に呈示し，同意を得ておく必要がある．また，説明する時間や場所などに配慮し，患者の背景や性格，理解力を知り，説明が一方的にならないように注意する[2]．患者は症状の進行とともに，経過中に病気のことを自然に理解していくことも多く，患者からの質問に対して嘘をつかないように努めることも大切である．

病気を知ることで患者は不安，葛藤，悲しみなどの感情を抱くが，時間の経過とともに病気を受け入れていけるようになることが多い．患者を支える家族，医療者などのかかわり方，また同じ境遇に立つ仲間（ピア）の存在が重要になってくる．告知後は，患者本人が病気について知りたいと思ったときに周囲に聞くことができる状況をつくることが大切である[1]．

[推奨を臨床に用いる際の注意点]
　この分野に関するエビデンスはなく，告知の際は告知をする時期，患者には誰が告知をするか，告知する内容などをあらかじめ話し合い，それぞれの患者，家族に合った形で告知を進めていくのが望ましいと考えられる．

文献

1) 高田紗英子，須山未菜，岩田優子，ほか．筋ジストロフィー患者への調査．平成21年度　厚生労働省精神・神経疾患研究委託費　筋ジストロフィーの集学的治療と均てん化に関する研究/筋ジストロフィーという病の告知に関する総合的研究　研究成果報告書．
2) 奥山眞紀子．慢性疾患を抱えた子どもと家族への心のケアガイドライン，国立成育医療センターこころの診療部，東京，2005．
3) Poysky J, Kinnett K. Facilitating family adjustment to a diagnosis of Duchenne muscular dystrophy: April 24-25, 2008, Miami, Florida. Neuromuscul Disord. 2009; **19**: 733–738.

採択文献　16
議決結果　可20　否1　要修正0

Clinical Question 2-3

2. 診断・告知・遺伝

遺伝に関する相談にどのように対応するか

推奨

❶遺伝学的評価に基づいて必要な情報を提供し，相談者が家族計画や遺伝子診断などに関して自律的に意思決定できるよう支援する．遺伝子変異を持つ可能性がある女性血縁者が，希望に応じて適切な時期に遺伝カウンセリングや遺伝子診断を受けられるよう配慮する．必要に応じて遺伝医療専門職との連携を考慮する（グレード B，エビデンスレベル 4）．

背景・目的

デュシェンヌ型筋ジストロフィー（Duchenne muscular dystrophy：DMD）は遺伝性疾患であるため，患者の診断を機に家族への遺伝の可能性が明らかとなる．患者と家族が個々の状況を理解し，適応するためには，遺伝医学的な情報の提供だけでなく心理社会的な支援が重要である．

解説・エビデンス

DMD は X 連鎖形式で遺伝する．患者の遺伝子変異は，親由来または新しく生じた変異である．患者の母方血縁者に類症者がいる場合は，母親が保因者である．母方血縁者に家族歴がなく，同胞に複数の患者・保因者がいる場合は，母親が保因者であるか，生殖細胞の一部に変異を持つ生殖細胞モザイクのどちらかと推測される．孤発例の場合は，親由来（保因者または生殖細胞モザイク）または新しく生じた変異である．母親が保因者か否かを知るためには，血液検体を用い，患者の変異を同定した方法と同じ方法で遺伝子解析を行う（CQ 2-1 参照）．変異が同定された場合は，母親が保因者であり，次子は男児の 50％が患者，女児の 50％が保因者となる．また，他の血縁者も変異を持つ可能性がある．変異が同定されなかった場合は，新しく生じた変異の可能性が高いが，親が生殖細胞モザイクを持つ可能性もあるため，次子が変異を持つ可能性は一般頻度より高い[1]（エビデンスレベル 4）．なお，患者の変異を同定した方法で保因者診断ができない場合や，患者の変異が同定されていない場合は，保因者診断で変異が同定されなくても保因者の可能性は残る．

診断を受けた患者と家族は，疾患に関する情報に加えて，血縁者や次世代への影響，家族計画，遺伝子診断（患者の診断，血縁者の保因者診断，出生前診断，着床前診断）などに関する情報や相談を求めている．個々人の遺伝学的状況や心理社会的状況，情報に対する理解，選択肢に対する考え方などは様々であるため，各相談者が自身の抱える問題を明確化し，十分な情報に基づいて自律的に意思決定できるよう，必要な支援を見極めて提供することが重要である．特に遺伝子変異を持つ可能性がある女性血縁者に対しては，希望に応じて適切な時期に遺伝カ

ウンセリングや遺伝子診断を受けられるよう配慮する必要がある．保因者が発症する可能性や必要なフォローアップに関する情報提供も重要である（CQ 2-5 参照）．未成年者の場合は，本人が遺伝医学的な情報を理解し，自身の意思で遺伝子診断の要否を判断できる年齢，かつ結婚や妊娠を現実的に検討する年齢に達した時点で情報提供を考慮する[2〜13]（エビデンスレベル 4）．

　遺伝情報には，生涯変化しない，血縁者間で一部共有されているなどの特性があるため，取り扱いには十分な配慮が必要である．また，血縁者の遺伝子診断を実施するためには患者の情報が必要となるため，家系内で遺伝情報が適切に扱われるよう支援することが求められる[a,b]．2013 年 3 月現在，日本では，DMD が疑われる患者（症候性保因者を含む）に対する遺伝子診断（4,000 点）とその結果に基づく遺伝カウンセリング（500 点）が保険収載されている．一方，症状のない血縁者に対する遺伝カウンセリングや遺伝子診断は自費診療として実施されている．また，遺伝医療専門職として，臨床遺伝専門医と認定遺伝カウンセラーが養成されている．必要に応じて院内外の専門職と連携し，患者と家族に適切な遺伝医療を提供することが求められる．遺伝カウンセリング実施施設は，いでんネット（http://idennet.jp）や，全国遺伝子医療部門連絡会議（http://www.idenshiiryoubumon.org/）で検索することができる（エキスパートオピニオン）．

[推奨を臨床に用いる際の注意点]
　相談者に必要な支援は，個人や状況によって異なるため，それを的確に把握し，柔軟に対応する必要がある．患者の遺伝子変異は，親由来ではなく新しく生じた可能性があることに留意し，正確な遺伝学的評価と情報提供を行う．相談者には非指示的な態度で接するよう心がける．

文献

1) Helderman-van den Enden AT, de Jong R, den Dunnen JT, et al. Recurrence risk due to germ line mosaicism: Duchenne and Becker muscular dystrophy. Clin Genet. 2009; **75**: 465–472.
2) MDA, PPMD, TREAT-NMD and UPPMD. The Diagnosis and Management of Duchenne Muscular Dystrophy: A Guide for Family, 2010.
3) Sejerson T, Bushby K. Standards of care for Duchenne muscular dystrophy: brief TREAT-NMD recommendations. Adv Exp Med Biol. 2009; **652**: 13–21.
4) Eggers S, Pavanello RC, Passos-Bueno MR, et al. Genetic counseling for childless women at risk for Duchenne muscular dystrophy. Am J Med Genet. 1999; **86**: 447–453.
5) Plumridge G, Metcalfe A, Coad J, et al. Family communication about genetic risk information: particular issues for Duchenne muscular dystrophy. Am J Med Genet A. 2010; **152A**: 1225–1232.
6) Parsons EP, Clarke AJ. Genetic risk: women's understanding of carrier risks in Duchenne muscular dystrophy. J Med Genet. 1993; **30**: 562–566.
7) 貝谷久宣．日本筋ジストロフィー協会の遺伝相談の現況と着床前診断の希望者について．厚生省精神・神経疾患研究委託費研究報告書 筋ジストロフィーの遺伝相談及び全身的病態の把握と対策に関する研究—平成 8〜10 年度，1999: p349.
8) 貝谷久宣，河端静子，城山由比，ほか．筋ジストロフィー協会における遺伝相談の事例研究．厚生省精神・神経疾患研究委託費研究報告書 筋ジストロフィーの臨床・疫学及び遺伝相談に関する研究—平成 5 年度，1994: p36–38.
9) 白井泰子，大沢真木子，福山幸夫，ほか．筋ジストロフィーの遺伝相談倫理とクライエントのニーズ．厚生省精神・神経疾患研究委託費研究報告書 筋ジストロフィーの臨床・疫学及び遺伝相談に関する研究—平成 5 年度，1994: p33–35.
10) 貝谷久宣，川端静子，香西幸行，ほか．日本筋ジストロフィー協会における遺伝相談の現状と遺伝子診断の問題点．厚生省精神・神経疾患研究委託費研究報告書 筋ジストロフィーの臨床・疫学及び遺伝相談に関する研究—平成 6〜7 年度，1996: p18–19.

11) 大沢真木子, 福山幸夫, 炭田沢子, ほか. 筋ジストロフィーの遺伝相談―その問題点とジレンマ―問題解決の第一歩―. 東京女子医科大学雑誌 1992; **62**: 1118–1136.
12) 三吉野産治. 国療筋ジストロフィー症施設における遺伝対策の実情と問題点. 厚生省神経疾患研究委託費研究報告書 筋ジストロフィー症の疫学, 臨床および治療に関する研究―昭和 58 年度, 1984: p44–48.
13) 今村葉子. 遺伝子診断についての患者の気持ち. 厚生省精神・神経疾患研究委託費研究報告書 筋ジストロフィーの遺伝相談及び全身的病態の把握と対策に関する研究―平成 8〜10 年度, 1999: p346.

【参考資料】
a) 日本医学会. 医療における遺伝学的検査・診断に関するガイドライン, 2011
b) 遺伝医学関連学会. 遺伝学的検査に関するガイドライン, 2003

採択文献　76
議決結果　可 21　否 0　要修正 1

Clinical Question 2-4　　　2．診断・告知・遺伝

出生前診断はどのような倫理的・精神的配慮のもとにどのように行うか

推奨

❶出生前診断・着床前診断には，時間的制約に加え胎児や受精卵（胚）の選択に関連する倫理的課題があり，診断を受ける女性やその家族には精神的・身体的・経済的負担がかかるため，希望がある場合には，遺伝カウンセリング体制が整った専門機関への紹介を考慮する（グレードB，エビデンスレベル5）．

❷出生前診断は，絨毛もしくは羊水を採取して胎児の性別診断を行い，男児の場合のみ変異の有無を調べる（グレードB，エビデンスレベル5）．

❸着床前診断は，体外受精でできた受精卵（胚）を用いて出生前診断と同様に検査する（グレードB，エビデンスレベル5）．

背景・目的

　日本では2013年3月現在，出生前診断の適応については「出生前に行われる検査および診断に関する見解」[a]，着床前診断の適応については「着床前診断に関する見解」[b]に要件が掲げられており，いずれもデュシェンヌ型筋ジストロフィー（Duchenne muscular dystrophy：DMD）は該当するとの考えが一般的である．ただし，母体保護法[c]に胎児条項はない点には留意する．

解説・エビデンス

1）出生前診断・着床前診断で配慮すべき点

　出生前診断は，胎児が重篤な遺伝性疾患に罹患している可能性があり，検査により精度の高い診断情報が得られ，検査方法，限界，合併症について十分な説明を行ったうえで，相談者が希望する場合に検討する[a,d,e]．実際には，出生前診断を希望する女性が，妊娠が判明してから来談することもあり，来訪時点で罹患者の遺伝子変異が不明な場合や，診断を希望する女性の保因者診断が行われていないこともある．出生前診断は，時間的制約のなかで検査・診断を行う必要があり，希望があっても技術的に施行困難な場合や，時間的に施行できる内容が限られることもある．出生前診断を希望する場合は，妊娠前から罹患者の遺伝子変異の正確な情報を把握し，保因者診断を行ったうえで，計画的な妊娠により時間的余裕をもって検討することが望ましい[1,2]（エビデンスレベル4）．また，胎児が罹患している可能性が高いと判明した場合，妊娠中断の選択につながる可能性があるため，あらかじめ対応を検討する必要がある．妊娠を中断する場合，中期中絶となるため，母体には身体的・精神的に大きな負担が生じることが予測され，心理面でのサポートも重要である．出生前診断の合併症として，手技により流産する可能性についても情報提供する必要がある．また，保因者でないと診断された女性でも，生殖細胞モザイク（生殖細胞の一部に変異を持つ）の可能性は残り，次子も変異を持つ可能性が一般に

比べて高いことは，次子を考える家族への情報として留意する[3]（エビデンスレベル4）．

着床前診断は，出生前診断に関連した問題を軽減すべく開発された方法であるが，2013年現在は臨床研究として位置づけされており，日本産婦人科学会への申請が必要である[b]．妊娠中断の問題は伴わないが，受精卵（胚）の選択に関連する倫理的課題が生じる．

出生前診断・着床前診断ともに，上述したように留意すべき点が多々あり，実施にあたっては診断を受ける女性やその家族には精神的・身体的・経済的負担が生じる[4〜10]（エビデンスレベル5）．希望がある場合には，時間的余裕をもって，検査に関する技術のみならず，継続的な遺伝カウンセリング体制が整った専門機関への紹介を考慮する[1,2]．紹介時に罹患者の遺伝子変異の情報を提供する場合は，本人（または代諾者）の同意を得て行うようにする．

2）出生前診断の流れと注意点

出生前診断は，絨毛もしくは羊水から胎児由来の細胞を採取して行う．絨毛は，妊娠10〜14週，羊水は，妊娠15〜18週で採取する．胎児は，①健常男児，②罹患男児，③健常女児，④保因者女児の可能性がある．DMDの出生前診断では，性別決定が重要であり，女児と判明した場合には，原則として③か④かについてはその時点で追及をしない．男児と判明した場合には，さらに①か②かの検索が必要になる．罹患者の遺伝子変異の型により，正確性が高く迅速な方法で胎児の変異の有無を調べる[11〜15]（エビデンスレベル5）．罹患者の変異が不明な場合は，連鎖解析（ほかの家族の遺伝子の型を用いて，胎児が遺伝子変異を受け継いでいる可能性を予想する方法）で検討することもあるが，変異同定に比べ診断の確実性は低い[1,2,11〜15]．また，絨毛もしくは羊水を採取する際に胎児由来の細胞に母体の組織が混入することにより正確な診断ができない可能性には注意が必要であり，複数の方法を組み合わせることで診断の信頼性が高まる場合がある[11〜15]．

3）着床前診断の流れと注意点

着床前診断は，体外受精でできた受精卵（胚）（受精卵が分割した状態を胚と呼ぶ）の一部を採取し，出生前診断と同様の流れで検査する[1,2]．罹患していないと判断された胚を子宮に戻すが，必ずしも妊娠が成立するわけではない．診断をより正確に行うために，妊娠後に羊水検査を併用する場合もある．

[推奨を臨床に用いる際の注意点]

DMDの出生前診断・着床前診断は，妊娠前から罹患者の遺伝子変異の正確な情報を把握しておくことが重要であり，希望がある場合には，時間的余裕をもって専門機関で検討することが望ましい．

文献

1) Darras BT, Miller DT, Urion DK. Dystrophinopathies. In: GeneReviews, Pagon RA, Bird TD, Dolan CR, Stephens K, Adam MP (eds), University of Washington, Seattle, 1993.
2) Abbs S, Tuffery-Giraud S, Bakker E, et al. Best practice guidelines on molecular diagnostics in Duchenne/Becker muscular dystrophies. Neuromuscul Disord. 2010; **20**: 422–427.
3) Helderman-van den Enden AT, de Jong R, den Dunnen JT, et al. Recurrence risk due to germ line mosaicism: Duchenne and Becker muscular dystrophy. Clin Genet. 2009; **75**: 465–472.

4) Ousawa M, Saito K, Ikeya K, et al. [Genetic counselling for Duchenne muscular dystrophy]. No To Shinkei. 1991; **43**: 429–441.
5) 末岡 浩, 土屋慎一, 篠原雅美, ほか. 筋ジストロフィー家系の家族関係及び精神的健康度の調査から見た着床前診断の意義. 日本受精着床学会雑誌. 1998; **15**: 141–144.
6) 貝谷久宣, 河端静子, 水口道雄, ほか. 遺伝子診断に対する患者・家族の意識に関する研究. 厚生省精神・神経疾患研究委託費研究報告書 筋ジストロフィーの遺伝相談及び全身の病態の把握と対策に関する研究―平成8〜10年度. 1999: p266–273.
7) 斎藤有紀子, 白井泰子. 受精卵の着床前遺伝子診断に関する倫理的,心理的社会的問題の検討（1）筋ジス3班遺伝子診断実態調査から照らされる問題. 厚生省精神・神経疾患研究委託費研究報告書 筋ジストロフィーの遺伝相談及び全身の病態の把握と対策に関する研究―平成8〜10年度, 1999: p158–161.
8) 片山進, 白井素子, 齋藤有紀子, ほか. デュシェンヌ型筋ジストロフィーの遺伝子診断を受けたクライエントは着床前遺伝子診断についてどう考えているか. 日本遺伝カウンセリング学会誌. 2003; **24**: 93–99.
9) 貝谷久宣, 田村智英子.【着床前遺伝子診断】着床前診断に対する患者団体の考え方. 産婦人科の世界. 2007; **59**: 631–639.
10) 安齋純子, 末岡 浩, 渡邊広是, ほか. 着床前診断の遺伝カウンセリングにおける倫理の論理. 日本受精着床学会雑誌 2007; **24**: 1–5.
11) 塚本浩志, 乾 幸治, 岡田伸太郎. 分子臨床神経学の進歩―筋ジストロフィー―PRC法を用いるDuchenne型/Becker型筋ジストロフィーの保因者診断と出生前診断. 日本臨床. 1993; **51**: 2428–2434.
12) 新谷三恵子, 房 正規, 望月眞人, ほか. Duchenne/Becker型筋ジストロフィー（DMD/BMD）の多角的出生前診断法の検討. 日本新生児学会雑誌. 1996; **32**: 229–234.
13) 斎藤加代子, 原田隆代, 山内あけみ, ほか. Duchenne型筋ジストロフィーのpolymerase chain reaction法を用いた出生前診断. 東京女子医科大学雑誌. 1992; **62**: 1137–1144.
14) 片山 進. 小児の筋疾患―DMD, BMDの出生前診断. 小児内科. 1991; **23**: 1217–1221.
15) 片山 進. Duchenne型筋ジストロフィーの分子遺伝学的出生前診断法. 医学のあゆみ. 1995; **172**: 187–190.

【参考資料】
a) 日本産科婦人科学会. 出生前に行われる検査および診断に関する見解, 2011.
b) 日本産科婦人科学会. 着床前診断に関する見解, 2010.
c) 母体保護法, 2011.
d) 日本医学会. 医療における遺伝学的検査・診断に関するガイドライン, 2011.
e) 遺伝医学関連学会. 遺伝学的検査に関するガイドライン, 2003.

採択文献　208
議決結果　可20　否0　要修正1

Clinical Question 2-5　　　2. 診断・告知・遺伝

保因者の発症率はどの程度で，どのような症状を呈するか，どのようなフォローアップが必要か

推奨

❶保因者の発症率は正確には不明である．一部の保因者は，四肢や体幹の筋力低下や筋痛，心機能低下が生じ，知的障害や学習障害を伴うこともある．心機能は，他の症状と無関係に低下しうるので，成人以降は約5年に1回，評価することが望ましい（グレードB，エビデンスレベル4）．

背景・目的

ジストロフィン異常症はX連鎖遺伝であり，染色体転座，45,Xなどの染色体異常や，ホモ接合体のような特殊な条件でない限り，保因者（ヘテロ接合体）の女性は発症しないと考えられやすいが，高クレアチンキナーゼ（creatine kinase：CK）血症の頻度は高く，何らかの症状が現れることも多い．症状が現れた保因者を発症保因者（manifesting carrier）という．易疲労性や筋痛，さらに筋萎縮，筋力低下がみられることもある．これとは別に心筋障害を生じることもある．これらの身体的症状に加えて，保因者であることの心理的な負担も大きく，早い時期に問題を見つけて，対応することが望まれる．

解説・エビデンス

症状の有無は負荷の程度にも依り，発症の定義も明確でないため，保因者の症状発現頻度（浸透率）を単純な数字として示すことはできない．保因者の発症は加齢とともに増加する．主に欧州の報告が多いが，骨格筋症状があるのは，デュシェンヌ型筋ジストロフィー（Duchenne muscular dystrophy：DMD）保因者の3～7%[1~4]，15%[5]，22%[6]～26%[7]と幅がある．高CK血症はDMD保因者の53%[6]～66%[7]にある．心筋症について，拡張型心筋症は8～9%[5,8]～18%[9]で，心症状の発現頻度は6%[8]や10%[5]という報告がある．日本ではDMD患者の母親検診活動があり，確実な保因者28例中，23例で高CK血症があり（82%），14例（50%）で心機能低下がみられたという報告がある[10]（エビデンスレベル4）．

1）骨格筋症状

軽症では筋痛や筋痙攣，筋疲労が主症状になる．筋萎縮は軽度のことが多い．ジストロフィン異常症の保因者129例（DMD 85例，BMD 44例）で筋力低下を伴わない筋痛が（DMD，ベッカー型筋ジストロフィー（Becker muscular dystrophy：BMD）ともに）5%に，筋力低下が17%（DMD 19%，BMD 14%）にみられた[6]．筋力低下を自覚しない萎縮や代償性の筋肥大を含めれば，頻度はさらに上がる．腓腹部の筋肥大は，間違いないDMD保因者27例中6例と多く[3]，足関節背屈制限を生じることもある．筋萎縮が左右非対称性のことは82%[6]と多く，筋CTや

MRIの画像検査でも萎縮・脂肪浸潤・置換の左右差は認めやすく，X染色体の不活性化に関するLyon仮説により説明されている．進行例は肢帯型筋ジストロフィーに似る．確実な保因者66例と保因者の可能性がある血縁女性（半分が保因者と推定される）101例のなかに，起立・歩行が困難になった3例（2.5％）がみられた[2]（エビデンスレベル4）．

筋力低下には部位と程度に応じた負荷軽減対策，ストレッチなどのリハビリテーションを行うことが多い．保因者の筋症状にステロイド内服が行われることもあるが，多数例で検討した報告はなかった．

2）心筋症状

心筋病変は左心室後下壁に生じやすく，骨格筋症状がなくとも心筋症は発症しうる．一般に，骨格筋症状がないか軽度で運動機能がよければ，心臓に負担がかかりやすいこと，また心筋では骨格筋よりも再生能力が低いことのほかに，保因者では心筋障害が目立つ症例の心筋ではジストロフィン欠損線維が骨格筋よりも多いことから，多核の骨格筋線維と異なり，心筋細胞は介在板で区切られた単核ないし2核の細胞であるため，ジストロフィン欠損線維が多くなりやすいとされている．英国でDMD保因者41例中5例に心エコーで拡張や肥大，うち3例に拡張型心筋症を認めたが，拡張型心筋症を認めた3例では，心電図は正常で，筋力低下はなかったという[7]．またオランダでは，DMD保因者85例中35例で心電図異常あり，7例に拡張型心筋症，うち5例が動悸や心不全が症候性であった[8]．その追跡調査では60例を平均約9年追跡でき，拡張型心筋症は，当初認めた3例のうち1例が心不全で死亡し，新たに8例に生じ，合計11例に認めた報告がある（BMD保因者39例と合わせた追跡調査期間で，BMD保因者では1例に拡張型心筋症を生じた）[9]．保因者では一般より高頻度に心筋障害が認められる．16歳以下の保因者についての心筋異常は，イタリアで24例中に拡張型心筋症1例，心筋肥大2例，無症候性の心電図ないし心エコーの異常が46％にあったという報告[5]のみが高頻度で，オーストラリアの21例では心電図と心エコーに異常は認められず[11]，一般には小児の保因者では心筋症はまれと考えられている（エビデンスレベル4）．欧米では16歳以上[12]，もしくは25～30歳以上[13]で，心機能評価を5年に1回は行うことが推奨されている．保因者の診断が確定した例では，定期的に心電図や心エコーでの心機能評価を受けることが望ましい（エキスパートオピニオン）．

心筋症の診断や治療は一般の心筋症と同様である．β遮断薬やアンジオテンシン変換酵素阻害薬の内服を行う．加療されれば心不全での死亡例は少なく，保因者の平均余命は低くはない[14]（エビデンスレベル4）．不整脈の報告はまれで，62歳で徐脈頻脈症候群のため心臓ペースメーカー植込みを受けた例の記載がある[15]（エビデンスレベル5）．

3）神経症状

知的障害や学習障害はまれではなく，主症状になることもある．1970年代に知的障害を高率で認めたとする報告もあるが，知的障害の判断基準が明確ではなく，臨床診断が正確であったのか，保因者診断の精度にも問題がある．日本の母親検診活動ではIQが低い傾向であった[10]．必要に応じて心理・精神面での評価を行うことが望まれる．

[推奨を臨床に用いる際の注意点]

孤発例では，DMDかBMDかが断定できずにジストロフィン異常症の発症保因者としかいえないこともある．BMD患者の保因者が発症する頻度はDMDより低い傾向にあるが，発症保因

者の重症度でBMDかDMDかは判断できない．なお孤発例では，母や母方祖母が無症候でも同じ遺伝子変異を持っていることもある．また，女性ジストロフィン異常症（ジストロフィノパシー）には，染色体異常などの特殊な条件で発症する女性DMDや女性BMDも含まれる．

文献

1) Moser H, Emery AH. The manifesting carrier in Duchenne muscular dystrophy. Clin Genet. 1974; **5**: 271–284.
2) Norman A, Harper P. A survey of manifesting carriers of Duchenne and Becker muscular dystrophy in Wales. Clin Genet. 1989; **36**: 31–37.
3) Bundey S. A genetic study of Duchenne muscular dystrophy in West Midlands. J Med Genet. 1981; **18**: 1–7.
4) Pikó H, Vancsó V, Nagy B, et al. Dystrophin gene analysis in Hungarian Duchenne/Becker muscular dystrophy families - detection of carrier status in symptomatic and asymptomatic female relatives. Neuromuscul Disord. 2009; **19**: 108–112.
5) Politano L, Nigro V, Nigro G, et al. Development of cardiomyopathy in female carriers of Duchenne and Becker muscular dystrophies. JAMA. 1996; **275**: 1335–1338.
6) Hoogerwaard EM, van der Wouw PA, Wilde AA, et al. Signs and symptoms of Duchenne muscular dystrophy and Becker muscular dystrophy among carriers in The Netherlands: a cohort study. Lancet. 1999; **353**: 2116–2119.
7) Grain L, Cortina-Borja M, Forfar C, et al. Cardiac abnormalities and skeletal muscle weakness in carriers of Duchenne and Becker muscular dystrophies and controls. Neuromuscul Disord. 2001; **11**: 186–191.
8) Hoogerwaard EM, van der Wouw PA, Wilde AA, et al. Cardiac involvement in carriers of Duchenne and Becker muscular dystrophy. Neuromuscul Disord. 1999; **9**: 347–351.
9) Schade van Westrum SM, Hoogerwaard EM, et al. Cardiac abnormalities in a follow-up study on carriers of Duchenne and Becker muscular dystrophy. Neurology. 2011; **77**: 62–66.
10) 足立克仁．Duchenne型筋ジストロフィー女性保因者の症状発現—骨格筋，心筋と中枢神経系—．医療. 2006; **60**: 603–609.
11) Nolan MA, Jones OD, Pedersen RL, et al. Cardiac assessment in childhood carriers of Duchenne and Becker muscular dystrophies. Neuromuscul Disord. 2003; **13**: 129–132.
12) Bushby K, Muntoini F, Bourke JP. 107th ENMC International workshop: the management of cardiac involvement in muscular dystrophy and myotonic dystrophy. 7th-9th June 2002, Naarden, the Netherlands. Neuromuscul Disord. 2003; **13**: 166–172.
13) American Academy of Pediatrics Section on Cardiology and Cardiac Surgery. Cardiovascular health supervision for individuals affected by Duchenne or Becker muscular dystrophy. Pediatrics. 2005; **116**: 1569–1573.
14) Holloway SM, Wilcox DE, Wilcox A, et al. Life expectancy and death from cardiomyopathy amongst carriers of Duchenne and Becker muscular dystrophy in Scotland. Heart. 2008; **94**: 633–636.
15) Soltanzadeh P, Friez MJ, Dunn D, et al. Clinical and genetic characterization of manifesting carriers of DMD mutations. Neuromuscul Disord. 2010; **20**: 499–504.

採択文献　44
議決結果　可19　否1　要修正1

Clinical Question 2-6　　　　2．診断・告知・遺伝

保因者が妊娠・出産，育児・介護をするにはどのようなリスクがあるか

推奨

❶無症候性保因者の妊娠や出産での合併症のリスクは一般と同じと考えられるが，心機能低下には注意する（グレードB，エビデンスレベル4）．分娩などに伴う麻酔で，横紋筋融解症をもたらしうる薬剤の使用は避ける（グレードB，エビデンスレベル4）．

❷一部の発症保因者では，心筋症の管理が必要である（グレードB，エビデンスレベル4）．心機能が問題でなくとも，妊娠中にADL（activity of daily living）が低下しうるため，体重管理と適度の運動量の維持が望ましい（グレードB，エビデンスレベル4）．育児・介護でも身体的・精神的負担が過大になるおそれがあり，配慮が望まれる（グレードB，エビデンスレベル5）．

背景・目的

　　保因者では骨格筋症状が目立たなくとも，心筋症が進行することがあり（CQ 2-5参照），妊娠や出産では心筋症には注意する必要がある．デュシェンヌ型筋ジストロフィー（Duchenne muscular dystrophy：DMD）患者の親や同胞は，患者の介護や療養で重要な役割を果たすことが多いが，保因者である場合には，発症の有無とその程度を，特に心機能について適切に評価し，必要があれば育児・介護での負担軽減を指導することが望ましい．

解説・エビデンス

1）妊娠・出産

　　ジストロフィン異常症の保因者の妊娠・出産に関する文献は乏しい[1,2]（エビデンスレベル4）．
　　一般に妊娠中期から後期には循環血液量が増加し，心負荷が増大するために，拡張型心筋症では，周産期の管理が重要になる．心筋障害のあるジストロフィン異常症の保因者も同様に考えるべきである．
　　また，心疾患の既往のない女性が妊娠から産褥期までの間に拡張型心筋症類似の病態となって心不全を発症することがあり（周産期心筋症），その一部に家族性心筋症の遺伝子変異があることが知られている[3]（エビデンスレベル4）．分娩後に心機能が低下することもあり，妊娠の終了で母体の状態の改善が期待できるとは限らない．DMDの保因者での周産期心筋症の報告は少ないが，妊娠中に心筋症を発症し増悪した例[4]や，出産後心筋症を生じた例[5,6]の記載があり（エビデンスレベル5），心筋症に気づかれていなくても，保因者の妊娠管理においては心筋障害の発現に留意することが望ましい．
　　心筋症がある保因者での妊娠・出産は心筋症一般に準じる．アンジオテンシン変換酵素阻害

薬やアンジオテンシン受容体拮抗薬は，妊娠中には避けるべき薬物となっている[7]（エビデンスレベル4）．慢性心不全で使用されるβ遮断薬は胎児への影響が明らかではないものの，一般には使用可能である[7]．分娩後に心機能低下リスクを考慮し観察を継続する．

骨格筋障害と妊娠出産の関連については，ジストロフィン異常症の保因者に限定して述べた文献はない．肢帯型などの筋ジストロフィー全般の約2/3の患者で妊娠中に筋力が低下し[1,2]，特に体重増加や横隔膜挙上によりADL低下がみられやすいため，栄養面に配慮しつつ体重をコントロールし，妊娠高血圧症のような合併症を伴ったとしても適切な運動量の維持が望まれる[1]．ここでいう肢帯型筋ジストロフィーの一部にDMDの発症保因者が含まれる可能性がある[8]（エビデンスレベル5）．また，神経筋疾患患者の妊娠では一般に呼吸機能低下が問題にはなるが，発症保因者で呼吸機能の低下[9]や呼吸不全[10]を生じることはまれであり（エビデンスレベル5），保因者の妊娠出産での呼吸障害の記載は網羅的文献検索では見当たらなかった．

分娩については，DMDの無症候性保因者では骨盤位が13例の35分娩のうち6件と，一般集団の数%よりも多かったという報告があったが，それ以外の合併症の記載はなかった[11]（エビデンスレベル4）．一般に歩行困難な病態では骨盤位の頻度が高くなる可能性があっても[2]，無症候性の保因者で骨盤位が多いかどうかはさらに検討が必要であろう．また，保因者でも吸入麻酔薬の使用で，悪性高熱様の病態，横紋筋融解症や高CK血症などの報告が小児例で認められる[12,13]（エビデンスレベル5）．保因者で悪性高熱のリスクが高いとの証拠はないが，成人でも吸入麻酔はできるだけ避けるべく，分娩時の麻酔方法を事前に検討しておくことが望まれる[14]（エビデンスレベル5）．

2）育児・介護

育児・介護では親や同胞にかかる負担が大きいが，特に発症保因者である場合には，負担が過大にならないように指導することが望ましい．母親や母方祖母には，保因者であることによって心理社会的負担が生じるおそれがある．必要に応じて遺伝カウンセリング（CQ 2-2参照）や心理カウンセリングを受けられるよう配慮することが望ましい（エキスパートオピニオン）．

文献

1) Norwood F, Rudnik-Schöneborn S. 179th ENMC international workshop: pregnancy in women with neuromuscular disorders 5-7 November 2010, Naarden, The Netherlands. Neuromuscul Disord. 2012; **22**: 183–190.
2) Awater C, Zerres K, Rudnik-Schöneborn S. Pregnancy course and outcome in women with hereditary neuromuscular disorders: comparison of obstetric risks in 178 patients. Eur J Obstet Gynecol Reprod Biol. 2012; **162**: 153–159.
3) Krul SP, van der Smagt JJ, van den Berg MP, et al. Systematic review of pregnancy in women with inherited cardiomyopathies. Eur J Heart Fail. 2011; **13**: 584–594.
4) Davies JE, Winokur TS, Aaron MF, et al. Cardiomyopathy in a carrier of Duchenne's muscular dystrophy. J Heart Lung Transplant. 2001; **20**: 781–784.（妊娠後期に悪化した25歳女性例）
5) Soltanzadeh P, Friez MJ, Dunn D, et al. Clinical and genetic characterization of manifesting carriers of DMD mutations. Neuromuscul Disord. 2010; **20**: 499–504.（出産後心筋症1例の記載）
6) Cheng VE, Prior DL. Peripartum cardiomyopathy in a previously asymptomatic carrier of Duchenne muscular dystrophy. Heart Lung Circ. 2013; **22**: 677–681.
7) 日本循環器学会．心疾患患者の妊娠・出産の適応，管理に関するガイドライン（2010年改訂版）．班長：丹羽公一郎　掲載：ホームページ公開のみ
8) Arikawa E, Hoffman EP, Kaido M, et al. The frequency of patients with dystrophin abnormalities in a

limb-girdle patient population. Neurology. 1991; **41**: 1491–1496.
9) Walker W, Connett G. Manifesting carriage of a Duchenne muscular dystrophy mutation: an unusual cause of impaired lung function in CF. J R Soc Med. 2010; **103** (Suppl 1): S27–S29.
10) Holloway SM, Wilcox DE, Wilcox A, et al. Life expectancy and death from cardiomyopathy amongst carriers of Duchenne and Becker muscular dystrophy in Scotland. Heart. 2008; **94**: 633–636.
11) Geifman-Holtzman O, Bernstein IM, Capeless EL, et al. Increase in fetal breech presentation in female carriers of Duchenne muscular dystrophy. Am J Med Genet. 1997; **73**: 276–278.
12) Kerr TP, Duward A, Hodgeson S, et al: Hyperkalaemic cardiac arrest in a manifesting carrier of Duchenne muscular dystrophy following general anaesthesia. Eur J Paediatr. 2001; **160**: 579–580.
13) 德永千穂，平松祐司，野間美緒，ほか．遅発性悪性高熱症を発症した心室中隔欠損閉鎖術．胸部外科．2005; **58**: 201–205.
14) Molyneux MK. Anaesthetic management during labour of a manifesting carrier of Duchenne muscular dystrophy: case report. Int J Obstet Anesth. 2005; **14**: 58–61.

採択文献　44
議決結果　可 21　否 0　要修正 0

3. 検査・機能評価

Clinical Question 3-1

3. 検査・機能評価

DMDの運動機能評価はどのように行うか

推奨

❶ デュシェンヌ型筋ジストロフィー（Duchenne muscular dystrophy：DMD）における障害段階分類は，障害の進行状況を把握する指標として有用である（グレードA，エビデンスレベル4）．

❷ 上肢運動機能障害度分類は，上肢機能障害の自然経過に則して，残存機能を把握するのに適している（グレードB，エビデンスレベル4）．

❸ 関節可動域（range of motion：ROM）を評価することは，進行の程度を知り，動作能力低下の原因を究明するうえで役立つ（グレードB，エビデンスレベル4）．

❹ 日常的な身辺処理の遂行状態を把握し，ADL（activity of daily living）を評価することは，進行例において有用である（グレードB，エビデンスレベル4）．

❺ 徒手筋力テスト（manual muscle testing：MMT）は，進行の程度を経時的に評価するのに有用な検査である（グレードB，エビデンスレベル3）．

■ 背景・目的

DMDの運動機能評価は，障害の進行程度，残存機能の把握に役立ち，効果的な理学療法の介入，装具の選定などに有用である．また，臨床試験においても，介入効果を評価するうえで有用である．

■ 解説・エビデンス

1）障害段階分類

障害段階分類は，進行に伴って動作能力が障害されていく過程を段階的に表した分類である．代表的なものとして上田による分類[1]（エビデンスレベル4），厚生省筋ジストロフィー研究班による分類［旧分類，新分類[2]（エビデンスレベル4）］があり，現在では新分類（表1）が広く用いられている．海外では，階段昇降可能（ステージ1）から，ベッド臥床（ステージ10）まで，10段階に分類するVignos下肢機能評価スケールが用いられることが多い[3,4]（エビデンスレベル4［文献4のみ］）．

2）上肢運動機能障害度分類

障害段階分類が主に体幹と下肢の機能を評価している一方で，上肢運動機能障害度分類は上肢機能障害の自然経過に基づいて考案され，上肢の機能障害の現状評価と進行の予測を可能とする．わが国では，松家が考案した9段階法（図1）[5]（エビデンスレベル4），海外では，Brooke[3,6]，Jebsen[7]（エビデンスレベル3）の上肢機能スケール，EKスケール[8]（エビデンスレベル3）が

表1 機能障害度（厚生省研究班，新分類）

ステージ	
1	階段昇降可能
1a	手の介助なし
1b	手の膝おさえ
2	階段昇降可能
2a	片手手すり
2b	片手手すり＋手の膝おさえ
2c	両手手すり
3	椅子から起立可能
4	歩行可能
4a	独歩で5m以上
4b	一人では歩けないが，物につかまれば歩ける（5m以上）
5	四つ這い
6	ずり這い
7	座位保持可能
8	座位保持不可能

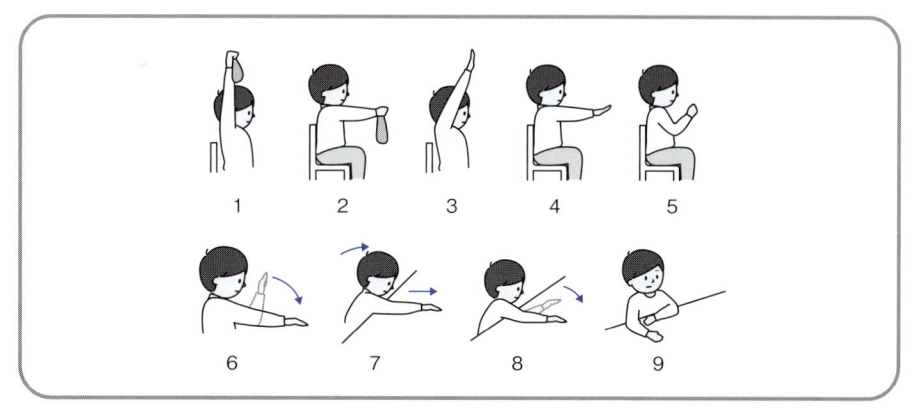

図1 上肢運動機能障害度分類（9段階法）
1. 500g以上の重量を利き手に持って前方へ直上挙上する．
2. 500g以上の重量を利き手に持って前方90°まで挙上する．
3. 重量なしで利き手を前方へ直上挙上する．
4. 重量なしで利き手を前方90°まで挙上する．
5. 重量なしで利き手を肘関節90°以上屈曲する．
6. 机上で肘伸展による手の水平前方への移動．
7. 机上で体幹の反動を利用し肘伸展による手の水平前方への移動．
8. 机上で体幹の反動を利用し肘伸展を行ったのち，手の運動で水平前方への移動．
9. 机上手の運動のみで水平前方への移動．
（文献5より引用）

広く用いられている．

3) ROM評価

　関節の伸展性の低下や拘縮は運動機能を低下させる一因となるため，ROM評価は重要である．早期からROMを評価することにより，効果的な理学療法の介入，装具の使用，外科手術適応の検討を行うことができる．歩行可能な時期には，股関節の伸展・内転，膝関節の伸展，足関節の背屈可動域を評価し，腸腰筋，大腿直筋，ハムストリングス，腓腹筋の短縮度を把握

する．歩行機能喪失後は，下肢の ROM は縮小し，肘，手関節，手指にも拘縮がみられ，頸部・体幹の ROM も減少する[3]．DMD では，筋力低下に加え，関節周囲の筋，軟部組織に短縮が生じるため，自動運動と他動運動両方での評価を行う[9]（エビデンスレベル 4）．評価者によるばらつきが大きいため，進行の判定は同一の評価者が行うことが望ましい[10]（エビデンスレベル 3）．

4）ADL の評価

　進行した患者において，実際の援助，住居改造の必要性，環境整備などに直接的に関連するため，ADL の評価が必要である[3]．転倒の頻度や移動方法，歩行機能喪失後はいざり・四つ這いが可能かどうか，食事動作，書字，パソコン入力，電動車椅子操作，トイレ介助方法，移乗方法などに関して質問し，状態を把握することにより，代償手段を指導することも可能である．実際には，代償運動も多くみられることから，検査上の見落としを防ぐために，DMD の病態に適合して作成された検査表を使用すると，より容易に情報を集めることができる．なかでも，厚生省筋ジストロフィー研究第 4 班 PT・OT 共同研究連絡会で作成した「ADL（身辺処理動作）検査表」（表 2）[a]が活用されている[11]（エビデンスレベル 4）．

5）MMT

　MMT は，主症状の筋力低下に対する最も基本的な評価法であり，6 ヵ月ごとの評価が望ましいとされる[3]．Medical Research Council スコアにより筋収縮を認めない 0 から，強い抵抗にうち勝って運動可能な 5 までの点数付けを行う．同じ評価者による再現性は高く[12]（エビデンスレベル 2），長期の経過観察にも適した検査法である[13]（エビデンスレベル 2）．一方で評価者間での差が大きいことが欠点で，特に進行例では関節拘縮や脊柱変形を生じ，測定に望ましい規定の体位をとれなくなり，ばらつきが大きくなる．この欠点を克服するために厚生省筋ジストロフィー研究第 4 班が作成した Daniel 変法は，発症初期から進行期まで同じ条件下で経時的に評価可能である[14]（エビデンスレベル 4）．MMT で 3 以上の場合には，ハンドヘルドダイナモメーターを用いた定量的筋力テスト（quantitative muscle testing：QMT）が，より客観性の高い評価法として有用である[15]（エビデンスレベル 3）．治験介入などの短期効果の判定に優れるが，機器が一般に十分普及しておらず，また進行例では測定不可となり長期経過観察には適さない．握力検査は，どの施設でも評価できるが，DMD では遠位筋力は保たれるため進行度を反映せず，また幼児では実際より低値となり，進行期には関節拘縮の要素が影響するなど，検査手技上の問題により正確な筋力評価とならない場合があるので注意が必要である．幼児では実際より低値となる検査手技上の問題[16]（エビデンスレベル 3）や，関節拘縮の要素が強くなる進行期には，純粋な筋力評価とならず注意が必要である．

6）その他の評価法

　近年，歩行可能な小児を対象にしてエビデンスレベルの高い評価法が報告されており，治験などの介入時の評価として知られている．その一部を紹介する．North star ambulatory assessment は，歩行可能な患者を対象とした運動機能評価尺度で信頼性も高い[17,18]（エビデンスレベル 2）．Timed function test（タイムドテスト）は，特定の運動にかかる時間の評価または，特定の時間内にどれだけの運動が可能かを評価する試験である[3,17]（エビデンスレベル 2）．仰臥位からの起立時間（Gowers' time），6 分間歩行負荷試験（6-minute walk test：6MWT）などを含む．6MWT は，代謝性疾患や心肺疾患患者の運動機能評価目的に考案された．条件調整，評価者の

表2 ADL（身辺処理動作）検査表（厚生労働省研究班作成）

氏名＿＿＿＿＿＿　性別＿＿＿＿　年齢＿＿＿＿　下肢ステージ＿＿＿＿＿　上肢ステージ＿＿＿＿＿

排泄	
排尿	介助内容，環境設定を記入または○で囲む
4　立位で自立	
3　立位で可能だが一部介助	（ズボン・ファスナー）上げ下げ
2　尿器使用にて自立	
1　尿器使用で介助を要する	尿器の処理・ファスナーの上げ下げ・その他＿＿＿＿
0　臥位で全介助	
排便	介助内容，環境設定を記入または○で囲む
5　和式トイレでしゃがんで一人で用がたせる	
4　洋式トイレで一人で用がたせる	（立位から・車椅子から）便座につく
3　a　洋式トイレで用がたせるが一部介助を要する 　　b　その他のトイレ（　　　）で自立	立ち上がり・車椅子→便座移動・便座→車椅子移動・尻拭き ズボン，パンツの上げ下げ・その他
2　便器に座っていることは可能だが全介助	便器の種類（洋式・掘り込み式・その他＿＿＿＿）
1　支持座位可能だが全介助	支持方法（　　　　　）
0　臥位で全介助	
更衣（前開き・かぶりシャツ・ズボン・靴下）	介助内容，衣類内容などを記入または○で囲む
6　立ったままで速やかに一人で着替える	
5　座ったりしながら一人で着替える	
4　時間をかければ一人で着替える（15分位）	所要時間（　　　分）
3　テーブルなどを利用して一人で着替える	所要時間（　　　分）
2　特定のものなら一人で着替える	上衣：前あき・かぶり・その他 下衣：ゴムウエスト・改良ズボン・その他
1　着脱のいずれかは一部介助にて着替える	可能な衣類：（着）＿＿＿＿　（脱）＿＿＿＿ 介助内容：
0　全介助	
入浴（浴槽の出入り〜体を拭く動作まで）	介助内容，環境設定を記入または○で囲む
4　体や髪を洗う・拭く，浴槽の出入りなど必要なことは一人で行える	浴槽の種類：＿＿＿＿
3　浴帽の出入りは介助，他は一人で行える	
2　一部介助を必要とする	浴室の出入り・浴槽の出入り・洗体・洗髪・湯をかける・体を拭く
1　部分的に洗体・洗髪のみ行える	動作可能な部位：＿＿＿＿
0　全介助	姿勢：独立座位・支持座位・臥位
整容（洗顔・手洗い—：蛇口の開閉〜タオルで拭く，歯磨き：粉をつける〜口をゆすぐ）	介助内容，環境設定を記入または○で囲む
6　立ったままで洗顔・手洗い・（整髪）が一人で行える	蛇口の種類：＿＿＿＿
5　座ったままで洗顔・手洗い・（整髪）が一人で行える	座位（椅子・車椅子） 蛇口の種類：＿＿＿＿
4　座ったままで洗顔・手洗い・（整髪）が行えるが一部介助を要する	座位（椅子・車椅子・床） 蛇口の種類：＿＿＿＿　洗顔（洗面台・洗面器） 介助内容　歯磨き：＿＿＿＿　洗顔：＿＿＿＿ 　　　　　　手洗い：＿＿＿＿　整髪：＿＿＿＿
3　用意されれば座ったまま，一人で顔・手を拭く，歯磨き，（整髪）が行える	座位（椅子・車椅子・床） 実施場所：＿＿＿＿
2　用意されれば座ったまま，部分的に行える	座位（椅子・車椅子・床）実施場所：＿＿＿＿ 介助部位　歯磨き：＿＿＿＿　洗顔：＿＿＿＿ および内容　手洗い：＿＿＿＿　整髪：＿＿＿＿
1　用意されれば臥位で一人で行える	（手・顔）を拭く・歯磨き・その他
0　全介助	
食事	可能な動作，環境設定を記入または○で囲む
4　どんな食物でも一人で食べられる	座位（椅子・車椅子・床）
3　どんな食物でも食べられるが食器の操作において代償動作，一部介助を要する	座位（椅子・車椅子・床） 可能な動作：食器を持ちあげる・傾ける・近づける 　　　　　　食物を細かくする・魚などをほぐす
2　環境設定すれば一人で食べられる	座位（椅子・車椅子・床）テーブルの改良：＿＿＿＿ 姿勢保持用，その他の道具：＿＿＿＿ 食器の位置：＿＿＿＿　食器の種類：＿＿＿＿
1　環境設定すれば一部介助にて食べられる	座位（椅子・車椅子・床）テーブルの改良：＿＿＿＿ 姿勢保持用，その他の道具：＿＿＿＿ 食器の位置：＿＿＿＿　食器の種類：＿＿＿＿
0　全介助	

（参考文献 a より）

訓練を厳密に行うことにより，有用な運動機能評価項目[17,19]となるが（エビデンスレベル2），患者の負担などの問題で検討すべき課題も多い．

[推奨を臨床に用いる際の注意点]
運動機能評価は医師単独でなく，習熟した理学療法士が行うべきである．

文献

1) 上田　敏．Duchenne 型筋ジストロフィー症児の障害段階の再検討．厚生省神経疾患研究委託費研究報告書 筋ジストロフィー症の疫学，臨床および治療に関する研究—昭和 57 年度，1983: p93–96.
2) 松家　豊，野島元雄．プロジェクト Ⅲ-B 臨床病態の解析「運動機能」．昭和 57 年度厚生省神経疾患研究委託費 筋ジストロフィー症の疫学，臨床および治療に関する研究研究報告書—昭和 57 年度，1983: p44–49.
3) Bushby K, Finkel R, Birnkrant DJ, et al. Diagnosis and management of Duchenne muscular dystrophy, part 1: diagnosis, and pharmacological and psychosocial management. Lancet Neurol. 2010; **9**: 77–93.
4) Vignos PJ, Wagner MB, Karlinchak B, et al. Evaluation of a program for long-term treatment of Duchenne muscular dystrophy: experience at the University Hospitals of Cleveland. J Bone Joint Surg Am. 1996; **78**: 1844–1852.
5) 松家　豊，新田英二，白井陽一郎．筋ジストロフィー症の上肢機能障害の評価に関する研究．厚生省神経疾患研究委託費研究報告書 筋ジストロフィー症の疫学,臨床および治療に関する研究—昭和 57 年度，1983: p116–121.
6) Brooke MH, Fenichel GM, Griggs RC, et al. CIDD Group. Duchenne muscular dystrophy: patterns of clinical progression and effects of supportive therapy. Neurology. 1989; **39**: 475–481.
7) Hiller LB, Wade CK. Upper extremity functional assessment scales in children with Duchenne muscular dystrophy: a comparison. Arch Phys Med Rehabil. 1992; **73**: 527–534.
8) Steffensen B, Hyde S, Lyager S, et al. Validity of the EK scale: a functional assessment of non-ambulatory individuals with Duchenne muscular dystrophy or spinal muscular atrophy. Physiother Res Int. 2001; **6**: 119–134.
9) 植田能茂，武田純子．筋ジストロフィーの運動機能評価法に関する研究（2）ROM 共同研究．厚生省神経疾患研究委託費研究報告書 筋ジストロフィーの療養と看護に関する総合的研究—平成 3 年度，1992: p412–419.
10) Pandya S, Florence JM, King WM, et al. Reliability of goniometric measurements in patients with Duchenne muscular dystrophy. Phys Ther. 1985; **65**: 1339–1342.
11) 川井　充，土佐千秋，藤村則子，ほか．運動機能評価法に関する研究 日常生活活動（最終報告）．厚生省精神・神経疾患研究委託費研究報告書 筋ジストロフィーの療養と看護に関する臨床的，社会学的研究—平成 7 年度，1996: p283–284.
12) Florence JM, Pandya S, King WM, et al. Intrarater reliability of manual muscle test (Medical Research Council scale) grades in Duchenne's muscular dystrophy. Phys Ther. 1992; **72**: 115–122; discussion: 22–26.
13) Kilmer DD, Abresch RT, Fowler WM Jr. Serial manual muscle testing in Duchenne muscular dystrophy. Arch Phys Med Rehabil. 1993; **74**: 1168–1171.
14) 服部　彰，五十嵐俊光，渡部昭吉，ほか．筋ジストロフィーの運動機能評価法に関する研究（第 3 報）MMT〈共同研究〉．厚生省精神・神経疾患研究委託費研究報告書 筋ジストロフィーの療養と看護に関する臨床的，社会学的研究—平成 5 年度，1994: p325–327.
15) Escolar DM, Henricson EK, Mayhew J, et al. Clinical evaluator reliability for quantitative and manual muscle testing measures of strength in children. Muscle Nerve. 2001; **24**: 787–793.
16) Mattar FL, Sobreira C. Hand weakness in Duchenne muscular dystrophy and its relation to physical disability. Neuromuscul Disord. 2008; **18**: 193–198.
17) Mazzone E, Martinelli D, Berardinelli A, et al. North Star Ambulatory Assessment, 6-minute walk test and timed items in ambulant boys with Duchenne muscular dystrophy. Neuromuscul Disord. 2010; **20**: 712–716.
18) Mayhew A, Cano S, Scott E, et al. Moving towards meaningful measurement: Rasch analysis of the North Star Ambulatory Assessment in Duchenne muscular dystrophy. Dev Med Child Neurol. 2011; 53: 535–542.
19) McDonald CM, Henricson EK, Han JJ, et al. The 6-minute walk test in Duchenne/Becker muscular dystrophy: longitudinal observations. Muscle Nerve. 2010; **42**: 966–974.

【参考資料】
a) 大竹　進（監）．筋ジストロフィーのリハビリテーション，医歯薬出版，東京，2002: p187–188.

採択文献　113
議決結果　可 18　否 0　要修正 3

Clinical Question 3-2　　　3. 検査・機能評価

定期的な(血液)検査はどのような項目を検索するか

推奨

❶通常時の血清クレアチンキナーゼ(creatine kinase：CK)値の測定は経時的な状態把握に有用である(グレードB，エビデンスレベル4)．

❷一般的な，白血球数(分画)，赤血球数，ヘモグロビン，血小板数，総蛋白，アルブミン，AST，ALT，LDH，γ-GTP，ALP(アルカリホスファターゼ)，尿素窒素，クレアチニン，尿酸，電解質(ナトリウム，カリウム，クロール，カルシウム，リン)，血清鉄，血糖，血清脂質などを定期的に評価することが望ましい(グレードB，エキスパートオピニオン)．

❸進行した患者では，腎機能評価にシスタチンC測定が有用である(グレードB，エビデンスレベル4)．

❹BNP値は進行した心不全の経過観察に有用である(グレードB，エビデンスレベル4)．

❺デュシェンヌ型筋ジストロフィー(Duchenne muscular dystrophy：DMD)における骨代謝マーカーで高いエビデンスのある項目はない．特に，尿中のマーカーでクレアチニン補正するものは適切でない(グレードC，エキスパートオピニオン)．

背景・目的

DMDでは感染，骨折，低栄養，心機能低下，腎機能低下，血栓症など種々の問題が起こりうるため，定期的な検査にて経時的に状態を把握しておくことは必要である．また，初期には筋原性酵素上昇，晩期には筋量の低下によるクレアチニン低値による影響を考慮した検査結果の解釈が必要である．

解説・エビデンス

1) 血清CK値の測定

血清CKは個人差があるが，発症初期には基準値の10〜25倍もの値を示す[1](エビデンスレベル4)．CK値は生検筋における筋組織の障害度との関連性は認めず[2](エビデンスレベル3)．活動度により変化し，運動で容易に上昇する[3](エビデンスレベル4)．CKは幼小児期が最も高く，10歳以後は進行に伴い低下していき，末期にはほぼ正常値となる[4](エビデンスレベル4)．CK値の把握は進行度の評価と，感染時や運動に伴う横紋筋融解合併の早期発見に役立つ．

2) 血液検査項目

DMDに特異的な血液検査項目はないが，感染，骨折，低栄養など種々の問題が起こりうる

ことを考え，経時的に状態を把握しておくことは必要である．肝酵素である AST, ALT, LDH は骨格筋にも含まれ，CK とともに上昇し，時に ALT＞AST となることもあることから，肝機能障害と誤認しないように注意する．肝機能障害の有無は，γ-GTP や ALP，ビリルビン，凝固因子（プロトロンビン時間，ヘパプラスチンテスト），アンモニア，アルブミンなどと併せて総合的に判断する必要がある．

　白血球数は栄養状態も反映し，感染時には増加するため，通常状態の数値の把握は必要である．血清鉄を含めた貧血の評価は，栄養，慢性出血の有無の指標となる．ステロイド治療や運動機能低下に伴う肥満や脂肪肝の評価として，血糖や血清脂質，γ-GTP の評価も行う．ALP は骨折時に上昇し，異常を鋭敏に捉えられる．

　10 歳代以降，加齢とともに栄養不良・るいそうが問題になることがあり，場合によっては，アルブミン以外にもラピッドターンオーバー蛋白であるプレアルブミン，レチノール結合蛋白，トランスフェリンによる評価を行う．特にプレアルブミンは DMD において潜在的な栄養不良も鋭敏に検出する可能性がある [5]（エビデンスレベル 4）．ただし，これらのラピッドターンオーバー蛋白は保険適用でないことに注意が必要である．

　凝固線溶系は定期検査には含まないが，DMD では脳梗塞などの血管閉塞病変や，長期臥床例で TAT, D-dimer などが高値を示す報告もある [6]（エビデンスレベル 4）．心不全または不整脈合併例など血栓症の危険性が高い例には測定を考慮してもよい．

3）進行例における血清シスタチン C の測定

　進行に伴い筋量が減少すると CK 値が低下するのと同様，筋で産生される Cr が減少し，血清 Cr は異常低値を示す．このため，進行例では血清 Cr は腎機能評価の指標とならない [7]（エビデンスレベル 4）．一方，血清シスタチン C は，年齢やステロイド治療，運動能の影響を受けず，腎不全で特異的に上昇することが報告され [7,8]（エビデンスレベル 4），腎不全，腎障害の鋭敏なマーカーとなりうる．保険点数は 3 ヵ月に 1 回の測定頻度で算定可能である．

4）BNP の測定

　BNP は心機能障害のマーカーであるが，DMD に伴う拡張型心筋症では中等度以上の進行例で上昇し [9,10]（エビデンスレベル 4），早期の心機能障害の診断には適さない [11]（エビデンスレベル 4）．一方で，中等度以上の心機能障害では重症度と相関がみられ，予後予測因子となりうるため，定期的な評価には有用である [11,12]（エビデンスレベル 4）（CQ 7-1-6 参照）．

　心筋障害のマーカーとして心筋トロポニン T（cardiac troponin T：cTnT）と心筋トロポニン I（cardiac troponin I：cTnI）が一般的に使用されている．第一世代 cTnT 測定法は骨格筋でも陽性となるため，DMD においては心筋障害の指標とならないとされてきたが [13]（エビデンスレベル 4）．第二世代以後の cTnT 測定法は，骨格筋との交差反応がなく，心筋障害を特異的に反映する [14]（エビデンスレベル 4）．現在普及している高感度測定法による cTnT は感度・特異度ともに高く，cTnI [15]（エビデンスレベル 3）と同様，DMD における心筋障害マーカーとして有用と考えられている．

5）骨代謝マーカーの測定

　DMD における骨代謝マーカーの高いエビデンスはない．数ある骨代謝マーカーのうち，どの骨形成マーカー，骨吸収マーカー，骨マトリックス関連（骨質）マーカーが適しているのかはま

だ検討段階である（CQ 8-5 参照）．また，DMD では Cr 排泄量が低値であるため，尿中骨代謝マーカーを尿中 Cr 値で補正して評価してはならない．

[推奨を臨床に用いる際の注意点]

DMD においては，筋壊死に伴い AST，ALT，LDH が CK とともに上昇すること，進行例では Cr が低値になることに留意が必要である．

文献

1) Bray GM, Ferrendelli JA. Serum creatine phosphokinase in muscle disease: an evaluation of two methods of determination and comparison with serum aldolase. Neurology. 1968; **18**: 480–484.
2) Niebroj-Dobosz I, Jedrzejowska H, Hetnarska L. Blood enzymes in Duchene's progressive muscular dystrophy and their correlation with the clinical and histological pictures. Acta Med Pol. 1970; **11**: 387–393.
3) Florence JM, Fox PT, Planer GJ, et al. Activity, creatine kinase, and myoglobin in Duchenne muscular dystrophy: a clue to etiology? Neurology. 1985; **35**: 758–761.
4) Zatz M, Rapaport D, Vainzof M, et al. Serum creatine-kinase (CK) and pyruvate-kinase (PK) activities in Duchenne (DMD) as compared with Becker (BMD) muscular dystrophy. J Neurol Sci. 1991; **102**: 190–196.
5) Shimizu-Fujiwara M, Komaki H, Nakagawa E, et al. Decreased resting energy expenditure in patients with Duchenne muscular dystrophy. Brain Dev. 2012; **34**: 206–212.
6) 安東範明，斎田恭子，藤本泰代，ほか．筋ジストロフィーの遺伝相談及び全身的病態の把握と対策に関する研究　デュシャンヌ型筋ジストロフィーにおける血液凝固の検討—平成 9 年度．1998: p148.
7) Viollet L, Gailey S, Thornton DJ, et al. Utility of cystatin C to monitor renal function in Duchenne muscular dystrophy. Muscle Nerve. 2009; **40**: 438–442.
8) Minami R, Ishikawa Y, Ishikawa Y. Usefulness of serum cystatin C concentration as renal function marker in patients with Duchenne muscular dystrophy. No To Hattatsu. 2003; **35**: 431–433.
9) Demachi J, Kagaya Y, Watanabe J, et al. Characteristics of the increase in plasma brain natriuretic peptide level in left ventricular systolic dysfunction, associated with muscular dystrophy in comparison with idiopathic dilated cardiomyopathy. Neuromuscul Disord. 2004; **14**: 732–739.
10) Mohyuddin T, Jacobs IB, Bahler RC. B-type natriuretic peptide and cardiac dysfunction in Duchenne muscular dystrophy. Int J Cardiol. 2007; 119: 389–391.
11) Mori K, Manabe T, Nii M, et al. Plasma levels of natriuretic peptide and echocardiographic parameters in patients with Duchenne's progressive muscular dystrophy. Pediatr Cardiol. 2002; **23**: 160–166.
12) 足立克仁，齋藤美穂，松本和也，ほか．筋ジストロフィーの遺伝相談及び全身的病態の把握と対策に関する研究　血漿ナトリウム利尿ペプチド値による Duchenne 型筋ジストロフィーの予後の推定．厚生省精神・神経疾患研究委託費による研究報告集—平成 9 年度．1998: p101.
13) Bodor GS, Survant L, Voss EM, et al. Cardiac troponin T composition in normal and regenerating human skeletal muscle. Clin Chem. 1997; **43**: 476–484.
14) 長谷川勝俊，小木曽美紀，久野貴弘，ほか．Duchenne 型筋ジストロフィーにおける生化学的マーカーの有用性．医学検査．1999; **48**: 951–954.
15) Matsumura T, Saito T, Fujimura H, et al. Cardiac troponin I for accurate evaluation of cardiac status in myopathic patients. Brain Dev. 2007; **29**: 496–501.

採択文献　59
議決結果　可 18　否 0　要修正 3

Clinical Question 3-3　　　　　　　　　　3．検査・機能評価

診断や経過観察にどのような画像検査を行うか

推奨

❶心拡大や肺炎および気胸を評価するため，定期的，また必要に応じて，胸部単純X線写真を撮影する．側弯などで評価が困難な場合は胸部単純CTを撮影する（グレードA，エビデンスレベル4）．

❷脊柱側弯の評価には，全脊柱骨条件単純X線写真（座位：正面，側面2方向）を9～10歳頃もしくは歩行能喪失時点から撮影することが望ましい（グレードB，エビデンスレベル3）．傍脊柱筋の脂肪置換の程度が強い場合は側弯が重症化することが多く，骨格筋CTまたはMRIを参考にする（グレードB，エビデンスレベル4）．

❸CTまたはMRIを用いた骨格筋の画像検査は，筋の脂肪置換や特徴的な骨格筋障害の選択性が可視化でき，診断の補助になりうる（グレードB，エビデンスレベル3）．骨格筋量の評価にも役立つ（エビデンスレベル3）．

❹二重エネルギーX線吸収法（dual-energy X-ray absorptiometry：DXA）を用いた骨塩量の評価は，骨折のリスク評価の一助となり（グレードB，エビデンスレベル4），全身の撮影では骨格筋量の評価にも役立つ（エビデンスレベル3）．

❺頭部CTまたはMRIは，心機能障害を有する患者では脳血管障害の評価に役立つ（グレードB，エビデンスレベル4）．

背景・目的

　画像検査として，単純X線写真，X線CT，MRI，DXA，エコー，シンチグラフィがあげられる．それぞれ検討する部位によって検査の種類が異なるため，部位ごとに解説する．心臓についての画像検査は，CQ 7-1を参照されたい．

解説・エビデンス

1）胸部画像検査

　胸部単純X線写真は，肺炎の評価だけでなく，陽圧換気で合併することが多い気胸の検出にも役立つ[1]（エビデンスレベル4）．側弯などで評価が困難な場合は，胸部CTを積極的に考慮する．また，肺炎や気胸の発症前との比較のために，1年に1回程度の定期的な検査が望ましい．

　胸部単純X線写真におけるデュシェンヌ型筋ジストロフィー（Duchenne muscular dystrophy：DMD）患者の心胸郭比は，脳性利尿ペプチド（brain natriuretic peptide：BNP）と相関すると報告され[2]（エビデンスレベル4），心機能評価，経過観察に役立つが，側弯などのために評価が難しい場合もあり，他の方法も併せて評価するべきである．

2) 脊柱画像検査

立位が保てなくなる時期から脊柱変形が進行するため[3]（エビデンスレベル3），歩行不能となる時期から，正面・側面位の全脊柱骨条件単純X線写真を座位で撮影する（CQ 8-3参照）．四肢や傍脊柱筋の脂肪置換が進行していると側弯が進行しやすい[4]（エビデンスレベル3）ので，併せて筋CTなどでの骨格筋の評価を行うことが望ましい．

3) 骨格筋画像検査：CT，MRI

CTは，病変の選択性や障害程度から，筋疾患の鑑別診断・病状評価に役に立つ[5,6]（エビデンスレベル4）．DMDでは近位筋罹患に加えて脂肪置換を生じる筋の選択性が，診断の一助となる[6]．骨格筋のCT値は，障害度の進行とともに低下し[7]（エビデンスレベル3），筋力とも相関する[8]（エビデンスレベル3）．骨格筋量の評価にも用いられており，疾患の経過や介入効果の評価に有用である．筋CTを用いた骨格筋量推定には，CSA（cross sectional area）[9]（エビデンスレベル3）や%MVI（muscle volume index）[10]（エビデンスレベル4），nMV（net muscle volume）[11]（エビデンスレベル4）などの方法がある．CSAと%MVIは大腿中央部断面からCT値を用いて骨格筋量を推定する[9]．%MVIは推定関数により筋残存率を測定し[10]，測定部位が多少ずれても経年的評価ができる．nMVは大腿中央部の一定区間の骨格筋量を推定関数により計測する方法で[11]，顔面肩甲上腕型筋ジストロフィーなどで経年的な骨格筋量の減少が示された．

MRIでは，T1強調画像を用いた脂肪置換の分布により病変の選択性が（CTと同様に）評価可能で，肢帯型筋ジストロフィーなどで罹患部位特異性がみられる．T1強調画像は運動によるアーチファクトが少なく[12]（エビデンスレベル3），2歳児でも評価可能である[13]（エビデンスレベル4）．定性的評価や手作業での脂肪量評価で，障害度の進行とともに最重症になっても脂肪量が増加することが示された[14]（エビデンスレベル3）．MRIでの骨格筋量測定として，筋MRI画像に推定確率を用いて自動的に推定する方法があるが[15]（エビデンスレベル4），経年的評価はない．また，H-MRS[16]（エビデンスレベル4）などによる筋代謝を評価した報告はあるが数例にとどまる．MRIはCTと比べX線被曝がない点，CTで検出不能な少量の脂肪置換を検出できる点で有用だが，検査時間が長く，呼吸器装着患者や変形の強い患者では検査できない場合もある．

エコーは筋疾患と神経原性筋萎縮症の鑑別に有用であるが，筋疾患の類型診断はできず[17]（エビデンスレベル4），定量的評価も困難である．シンチグラフィで残存筋の評価が可能という報告は少数存在する[18]（エビデンスレベル4）が，簡便性の点からもCT/MRIを凌駕するものではない．

4) 骨塩量検査：DXA

DMDでは，DXAで大腿骨遠位部の骨塩量のZ scoreが−5以下に低下すると骨折のリスクが上昇すると報告された[19]（エビデンスレベル3）が，測定部位に定説はなく各施設に委ねられる．DXAで測定できる除脂肪体重（lean body mass）は障害度の進行とともに減少し[20]（エビデンスレベル4），筋力と相関し[21]（エビデンスレベル3），骨格筋量の指標になる[22]（エビデンスレベル4）．なお，DXAで測定した除脂肪体重と生体インピーダンス測定（bio-impedance analysis：BIA）による推定骨格筋量の相関が報告されている[23]（エビデンスレベル3）．

5）頭部画像検査：CT または MRI

　心機能障害を有する患者では頭部 CT で皮質を含む塞栓性機序の脳梗塞が報告されており[24]（エビデンスレベル4），不整脈だけでなく，拡張型心筋症に合併した心腔内血栓などの関与が考えられる．心機能障害を有する患者では，頭部画像検査を行い，脳血管障害を認める場合は発症要因を検討し，抗凝固療法を考慮する．DMD において CT や MRI で経年的な脳萎縮が報告されたが[25,26]（エビデンスレベル3），知能との関連性は判明していない．また，非侵襲的陽圧換気療法（non-invasive positive pressure ventilation：NPPV）中の患者において NPPV 継続の妨げになる副鼻腔炎の評価にも頭部画像検査は役立つ．

文献

1) 山本知孝, 川井　充. Duchenne 型筋ジストロフィーにおける自然気胸. 臨床神経学. 1994; **34**: 552–556.
2) 田村拓久. 筋ジストロフィーの心機能を測る. 神経内科. 2006; **65**: 23–31.
3) Oda T, Shimizu N, Yonenobu K, et al. Longitudinal study of spinal deformity in Duchenne muscular dystrophy. J Pediatr Orthop. 1993; **13**: 478–488.
4) 井上謙次郎, 武田和子, 仲地　剛, ほか. Duchenne 型進行性筋ジストロフィー症における各種骨格筋 X 線 CT 所見と脊柱変形の程度との相関について. 厚生省精神・神経疾患研究委託費研究報告書 筋ジストロフィー症の遺伝, 疫学, 臨床および治療開発に関する研究—平成元年度, 1990: p123–126.
5) 川井　充. 筋疾患の画像診断. 臨床と病理. 1993; **11**: 1311–1319.
6) 川井　充, 国本雅也, 本吉慶史. Duchenne 型筋ジストロフィー症の骨格筋 CT 所見とこれにもとづく病期分類. 臨床神経学. 1985; **25**: 578–590.
7) Arai Y, Osawa M, Fukuyama Y. Muscle CT scans in preclinical cases of Duchenne and Becker muscular dystrophy. Brain Dev. 1995; **17**: 95–103.
8) 首藤　貴, 長尾秀夫, 松田　博, ほか. 筋ジストロフィー症（Duchenne 型）の骨格筋病変と筋力との関連性について—骨格筋 CT, MRI 所見と筋力—. 厚生省精神・神経疾患研究委託費研究報告書 筋ジストロフィー症の遺伝, 疫学, 臨床および治療開発に関する研究—平成元年度, 1990: p127–131.
9) Liu M, Chino N, Ishihara T. Muscle damage progression in Duchenne muscular dystrophy evaluated by a new quantitative computed tomography method. Arch Phys Med Rehabil. 1993; **74**: 507–514.
10) Kuru S, Sakai M, Tanaka N, et al. Natural course of muscular involvement assessed by a new tomography method in Duchenne muscular dystrophy. Neurol Clin Neurosci. 2013; **1**: 63–68.
11) Nakayama T, Kuru S, Okura M, et al. Estimation of net muscle volume in patients with muscular dystrophy using muscle CT for prospective muscle volume analysis: an observational study. BMJ Open. 2013; **3**: e003603. doi: 10.1136/bmjopen-2013-003603.
12) Garrood P, Hollingsworth KG, Eagle M, et al. MR imaging in Duchenne muscular dystrophy: quantification of T1-weighted signal, contrast uptake, and the effects of exercise. J Magn Reson Imaging. 2009; **30**: 1130–1138.
13) Schreiber A, Smith WL, Ionasescu V, et al. Magnetic resonance imaging of children with Duchenne muscular dystrophy. Pediatr Radiol. 1987; **17**: 495–497.
14) Liu GC, Jong YJ, Chiang CH, et al. Duchenne muscular dystrophy: MR grading system with functional correlation. Radiology. 1993; **186**: 475–480.
15) Brunner G, Nambi V, Yang E, et al. Automatic quantification of muscle volumes in magnetic resonance imaging scans of the lower extremities. Magn Reson Imaging. 2011; **29**: 1065–1075.
16) Hsieh TJ, Jaw TS, Chuang HY, et al. Muscle metabolism in Duchenne muscular dystrophy assessed by in vivo proton magnetic resonance spectroscopy. J Comput Assist Tomogr. 2009; **33**: 150–154.
17) Gdynia HJ, Muller HP, Ludolph AC, et al. Quantitative muscle ultrasound in neuromuscular disorders using the parameters 'intensity', 'entropy', and 'fractal dimension'. Eur J Neurol. 2009; **16**: 1151–1158.
18) Scopinaro F, Manni C, Miccheli A, et al. Muscular uptake of Tc-99m MIBI and TI-201 in Duchenne muscular dystrophy. Clin Nucl Med. 1996; **21**; 792–796.
19) Henderson RC, Berglund LM, May R, et al. The relationship between fractures and DXA measures of BMD in the distal femur of children and adolescents with cerebral palsy or muscular dystrophy. J Bone Miner Res. 2010; **25**: 520–526.
20) 苅田典生, 高橋桂一, 森下智行, ほか. デュアル X 線骨密度測定装置を用いた Duchenne 型筋ジストロ

フィー患者のステージ別評価.厚生省精神・神経疾患研究委託費研究報告書 筋ジストロフィーの臨床病態と遺伝相談及び疫学に関する研究―平成 4 年度,1993: p103–105.
21) Skalsky AJ, Han JJ, Abresch RT, et al. Assessment of regional body composition with dual-energy X-ray absorptiometry in Duchenne muscular dystrophy: correlation of regional lean mass and quantitative strength. Muscle Nerve. 2009; **39**; 647–651.
22) 本吉慶史,渡川岳大,内田以大,ほか.筋ジストロフィーへの二重エネルギー X 線吸収度測定法の応用――三年間の研究のまとめ―.厚生省精神・神経疾患研究委託費研究報告書 筋ジストロフィーの遺伝相談及び全身的病態の把握と対策に関する研究―平成 17–19 年度,2008: p37.
23) Mok E, Letellier G, Cuisset JM, et al. Assessing change in body composition in children with Duchenne muscular dystrophy: anthropometry and bioelectrical impedance analysis versus dual-energy X-ray absorptiometry. Clin Nutr. 2010; **29**; 633–638.
24) 小長谷正明,酒井素子,久留 聡.筋ジストロフィーの頭部 CT の検討―とくに脳血管障害と心機能障害の関連性について―.脳と神経.1999; **51**: 621–626.
25) 納 光弘,岡田明彦,杜若陽祐.Duchenne 型筋ジストロフィー症の脳 NMR 画像の分析.厚生省神経疾患研究委託費研究報告書 筋ジストロフィー症の臨床,病態と成因に関する研究―昭和 60 年度,1985: p71–73.
26) 久留 聡,小長谷正明,酒井素子.Dystrophinopathy の頭部 CT 画像の検討.精神・神経疾患研究開発費 筋ジストロフィーの臨床試験実施体制構築に関する研究―平成 20–22 年度研究報告書,2011: p149.

採択文献　184
議決結果　可 21　否 0　要修正 0

4. リハビリテーション

Clinical Question 4-1　　4．リハビリテーション

適切な運動量はどのようにして決めるか

推奨

❶筋に対する負荷と心機能・呼吸機能を考慮して運動量を決める(グレードB，エビデンスレベル5)．

❷筋に対する負荷としては，運動中から翌日にかけて筋痛や疲労を訴えない範囲とし，日常生活上の運動制限はしない(グレードB，エビデンスレベル4)．

❸心機能障害・呼吸機能障害を指摘された場合は，それらの状態に応じて運動量を決定する(グレードB，エビデンスレベル5)．

背景・目的

　デュシェンヌ型筋ジストロフィー(Duchenne muscular dystrophy：DMD)患者の運動においては骨格筋の脆弱性があるために過用による筋のダメージを避ける配慮が必要である．一方で運動量が少ないことによる廃用の影響も考慮しておく必要があり，過用と廃用の両面に対する配慮が求められる．また，DMDは進行に伴い呼吸機能低下，心機能低下を呈するのでそれらの状態に応じた対応が必要となってくる．以下は状況の把握がしやすいように，歩行可能期，不能期に分けて解説する．

解説・エビデンス

1) 歩行可能期の対応

　過用と廃用の両面に対する配慮が必要である．DMD以外の神経筋疾患では徒手筋力テスト(manual muscle test：MMT)3以上の筋に対して筋力強化訓練は可能[1](エビデンスレベル1)とされており，DMDでもMMT3以上の筋では最大筋力以下の強度による筋力訓練で効果が得られたとする報告がある[2](エビデンスレベル4)．ただし，筋力強化を目指した訓練は過用の防止が前提である．

　運動強度については運動6時間後の血中CK値[3,4]・MRI[5]をもとに判断している報告があるが，通常の臨床の現場でそれらを用いるのは困難で，慎重に対処すべきである(エキスパートオピニオン)．抵抗運動は有害であり，行うべきでない[4](エビデンスレベル4)．

　これらの背景や日常生活の場面で運動量を定量的に評価することは困難であること，日常生活の活動で過用を招くことは少ないことなどから，実際的には「運動中から翌日にかけて筋痛や疲労を訴えない範囲」の運動を目安とし，無理強いをしない範囲で日常生活での運動制限はしないとするのが現実的である．ただし，多動傾向や負けず嫌いの児の場合，幼稚園や学校での運動量などから過剰な運動が懸念される場合は注意する．それぞれの状態に応じた運動に関連する目標を設定し，運動会の参加における配慮，遠足時の対応，通学時の介助の可否など，

家族や学校などに助言や指導を行い，社会参加機会の確保と，心理的負担の軽減を図るとよい（エキスパートオピニオン）．逆に長期休暇中に運動量が著しく低下すると，廃用により肥満や運動機能低下を生じうることを本人や家族に伝え，通常の生活でも運動不足を引き起こすこともある点に対して配慮が必要である[6]（エビデンスレベル5）．

2）歩行不能期の対応

歩行不能となってからも心肺機能に問題がなければ，自律的な運動を制限する必要はない．むしろ車椅子上での生活が主体となっても，様々な工夫により運動やスポーツ参加は可能であることを伝える．心機能低下や呼吸機能低下が問題となるのは通常歩行不能になってからであり，運動による心肺負荷が問題となる場合はそれほど多くない[7]（エビデンスレベル5）．

しかし，少数例ではあるが，10歳代前半で心不全の急速な悪化をきたす症例があり，これは運動機能が保たれている症例にむしろ多いので，臨床症状だけでなく定期的な検査で心肺機能を把握しておくことが重要である．心肺機能低下が高度な場合は，心肺機能に応じた運動・生活制限を考慮する[8]（エビデンスレベル4）が，その場合には制限を行うことによる精神面への配慮が求められる[9]（エビデンスレベル4）．

[推奨を臨床に用いる際の注意点]

近年ステロイド治療などによって運動機能低下の緩徐化もみられているが，心肺機能と対比した報告はまだない．筋ジストロフィーに対する独自の運動基準は確立していない．

文献

1) van der Kooi EL, Lindeman E, Riphagen I. Strength training and aerobic exercise training for muscle disease. Cochrane Database Syst Rev. 2005; (1): CD003907.
2) Fowler WM Jr, Taylor M. Rehabilitation management of muscular dystrophy and related disorders: I. The role of exercise. Arch Phys Med Rehabil. 1982; **63**: 319–321.
3) Nojima M. [Rehabilitation in Progressive Muscular Dystrophy]. Seikei Geka. 1965; **16** (Suppl): 335–349.
4) de Araujo Leitao AV, Duro LA, de Andrade Penque GM. Progressive muscular dystrophy--Duchenne type: controversies of the kinesitherapy treatment. Sao Paulo Med J. 1995; **113**: 995–999.
5) 川井　充，中山貴博，内山　剛，ほか．MRIを用いた筋ジス患者の至適運動量の評価．厚生省精神・神経疾患研究委託費研究報告書 筋ジストロフィーの遺伝相談及び全身的病態の把握と対策に関する研究—平成8～10年度．1999: p309.
6) 堂前裕二，小長谷正明，飯田光男，ほか．長期入院療養Duchenne型筋ジストロフィー患者の運動・日常生活機能に与える帰宅外泊の影響．J Clin Rehabil. 1996; **5**: 696–700.
7) 五十嵐勝朗，塚本利昭，山田誠治，ほか．DMDにおける訓練時の呼吸代謝（その2）．厚生省精神・神経疾患研究委託費研究報告書 筋ジストロフィーの療養と看護に関する臨床的，社会学的研究—平成6年度，1995: p135.
8) 山崎元義，霜田ゆきえ，ほか．心不全症例の看護基準の検討 ホルター心電図から見た日常生活動作について．厚生省神経疾患研究委託費研究報告書 筋ジストロフィー症の療養と看護に関する臨床的，心理学的研究—平成元年度．1990: p432–434.
9) Weise KL. The spectrum of our obligations: DNR in public schools. Am J Bioeth. 2005; **5**: 81–83; author reply W19–W21.

採択文献　17
議決結果　可22　否0　要修正1

Clinical Question 4-2　　4．リハビリテーション

どのようなリハビリテーションを行うか

推奨

❶ 歩行可能期には下肢の関節可動域制限の進行を軽減するため，なるべく早期に関節可動域訓練を導入し，家族に在宅自主訓練を指導する（グレード B，エビデンスレベル 4）．

❷ 歩行能喪失後には肘関節などの関節可動域制限の進行を軽減するため，上肢の関節可動域訓練を指導する（グレード B，エビデンスレベル 5）．足関節の関節可動域制限の進行を軽減するため，短下肢装具の使用を考慮する（CQ 4-3 参照）．

❸ 筋損傷を招く危険があるため，抵抗運動や遠心性収縮運動を用いた筋力訓練は推奨しない（グレード C，エビデンスレベル 4）．

背景・目的

　筋ジストロフィーの運動療法は筋力の改善・維持を主目的とするのではなく，変形の予防や機能維持，代償手段の利用などにより疾患の進行に伴う ADL（activity of daily living）低下を最小限にとどめること，合併症予防による生命予後・QOL 改善に努めることにある．
　運動に際しては過用による筋・腱・関節損傷を避けるべきで，運動強度決定が重要となる（CQ 4-1 参照）．運動療法の詳細な処方内容については専門施設のアドバイスを受けるのがよい．
　また，運動療法に併せて手術的治療（CQ 8-4 参照），補装具療法（CQ 4-3 参照）が，急速な進行を予防し，現有能力を最大限維持するために処方されている[1]（エビデンスレベル 4）．

解説・エビデンス

1）歩行可能期のリハビリテーション
　①下肢の関節可動域訓練
　下肢の関節可動域は時間経過とともに減少し関節可動域訓練では防止できないが，訓練を行ったほうが減少の度合いが少ない[2]（エビデンスレベル 4）．
　②在宅訓練
　下肢関節可動域制限の進行を軽減するためには，継続的な訓練が必要であり，在宅患者への指導・訓練が重要である[2]．在宅で行う訓練の内容には日常生活における良好な姿勢の保持，夜間の短下肢装具装着（ナイトスプリント），起立台・長下肢装具を用いた立位訓練，関節の徒手療法などがある[a]．下腿三頭筋，大腿筋膜張筋，膝関節屈曲筋群，膝関節の関節包・靱帯の拘縮は早期から始まるため，診断がついた時点から可動域訓練を行うよう指導する[2]．関節可動域訓練においては，痛みを起こすようなストレッチは筋・腱の損傷を起こしやすいため無理な力を加えないように注意する[3]（動物実験）．

2）歩行能喪失後のリハビリテーション

　体幹筋力の低下に伴い車椅子座位で肘掛けに前腕を乗せて上体を支えるために肘関節の伸展制限が起こりやすい[3,4]（エビデンスレベル 5）．成長期に体幹の変形が進みやすいため補装具，車椅子，座位保持装置を用いた変形予防策を講じる（CQ 4-3 参照）

3）筋力訓練

　一部で筋力訓練の効果についての報告がある[3,5]（エビデンスレベル 4）が，効果が少ないとする報告[5,6]（エビデンスレベル 4）や ADL のみ改善したとする報告[7]（エビデンスレベル 3）もあり，コンセンサスはない．デュシェンヌ型筋ジストロフィー（Duchenne muscular dystorophy：DMD）では，筋力が低下した筋に負荷訓練を行うことは，筋損傷を起こすリスクが高く推奨できない．患者・家族の強い希望あるいは学校の体育への参加などで筋力訓練を考慮する場合は，リスク低減のために筋力低下や筋変性が少ない発症初期に最大以下の強度で実施すること[8]（エビデンスレベル 4），抵抗運動に比べアイソキネティック運動が筋損傷は少ない[5]（エビデンスレベル 4）ことなどを踏まえて，時期や方法を検討する．

文献

1) Vignos PJ, Wagner MB, Karlinchak B, et al. Evaluation of a program for long-term treatment of Duchenne muscular dystrophy: experience at the University Hospitals of Cleveland. J Bone Joint Surg Am. 1996; **78**: 1844–1852.
2) 山本洋史，植田能茂，藤本康之．歩行期の Duchenne 型筋ジストロフィー患者への理学療法の効果—5 年間の追跡研究—．理学療法学. 2009; **36**: 127–134.
3) Eagle M. Report on the muscular dystrophy campaign workshop: exercise in neuromuscular diseases Newcastle, January 2002. Neuromuscul Disord. 2002; **12**: 975–983.
4) Wagner MB, Vignos PJ Jr, Carlozzi C. Duchenne muscular dystrophy: a study of wrist and hand function. Muscle Nerve. 1989; **12**: 236–244.
5) de Lateur BJ, Giaconi RM. Effect on maximal strength of submaximal exercise in Duchenne muscular dystrophy. Am J Phys Med. 1979; **58**: 26–36.
6) Miller J. Management of muscular dystrophy. J Bone Joint Surg Am. 1967; **49**: 1205–1211.
7) Hoberman M. Physical medicine and rehabilitation: its value and limitations in progressive muscular dystrophy. Am J Phys Med. 1955; **34**: 109–115.
8) Siegel IM. Muscular dystrophy: multidisciplinary approach to management. Postgrad Med. 1981; **69**: 124–128, 31–33.

【参考資料】
a) 刀根山病院リハビリテーション科．筋ジストロフィー患者さまのためのストレッチ運動と体幹変形の予防について．http://www.toneyama-hosp.jp/download/reha-05.pdf （最終アクセス日 2014 年 1 月 9 日）

採択文献　32
議決結果　可 20　否 1　要修正 2

Clinical Question 4-3　　4．リハビリテーション

どのような装具・福祉用具・環境整備が有効か

推奨

❶立位・歩行トレーニングのため長下肢装具を使用する（グレード B，エビデンスレベル 4）．

❷足関節背屈制限の進行防止のため短下肢装具を使用する（グレード B，エビデンスレベル 4）．

❸長距離歩行が困難となったら，車椅子の作製を検討する．移動と良好な座位保持姿勢の継続のため，車椅子・電動車椅子・座位保持装置を目的や環境に合わせて使用する（グレード A，エビデンスレベル 4）．

❹手が使いやすいように，前腕を支える装具，テーブル，パソコンや電動車椅子の操作装置，などを適合させる（グレード B，エビデンスレベル 4）．

❺住宅の段差解消・トイレや浴室改修・移乗用リフトについて情報提供する（グレード B，エビデンスレベル 5）．

❻学校や職場での学習・生活のための環境整備を行う（グレード B，エビデンスレベル 4）（CQ 11-2 参照）．

❼運動機能障害が進行しても，できる限り電動車椅子操作・パソコンなどの情報技術（information technology：IT）利用環境を確保する（グレード B，エビデンスレベル 4）．

背景・目的

　進行性の疾患であるデュシェンヌ型筋ジストロフィー（Duchenne muscular dystrophy：DMD）のリハビリテーションでは，運動療法に加えて適切な補装具および福祉用具を使用する必要がある．補装具および福祉用具は関節拘縮などの二次的障害の進行を軽減できる．また，機能の代償となることで能力低下を防ぎ，適切な成長や社会生活を促すことができる．補装具および福祉用具を処方するためには，DMD に特徴的な進行の形式を予測して予防的に対応することが必要であり，適時に専門施設（筋疾患を専門的に扱っている医療機関）に情報提供を求めることが有効である．成人して病期が進行したあとも，ADL（activity of daily living）および QOL の維持のため補装具を用いた対応の継続が必要である．

解説・エビデンス

1）長下肢装具

　立位・歩行トレーニングのための下肢装具の役割は主に関節可動域維持と関節固定である．長下肢装具使用による起立歩行訓練は，比較的早期から始まる下腿三頭筋，大腿筋膜張筋，膝

関節屈筋群短縮による足関節背屈制限，膝関節股関節伸展制限を予防するために行われる．下肢の変形を予防すれば，起立歩行可能な期間を延長し[1,2]，体幹変形の進行を予防し[3]，呼吸機能を維持することができる[4,5]（エビデンスレベル 4）．わが国では従来から長下肢装具を利用した起立・歩行訓練が行われ，長時間の装着訓練についての報告があるが，現代の生活のなかで実行するのは容易でない．

2) 短下肢装具

足関節に背屈制限がある場合，椅子座位での足底接地が不十分となるため座位姿勢が崩れて体幹変形にも影響する．夜間の短下肢装具装着や車椅子座位時における短下肢装具の装着は足関節拘縮の進行防止に有効である[6,7]（エビデンスレベル 4）．

3) 車椅子

車椅子の選定は学校・自宅など使用する環境に応じて，行動範囲の確保と良好な座位姿勢を目的として行う．自己での駆動が可能であれば禁止しない．電動補助ユニットの有用性も示されている[8,9]（エビデンスレベル 4）．座面が大きすぎるものは体幹の変形を助長するため，適切なサイズにオーダーメイドする，または座位保持装置の搭載を勧める．体幹装具・座位保持装置は変形進行防止に対する長期的効果は示されていないが，座位保持を維持するために必要である[5,10,11]（エビデンスレベル 4）．

4) 上肢の補装具

患者は手指を使えれば，食事，書字，電動車椅子や電子機器の操作能力を維持することができる．そのためには前腕を支える装具（balanced forearm orthosis：BFO），専用のテーブル，パソコンや電動車椅子の操作装置などを用いてもよい．BFO，電動アームサポートの有用性が報告されており[12~14]（エビデンスレベル 4），今後のロボット技術の進歩などが期待される．手指の拘縮変形により通常の仕様では使用できない電動車椅子コントローラー・パソコンなどの入力装置については変形に合わせて個別の対応が必要な場合も多い[15]（エビデンスレベル 4）．

5) 住宅環境整備

住宅の環境整備は，行動範囲の確保，介助量軽減のため，公的給付制度の利用も含めて情報提供を行う．運動障害が進行した成人後の生活スタイルなど先を見据えた対応をすることは重要である．電動ベッド・移乗用リフト・排泄や入浴介助・玄関アプローチについて検討する．電動車椅子を搭載できる自家用車の準備は，行動範囲の確保，介助料軽減に有用だが，公的給付はない．準備する可能性のある場合は早めに情報提供する（エキスパートオピニオン）．

6) 学校や職場の環境整備

DMD の場合，学齢期に運動機能障害が進行するため，学校での環境整備は重要である．階段・段差・トイレなどのハード面および車椅子の使用，介助者の導入，行事参加，体育の授業の過ごし方，友人との関係などのソフト面双方の環境整備が必要である[16]（エビデンスレベル 4）（CQ 11-2 参照）．

7）情報技術（IT）

運動機能障害が進行し，人工呼吸器を使用する状態で有意義な家庭や社会での生活をするためには，電動車椅子操作は物理的バリアフリー化に，パソコンの操作は情報バリアフリー化に欠くことのできないものであり，使用できる環境を維持することは重要である[17]（エビデンスレベル4）．

文献

1) Spencer GE Jr, Vignos PJ Jr. Bracing for ambulation in childhood progressive muscular dystrophy. J Bone Joint Surg Am. 1962; **44-A**: 234–242.
2) Spencer GE Jr. Orthopaedic care of progressive muscular dystrophy. J Bone Joint Surg Am. 1967; **49**: 1201–1204.
3) Siegel IM. Scoliosis in muscular dystrophy. Some comments about diagnosis, observations on prognosis, and suggestions for therapy. Clin Orthop Relat Res. 1973; (93): 235–238.
4) Siegel IM. Muscular dystrophy: multidisciplinary approach to management. Postgrad Med. 1981; **69**: 124–128, 31–33.
5) Gibson DA, Wilkins KE. The management of spinal deformities in Duchenne muscular dystrophy: a new concept of spinal bracing. Clin Orthop Relat Res. 1975; (108): 41–51.
6) Eagle M. Report on the muscular dystrophy campaign workshop: exercise in neuromuscular diseases Newcastle, January 2002. Neuromuscul Disord. 2002; **12**: 975–983.
7) Winters JL, McLaughlin LA Jr. The diagnosis and treatment of Duchenne muscular dystrophy. South Med J. 1970; **63**: 530–532.
8) 竹光正和, 三島令子. Duchenne型筋ジストロフィーにおける車椅子用電動補助ユニットの使用経験. リハビリテーション医学. 1998; **35**: 178–181.
9) Mannlein J, Pangilinan PH. Wheelchair seating for children with Duchenne Muscular Dystrophy. J Pediatr Rehabil Med. 2008; **1**: 225–235.
10) Liu M, Mineo K, Hanayama K, et al. Practical problems and management of seating through the clinical stages of Duchenne's muscular dystrophy. Arch Phys Med Rehabil. 2003; **84**: 818–824.
11) Siegel IM. Spinal stabilization in Duchenne muscular dystrophy: rationale and method. Muscle Nerve. 1982; **5**: 417–418.
12) Chyatte SB, Long C 2nd, Vignos PJ Jr. The balanced forearm orthosis in muscular dystrophy. Arch Phys Med Rehabil. 1965; **46**: 633–636.
13) Bach JR, Zeelenberg AP, Winter C. Wheelchair-mounted robot manipulators: long term use by patients with Duchenne muscular dystrophy. Am J Phys Med Rehabil. 1990; **69**: 55–59.
14) Rahman T, Ramanathan R, Stroud S, et al. Towards the control of a powered orthosis for people with muscular dystrophy. Proc Inst Mech Eng H. 2001; **215**: 267–274.
15) 田中栄一, 藤島恵喜蔵, 南 良二, ほか. 進行したデュシェンヌ型筋ジストロフィー患者の手指機能の特徴とスイッチの適合について. 厚生労働省精神・神経疾患研究委託費研究報告書 筋ジストロフィー患者のケアシステムに関する総合的研究—平成11〜13年度. 2002: p339–342.
16) 千葉 恒, 前田健太郎, 中山良人, ほか. Duchenne型筋ジストロフィー児の学校生活における環境整備への関わりについて. 北海道理学療法. 2006; **23**: 97–101.
17) Soutter J, Hamilton N, Russell P, et al. The Golden Freeway: a preliminary evaluation of a pilot study advancing information technology as a social intervention for boys with Duchenne muscular dystrophy and their families. Health Soc Care Community. 2004; **12**: 25–33.

採択文献 26
議決結果 可23 否0 要修正0

Clinical Question 4-4　　4．リハビリテーション

QOL改善に必要な要素・資源・アプローチは何か

推奨

❶医療者は患者と家族（介護者）の判断を促すため十分な医学的情報を提供する．そしてQOLについて重視することを傾聴し，支援方法を考案することが望ましい（グレードB，エビデンスレベル4）．

❷情報技術（information technology：IT）支援・非侵襲的陽圧換気療法（non-invasive positive pressure ventilation：NPPV）・車椅子・環境整備などの手段を用いて物理的なバリアフリーを進めることが望ましい（グレードB，エビデンスレベル4）．

❸医療・行政・就労などの専門家へ情報のアクセスができるように，IT支援・人的支援を行うように努める（グレードB，エビデンスレベル5）．

❹患者対家族（介護者）のコミュニケーションを勧める．患者同士・家族同士のコミュニケーション（ピアサポート）がとれる場を提供するよう配慮する（グレードB，エビデンスレベル4）．

❺社会参加に積極的になるような動機づけを，患者とのコミュニケーションを通じて進めるのが望ましい（グレードB，エビデンスレベル4）．

背景・目的

　リハビリテーションの目標は患者の全人的な復権である．機能回復や代償に限界がある進行性疾患では，機能改善によってQOL改善を期待するのは困難である．しかし，QOLとは個人が人生において重要と考えるものであり，必要なものは機能改善とは限らず，また時間経過によって変化しうる．リハビリテーションでは患者のQOLを把握して，個人が大切に思う構成要素をもとに患者の自己実現（能力や可能性を最大限発揮すること）を支援することが望ましい．

　また，家族や介護者などの支援者にも大きな負担があるため，社会的・心理的サポートが重要である．社会制度・環境に対する働きかけも必要である．

解説・エビデンス

1）医学的情報の提供

　患者と家族（介護者）がよりよい生活を選択するためには，あらかじめ十分な医学的情報を入手しておくことが必要である．具体例としては疾患の性質や予後，将来必要となるケア，対処法について，などの情報があげられる[1]（エビデンスレベル5）,[2]（エビデンスレベル4）．医療者は，患者と家族（介護者）の背景や希望を十分に傾聴し，どのような支援方法が可能か情報提供したうえで，患者・家族の自律的な選択を促すことが必要である．

2）バリアフリー

患者の生活範囲を広げるためには移動困難などの物理的なバリアを軽減することが必要である．そのためには IT 支援・NPPV・車椅子・環境整備などの手段が役立つ[3]（エビデンスレベル 5）．十分な支援があれば，移動能力や呼吸機能が低下しても QOL をある程度保つことが可能である[3,4]（エビデンスレベル 3）[5]（エビデンスレベル 4）．

3）社会参加

患者は物理的支援のみならず，就労に向けた教育を受けること[4]（エビデンスレベル 5）や医療・行政を含む社会とのコミュニケーションも必要としており[6]（エビデンスレベル 5），情報のアクセスができるように IT 支援・人的支援が必要である[7]（エビデンスレベル 5）．

4）患者と家族（介護者）間のコミュニケーション，ピアサポート

患者と家族（介護者）の間では，病状やお互いが生活で感じていることについて意見が食い違っているとの報告がある[8]（エビデンスレベル 3）．また，かつての筋萎縮症病棟において介護者である看護師は業務上のストレスが高く看護業務への適応が問題となっている．患者と看護師のコミュニケーションを促進することでストレスが抑制されたとの報告[9]（エビデンスレベル 4）もあり，患者と家族（介護者）間の相互理解・介護負担軽減のためにもコミュニケーションの促進が重要である．

同時に，ピアサポートの促進は，患者・家族（介護者）の心理的支援や実用的な情報交換のうえで重要である．患者や家族（介護者）が他の患者および家族から情報を得たい場合は[1]，患者会（日本筋ジストロフィー協会）などピアサポートがとれる場を紹介することが可能である．

5）教育および心理面の支援

患者が教育や就労への意欲を失う原因として，知的障害による学業の遅れや物理的および情報のバリアが報告されている[6,7]（エビデンスレベル 5）[10]（エビデンスレベル 4）．機能障害への支援や学校・作業所などの施設支援，心理面の支援を行うことで，患者の動機や希望を積極的な方向へ向けるのが望ましい[11]（エビデンスレベル 4）[12]（エビデンスレベル 5）．

文献

1) Webb CL. Parents' perspectives on coping with Duchenne muscular dystrophy. Child Care Health Dev. 2005; **31**: 385–396.
2) Erby LH, Rushton C, Geller G. "My son is still walking": stages of receptivity to discussions of advance care planning among parents of sons with Duchenne muscular dystrophy. Semin Pediatr Neurol. 2006; **13**: 132–140.
3) Kohler M, Clarenbach CF, Boni L, et al. Quality of life, physical disability, and respiratory impairment in Duchenne muscular dystrophy. Am J Respir Crit Care Med. 2005; **172**: 1032–1036.
4) Rahbek J, Werge B, Madsen A, et al. Adult life with Duchenne muscular dystrophy: observations among an emerging and unforeseen patient population. Pediatr Rehabil. 2005; **8**: 17–28.
5) Simon VA, Resende MB, Simon MA, et al. Duchenne muscular dystrophy: quality of life among 95 patients evaluated using the Life Satisfaction Index for Adolescents. Arq Neuropsiquiatr. 2011; **69**: 19–22.
6) Gibson BE, Zitzelsberger H, McKeever P. 'Futureless persons': shifting life expectancies and the vicissitudes of progressive illness. Sociol Health Illn. 2009; **31**: 554–568.
7) 渋谷統寿，村上さつき，山口純子，ほか．筋ジストロフィー患者のケアシステムに関する総合的研究—在

宅療養における筋ジストロフィー患者のQOLの向上を考える―余暇活動に関する障害因子を探る―. 厚生省精神・神経疾患研究委託費による研究報告集―平成12年度. 2002: p161.
8) Bray P, Bundy AC, Ryan MM, et al. Health-related quality of life in boys with Duchenne muscular dystrophy: agreement between parents and their sons. J Child Neurol. 2010; **25**: 1188–1194.
9) 藤村晴俊. 厚生労働省精神・神経疾患研究開発費筋ジストロフィーの集学的治療と均てん化に関する研究 平成22年度研究成果報告書論文集. QOL向上・心理支援の効果的介入 2010
10) 田中栄一. 進行したデュシェンヌ型筋ジストロフィー患児への就学環境支援. 北海道作業療法. 2006; **23**: 41–46.
11) Pehler SR, Craft-Rosenberg M. Longing: the lived experience of spirituality in adolescents with Duchenne muscular dystrophy. J Pediatr Nurs. 2009; **24**: 481–494.
12) Anonymous. [Conference: a psychological approach in nursing of a hostile child with ambulatory difficulties due to muscular dystrophy]. Kangogaku Zasshi. 1974; **38**: 1070–1072.

採択文献　16
議決結果　可23　否0　要修正0

5. ステロイド治療

Clinical Question 5-1　　　　　　5．ステロイド治療

ステロイド治療で，筋力，歩行機能が改善するか（短期効果）

推奨

❶タイムドテスト（CQ 3-1 参照）で測定される運動機能および筋力テストでの評価では，ステロイド治療により，少なくとも6ヵ月から2年間は改善効果が持続することが確立している．このことからステロイド服用の機会を保証するため適切な時期にメリット・デメリットの説明を行うべきである（グレードA，エビデンスレベル1）．

❷しかしながら，より長期の投与の有効性，歩行可能期間の延長については，まだエビデンスが十分ではない（グレードB，エビデンスレベル3）．

■背景・目的

　デュシェンヌ型筋ジストロフィー（Duchenne muscular dystrophy：DMD）に対するステロイド治療の有効性は，1974年Drachmanらにより最初に報告された[1]（エビデンスレベル4）．以後，1980年代後半から1990年代前半のエビデンスレベルの高い報告[2-7]により，ステロイド治療の有効性は世界的に認められるに至った[2-10]（エビデンスレベル1）．日本国内でも1990年代よりステロイド治療が行われるようになり[11,12]（エビデンスレベル4），DMDに対するステロイド治療は2013年2月より保険適用となった．

　DMDの進行性の筋力低下に対して，臨床現場で使用可能で，かつ有効性のエビデンスが評価されている薬剤はステロイド以外に存在しない．ステロイドの投与機会はすべてのDMD患者に保証されるべきである．

■解説・エビデンス

　2008年のコクラン・レビュー[10]で6つのランダム化比較試験がレビューされた[7,10]．歩行可能期間の延長を主要評価項目として，28例のDMD患者（ステロイド投与群17例，プラセボ群11例）において行われたランダム化比較試験[3]では，ステロイド投与群はプラセボ群よりも歩行不能になるまでの期間が有意に延長していた．また，4つのランダム化比較試験[2,3,5,7]計249例のDMD患者を対象にしたメタアナリシスの結果では，副次評価項目としての筋力と筋機能は，ステロイド治療によって6ヵ月以上の改善を認めた．28例を対象にした1つのランダム化比較試験[3]では，ステロイド治療によって，最長2年間の筋力と筋機能の安定化を認めた．これらのランダム化比較試験の結果により，ステロイド治療は6ヵ月間から2年間の短期間において，筋力と筋機能を改善するエビデンスがあると結論づけられた（エビデンスレベル1）．

　わが国では，1990年以降，DMDに対するステロイド治療が開始されるようになり，短期効果が報告されている[11,12]（エビデンスレベル4）．また，日本小児神経学会総会において，日本

のエキスパートオピニオンによるステロイド使用推奨ガイドラインが発表された[13]（エビデンスレベル5）．

ステロイド治療が有効性を示す機序として，ジストロフィン蛋白発現の増加，細胞傷害性T細胞の減少，細胞内へのCa流入の減少と濃度の低下，ラミニン蛋白発現の増加と筋修復の促進，筋のアポトーシスの進行抑制などの説が提唱されているが，いまだ明らかではない．

[推奨を臨床に用いる際の注意点]

ステロイド治療は，副作用も少なくないものの（CQ 5-3参照），DMDの筋力増強，運動機能の改善に効果が認められた唯一の薬剤である．期待される効果（本CQおよびCQ 5-2参照）と副作用（CQ 5-3参照），投与方法（CQ 5-4参照）を十分説明し，すべての患者がステロイド治療を自律的に選択する機会が保証されるべきである．

文献

1) Drachman DB, Toyka KV, Myer E. Prednisone in Duchenne muscular dystrophy. Lancet. 1974; 2 (7894): 1409–1412.
2) Mendell JR, Moxley RT, Griggs RC et al. Randomized, double-blind six-month trial of prednisone in Duchenne's muscular dystrophy. N Engl J Med. 1989; 320: 1592–1597.
3) Angelini C. Deflazacort in Duchenne dystrophy: study of long-term effect. Muscle Nerve. 1994; 17: 386–391
4) Backmn E, Henriksson KG. Low-dose prednisolone treatment in Duchenne and Becker muscular dystrophy. Neuromus Disord. 1995; 5: 233–241.
5) Grrigs RC, Moxley RT, Mendell JR, et al. Prednisone in Duchenne dystrophy: a randomized control trial defining the course and dose response. Clinical Investigation of Duchenne Dystrophy Group. Arch Neurol. 1991; 48: 383–388.
6) Beenakker EA, Fock JM, Van Tol MJ, et al. Intermittent prednisone therapy in Duchenne muscular dystrophy: a randomized control trial. Arch Neurol. 2005; 62: 128–132.
7) Rahman MM, Hannan MA, Mondol BA, et al. Prednisolone in Duchenne muscular dystrophy. Bangladesh Med Res Counc Bull. 2001: 27: 38–42.
8) Bushby K, Finkel R, Birnkrant DJ, et al. Diagnosis and management of Duchenne muscular dystrophy, part1: diagnosis, pharmacological and psycosocial management. Lancet Neurol. 2010; 9: 77–93.
9) Moxley Ⅲ RT, Ashwal S, Pandya S, et al. Practice parameter: corticosteroid treatment of Duchenne dystrophy: report of the quality standards subcommittee of the American Academy of Neurology and the practice committee of the Child Neurology Society. Neurology. 2005; 64: 13–20.
10) Manzur AY, Kuntzer T, Pike M, et al. Glucocorticoid corticosteroids for Duchenne muscular dystrophy. Cochrane Database Syst Rev. 2008; (1): CD003725.
11) 炭田澤子，大澤真木子，池谷紀代子，ほか．Duchenne型筋ジストロフィーのステロイド療法．厚生省精神・神経疾患研究委託費研究報告書 筋ジストロフィーの遺伝相談及び全身的病態の把握と対策に関する研究—平成8～10年度, 1999: p129–135.
12) 姜 進，野﨑園子，宮井一郎，ほか．Duchenne nuscular dystrophyに対するPrednisoloneの臨床効果．厚生省精神・神経疾患研究委託費研究報告書 筋ジストロフィーの遺伝相談及び全身的病態の把握と対策に関する研究—平成8～10年度, 1999: p439
13) 萩野谷和裕，杉江秀夫．Duchenne型筋ジストロフィーに対する副腎皮質ステロイド療法．脳と発達. 2012; 44: 234–238.

採択文献 59
議決結果 可21 否0 要修正0

Clinical Question 5-2

5. ステロイド治療

歩行不能後もステロイドを継続使用すべきか（長期効果）

推奨

❶ステロイドの歩行能喪失後に及ぶ長期使用に関してのランダム化比較試験は報告されていない．また，長期継続の適切な投与量に関しても，エビデンスレベルの高いデータはない．しかし，呼吸機能の温存や側弯の進行抑制に有用であるという複数の非ランダム化比較試験の報告があることから，患者および家族に説明のうえ，希望があれば副作用に留意して継続使用してもよい（グレードB，エビデンスレベル3）．

背景・目的

ステロイドの使用による短期効果が以前から報告され，エビデンスレベルの高い論文が出ており，歩行能喪失後にわたる長期使用についても，最近になり有効性を示す報告がみられている．本CQでは，そのような最近までの報告をもとに今後のわが国での長期使用に関する推奨を検討した．

解説・エビデンス

呼吸機能の温存に関して，Draftyらの症例対照研究によると，平均8.2年間のステロイド治療群（8～15歳）10人と非治療群の患者（10～17歳）25人の肺機能検査では，咳のピークフロー（cough peak flow：CPF）と最大呼気圧が有意に治療群で大きかった[1]（エビデンスレベル4）．また，Bachら[2]（エビデンスレベル3）の後向きコホート研究によると，非侵襲的陽圧換気療法（non-invasive positive pressure ventilation：NPPV）導入年齢の比較では，ステロイド非治療群108人の平均NPPV導入年齢は19.2±3.7歳であったが，そのうち90人は21.9±4.5歳で24時間NPPVを使用することになった．一方，プレドニゾロン治療群（0.75 mg/kg/10日内服，10日休薬を繰り返す）17人中，調査時生存の11人（平均服薬期間51.7ヵ月）の平均NPPV導入年齢は22.9±5.3歳（$p=0.05$）で，またそのうち8人は28.9±7.3歳で24時間NPPVを使用することになった（$p=0.005$）．以上の結果からステロイドの使用はNPPV導入の時期を有意に遅らせると判断された[2]．

側弯の進行抑制に関して，Kingら[3]（エビデンスレベル4）の症例対照研究では，75人の1年以上のステロイド治療群（平均8年）［プレドニゾロン0.75 mg/kg/日，またはデフラザコート（2013年3月時点でわが国では未承認）0.9 mg/kg/日］と68人の非治療群について，Cobb角は投与群で平均11°，非投与群で平均33度と側弯の程度は治療群が有意に軽度であった．9歳以上でみると，Cobb角10°以上の側弯は非投与群で91％の例にみられたが治療群では31％であった（$p<0.0001$）．なお評価時年齢は，投与群16.9歳，非投与群14.4歳であった．9歳以上の非投与群の29％が側弯の外科的治療を受けたが，投与群は15％であった[3]．またAlmanらの，

DMDの診断後デフラザコート（0.9 mg/kg/日）内服を希望した治療群30人と希望しなかった非治療群24人を平均7.3年フォローした前向きコホート研究[4]（エビデンスレベル3）では，フォローアップ期間中（フォロー開始は7～10歳），非治療群では16人（67％）がCobb角が20°以上になったのに対し，治療群では5人（17％）のみであった．また，非治療群24人中15人が側弯の手術を受け，一方，治療群では30人中5人が側弯手術を受けた．Kaplan–Meier分析でも，20°以上の側弯の進行について治療群と非治療群を比較すると，治療群で有意に側弯の進行が遅れることが判明した（$p<0.001$）[4]．わが国での長期投与の後向きコホート研究[5]（エビデンスレベル4）では，プレドニゾロン0.5 mg/kg/隔日で平均治療期間9.6年の10人（平均18歳）と，非治療13人（平均19歳）を後方視的に比較している．脊椎変形の発生率は，治療群53％，非治療群50％と差がなかった．しかしCobb角は，治療群30.3°（11～47°）に対し，非治療群では78.8°（25～195°）と有意に非治療群にて大きかった[5]．

心機能の温存に関して，Silversidesらは後向きコホート研究にて，平均8.4歳からデフラザコートを内服開始（0.9 mg/kg/日＋vitamin D＋calciumを内服し，10歳，15歳，18歳時点では次第に漸減）し，3年以上経過したDMD 21名と非治療群12名について，超音波検査での心機能，努力性肺活量（forced vital capacity：FVC）を検討した[6]（エビデンスレベル3）．評価時年齢は非治療群16±2歳（11～18），治療群14±2歳（10～18）で有意差なし．左室駆出率（ejection fraction：EF）が45％未満の割合が非治療群では58％に対し治療群では5％と，治療群で有意に（$p=0.001$）心機能が温存されていた．また，FVC，％FVCも治療群で有意に大きかった（$p=0.001$）．以上からデフラザコートは心肺運動機能の温存に効果がありとされたが，心機能と肺機能には正の相関がみられたことから，心機能の改善は肺機能の改善に依存する可能性もある[6]．またMarkhamらの後向きコホート研究では，これまで超音波検査を最低3回実施している，6ヵ月以上のステロイド治療を受けている治療群14例（プレドニゾン0.75 mg/kg/日 9例，デフラザコート0.9 mg/kg/日 5例）と非治療群23例において，7歳から12歳までフォローし，Kaplan–Meier分析にて1,500日時点での心室機能正常である率は治療群にておいて有意に高く（93％ vs. 53％），ステロイドが心機能温存に有用と報告している[7]（エビデンスレベル3）．

歩行不能期まで継続使用する場合の適切なステロイド投与量についてのエビデンスのある研究は乏しいが，米国のDMD Care Consideration Working Groupはプレドニゾン0.3 mgから0.6 mg/kg連日投与を推奨している[8]（エビデンスレベル5）．また，歩行能喪失後にはじめてステロイドを使用する場合の効果に関してのエビデンスは現時点で非常に乏しいが，歩行能喪失早期であれば肺機能の安定を示唆する報告があり，心機能が安定していれば連日服用を推奨している[8]．

また，副作用に対しては個別の対応が必要であり，椎体骨折など重篤なものもある．場合によってはステロイドの減量・中止も考慮する（CQ 5-3参照）．

[推奨を臨床に用いる際の注意点]

ステロイドの歩行能喪失後に及ぶ長期使用に関してのわが国での報告はまだ少ない．このため，投与にあたっては，国内の報告例を参照して至適投与量を検討する必要があるとともに，副作用軽減のための対処法を説明し，十分な理解を得る必要がある．

文献

1) Daftary AS, Crisanti M, Kalra M, et al. Effect of long-term steroids on cough efficiency and respiratory muscle strength in patients with Duchenne muscular dystrophy. Pediatrics. 2007; **119**: e320–e324.
2) Bach JR, Martinez D, Saulat B. Duchenne muscular dystrophy: the effect of glucocorticoids on ventilator use and ambulation. Am J Phys Med Rehabil. 2010; **89**: 620–624.
3) King WM, Ruttencutter R, Nagaraja HN, et al. Orthopedic outcomes of long-term daily corticosteroid treatment in Duchenne muscular dystrophy. Neurology. 2007; **68**: 1607–1613.
4) Alman BA, Raza SN, Biggar WD. Steroid treatment and the development of scoliosis in males with duchenne muscular dystrophy. J Bone Joint Surg Am. 2004; **86-A**: 519–524.
5) 村上てるみ，石垣景子，齊藤　崇，ほか．Duchenne 型筋ジストロフィー患者における脊椎変形へのステロイド療法の効果（会）．脳と発達. 2011; **43** (Suppl): S211.
6) Silversides CK, Webb GD, Harris VA, et al. Effects of deflazacort on left ventricular function in patients with Duchenne muscular dystrophy. Am J Cardiol. 2003; **91**: 769–772.
7) Markham LW, Kinnett K, Wong BL, et al. Corticosteroid treatment retards developmet of ventricular dysfunction in Duchenne muscular dystrophy. Neuromuscular Disord. 2008; **18**: 365–370.
8) Bushby K, Finkel R, Birnkrant DJ, et al. DMD Care Considerations Working Group. Diagnosis and management of Duchenne muscular dystrophy, part 1: diagnosis, and pharmacological and psychosocial management. Lancet Neurol. 2010; **9**: 77–93.

採択文献　68
議決結果　可 19　否 0　要修正 2

Clinical Question 5-3　　　5. ステロイド治療

どのような副作用と対策があるか

推奨

❶ ステロイド使用による副作用には，肥満，行動異常，骨折リスク増加，骨粗鬆症，成長障害，免疫機能低下，ステロイド痤瘡（にきび），満月様顔貌，高血圧，耐糖能低下，消化管潰瘍，白内障などがある．ステロイドの投与にあたっては，副作用予防のため，定期的なモニタリングが必要であるとともに，予防的な処置を講ずる必要がある（グレード B，エビデンスレベル 5）．

❷ 副作用が強いと判断した場合は，ステロイドの漸減を試みる．漸減を繰り返しても副作用の改善がみられず，ステロイドの効果を副作用が上回る場合は中止を考慮する．副腎不全を予防するため，ステロイドの減量・中止は段階的に行う（グレード A，エビデンスレベル 5）．

背景・目的

個々の副作用に対する対処法の多くは，DMD Care Consideration Working Group による勧告に基づいている[1,2]（エビデンスレベル 5）．長期使用による副作用で最も注目されているのは，ステロイド骨粗鬆症・骨折と思われる．ステロイド骨粗鬆症ガイドラインに準拠しつつ，本症に適合した対策が望まれる．

解説・エビデンス

定期的なモニタリングには，身長・体重測定（来院時），眼科的検査（年1回），血中カルシウム・リン・アルカリホスファターゼ・骨代謝マーカー・25（OH）ビタミン D 濃度（2013年3月時点で保険適用外），尿中クレアチニン・カルシウム・尿糖測定（年1～2回），骨密度測定（1～2年に1回），骨折歴の聴取などが勧められる（エキスパートオピニオン）（CQ 3-2 参照）．

ステロイド開始前に，必要なワクチンは済ませておく（CQ 5-5 参照）．ステロイド開始前に，注意欠陥・多動性障害（attention deficit / hyperactivity disorder：ADHD）やその他の行動障害や精神障害が疑われる場合は，ステロイド投与による症状悪化の可能性があるため専門医に紹介してそのための治療が必要か判断を仰ぐ．尿糖が陽性の場合，空腹時血糖測定，食後血糖測定を行い，専門医に判断を仰ぐ．高血圧のある場合，塩分制限や減量などを勧めるが，無効の場合は循環器専門医に判断を仰ぐ．消化管潰瘍を疑う場合は，胃粘膜保護薬・プロトンポンプ抑制薬を使用し，無効であれば専門医の判断を仰ぐ．白内障が出現し，視力に影響が現れるとの眼科医の判断があれば，減量または中止する．身長の伸びがみられない場合には，内分泌専門医の判断を仰ぐ．

デュシェンヌ型筋ジストロフィー（Duchenne muscular dystrophy：DMD）では長管骨の骨折

頻度が正常児に比して高いことが報告されている一方，長期間のステロイド治療では特に椎体骨折の頻度が高いことが複数の報告にて認められる[3]（エビデンスレベル3）．骨塩量においても，DMDは正常児に比して全身・椎体で低下しているが，ステロイド治療患児では特に椎体の骨塩量が非治療児に比して低下している[4]（エビデンスレベル3）．ステロイドによる骨折・骨粗鬆症の予防として，カルシウムの豊富な食事（栄養士の指導も仰ぐ）とビタミンDの投与（血中濃度の低下時）が勧められる[5]（エビデンスレベル4）．尿中カルシウム/クレアチニン比が高値にならないよう配慮するが，筋量の低下した進行期では信頼性が劣るので注意が必要である．ビスホスホネートが有効との報告があるが，小児期での安全性は確認されておらず使用効果のエビデンスもまだ少ない[6,7]（エビデンスレベル4）．予防策の詳細については，骨折の予防（CQ 8-5）を参照．

　ステロイドによる運動量・活動量の増加により，ミオグロビン尿症を認めた報告があるので，注意を要する[8]（エビデンスレベル5）．

　肥満は，本症のステロイド治療中最もよく遭遇する症状である．歩行能喪失期前後では非治療例でも体重増加がみられるが，通常の体重増加を極端に超える場合は，食事療法を栄養士に相談する（CQ 10-2参照）．

　副作用が強い場合は，用量の30％の減量を試みるか，投与方法を変更してみる．例として，連日投与から隔日投与・週末投与などがある．漸減を繰り返したり，投与方法を変更したりしても効果がない場合は中止を考慮する[2]（エビデンスレベル5）．

文献

1) Bushby K, Finkel R, Birnkrant DJ, et al. DMD Care Considerations Working Group. Diagnosis and management of Duchenne muscular dystrophy, part 2: implementation of multidisciplinary care. Lancet Neurol. 2010; **9**: 177–189.
2) Bushby K, Finkel R, Birnkrant DJ, et al. DMD Care Considerations Working Group. Diagnosis and management of Duchenne muscular dystrophy, part 1: diagnosis, and pharmacological and psychosocial management. Lancet Neurol. 2010; **9**: 77–93.
3) King WM, Ruttencutter R, Nagaraja HN, et al. Orthopedic outcomes of long-term daily corticosteroid treatment in Duchenne muscular dystrophy. Neurology. 2007; **68**: 1607–1613.
4) Bianchi ML, Mazzanti A, Galbiati E, et al. Bone mineral density and bone metabolism in Duchenne muscular dystrophy. Osteoporos Int. 2003; **14**: 761–767.
5) Bianchi ML, Morandi L, Andreucci E, et al. Low bone density and bone metabolism alterations in Duchenne muscular dystrophy: response to calcium and vitamin D treatment. Osteoporos Int. 201; **22**: 529–539.
6) Hawker GA, Ridout R, Harris VA, et al. Alendronate in the treatment of low bone mass in steroid-treated boys with Duchennes muscular dystrophy. Arch Phys Med Rehabil. 2005; **86**: 284–288.
7) Gordon KE, Dooley JM, Sheppard KM, et al. Impact of bisphosphonates on survival for patients with Duchenne muscular dystrophy. Pediatrics. 2011; **127**: e353–e358.
8) Garrood P, Eagle M, Jardine PE, et al. Myoglobinuria in boys with Duchenne muscular dystrophy on corticosteroid therapy. Neuromusclar Disord. 2008; **18**: 71–73.

採択文献　70
議決結果　可21　否0　要修正0

Clinical Question 5-4　　　　5．ステロイド治療

いつからどのように投与すべきか

推奨

❶ 運動機能が発達している段階ではステロイド治療を開始せず，運動機能の発達が止まった時期あるいは低下し始めた時期から開始することが勧められる（グレードB，エビデンスレベル5）．2歳以下の患者への投与開始は勧められない（グレードC，エビデンスレベル5）．

❷ ステロイド治療が始まると，用量によっては生ワクチンが禁忌となるので，ステロイド治療開始までにできるだけ必要な生ワクチンを済ませることが勧められる（グレードB，エビデンスレベル5）．

❸ 投与量・投与方法には様々な方法が報告されている．有効性のエビデンスが最も高い投与方法は，プレドニゾロン0.75mg/kg連日投与である（グレードB，エビデンスレベル1）．副作用のため低用量で治療する場合，有効性のエビデンスがある最低投与量は0.3mg/kg連日投与である（グレードB，エビデンスレベル2）．有効性に関するエビデンスレベルは低いが，ステロイドの副作用を減らす目的で，隔日投与，10日投与10日休薬，あるいは週末高用量投与などの方法も使われる（グレードB，エビデンスレベル4）

背景・目的

　ステロイド治療を開始するにあたり考慮すべきことは，①開始時期，②投与量，③投与方法，④終了時期である．また，効果判定としてのアウトカムをあらかじめ明確にしておかなければ，有効性・有益性が不明瞭となり，ステロイド治療の有効性に対する懐疑論を生じかねない．わが国ではステロイド治療のランダム化比較試験は行われていないが，欧米でのランダム化比較試験の結果や国内での臨床研究の結果をもとに，適切な時期に適切な投与量・投与方法でステロイド治療を行うことが求められる．

解説・エビデンス

　ステロイド治療の開始は，治療の効果発現が自覚的にも他覚的にも最も評価されやすく，かつ副作用の影響がステロイドの有益性を超えるリスクが低い時期を選ぶのが合理的である．乳幼児期では，筋ジストロフィーの症状がまだないかあっても軽度であり，この時期に投与を開始すると治療の有益性より副作用のほうが勝る可能性が高い．したがって，少なくとも2歳以下での投与は勧められない[1]（エビデンスレベル5）．4歳以下での投与開始も報告例が少なく，有効性のエビデンスに乏しい[2,3]（エビデンスレベル3）．一方，歩行能を喪失した時期からのステロイド治療の開始は，その有用性は否定できないものの（CQ 5-2参照），投与開始時期として

は遅すぎると考えられる．したがって，最も合理的な投与開始時期は，運動能力の発達が止まった（プラトーに達した）時期ないし低下が始まった時期と考えられる[1]．いずれにせよステロイド治療の開始は，患者の運動機能の状態，当該患者のステロイドの副作用リスクの高さ，患者および保護者の意向などを総合的に考慮して行うべきである．ステロイド治療開始時期を決定するにあたり，生ワクチンの予防接種スケジュールも考慮する必要がある（CQ 5-5 参照）．

　ステロイド（プレドニゾロン）の投与量，投与方法には様々なものがあり，より副作用が少なく有効性のある投与量・投与方法が現在も研究されている状況である．コクラン・レビューによると，4つのランダム化比較試験をもとに249例のデュシェンヌ型筋ジストロフィー（Duchenne muscular dystrophy：DMD）患者へのステロイド治療の効果に関するメタアナリシスを行った結果，6ヵ月から2年間の短期投与において最も効果があった投与方法は，プレドニゾロンとして1日量0.75 mg/kg の連日投与であった[4]（エビデンスレベル1）．また，25編のピアー・レビュー論文をもとに米国神経学アカデミーおよび米国小児神経学会が出したPractice Parameter[5]（エビデンスレベル1）も，エビデンスレベルがクラスⅠ（前方視無作為比較でアウトカム評価が盲検のエビデンス）の7編の研究結果から，プレドニゾン（プレドニゾロンとほぼ等価）1日量0.75 mg/kg の連日投与を推奨しているが，副作用のため少量で治療する場合は，1日量0.3 mg/kg の連日投与でも0.75 mg/kg の連日投与より効果は劣るがステロイド非治療群より有意に改善がみられると結論づけており，その根拠としてクラスⅠのエビデンスレベルの2編の研究がそれぞれ0.3 mg/kg および0.35 mg/kg の連日投与で有意な有効性を示したことを揚げている[6,7]（エビデンスレベル2）．

　ステロイド開始以後，体重増加に応じてステロイドの投与量を増量すべきか，増量せずに開始量のままで続行すべきかについてのエビデンスのある研究はない．米国のDMD Care Consideration Working Group の推奨[1]では，増量に耐えられるなら体重40 kg までは体重に応じて増量（1日量0.75 mg/kg の投与量なら1日量30 mg まで）することを推奨しているが，すでに歩行能を喪失している例では1日量を0.3〜0.6 mg/kg にすることを推奨している．またこの推奨では，開始時の投与量（0.75 mg/kg）を体重が増加してもそれに応じて増加させずに同量で維持する方法も記載しているが，どちらがよいかは不明としている．

　わが国では1日量0.75 mg/kg の連日投与の症例報告がほとんどなく，0.5〜1 mg/kg の隔日投与，10日連続投与20日休薬などの報告があるが，いずれもランダム化比較試験ではない[8,9]（エビデンスレベル4）．しかし，0.5 mg/kg の隔日投与で側弯の程度が非投与群より有意に軽度であったという報告もある[10]（エビデンスレベル4）．なお10日投与20日休薬法では，20日間の休薬中に筋力低下が出現する例があり好ましくないとの意見もあり（エキスパートオピニオン），オランダのガイドラインでは10日連続投与10日休薬の方法も記載されている[11]．また，週末に5 mg/kg を2日間のみ内服させる方法も報告されているが，この方法が副作用が少ないと結論づけるエビデンスは乏しい[12]（エビデンスレベル4）．

　ステロイド治療の適切な終了時期について，高いエビデンスのある推奨を出すことは現時点では困難である．ステロイド治療の有効性に関する高いレベルのエビデンスは歩行可能期間における臨床試験の結果であり[4,5]，実際歩行可能期間のほうが臨床効果の評価も容易である．そのため，ステロイド治療の終了を考慮する最も一般的な時期は，歩行能を喪失した時期と考えられる（エキスパートオピニオン）．しかし，エビデンスは低いものの，歩行能喪失期以降であっても上肢機能，呼吸機能の維持や側弯進行予防などに対する有効性を示す臨床研究も少なからずある[1]（CQ 5-2 参照）．また，立位不能となったためステロイドを中止したところ，上肢機能

が低下し，再開で改善した症例の報告もある[8]．以上のことから，歩行能を喪失した時点で，それ以後も治療を続けるかリスク・ベネフィットを患者・保護者とともに十分検討し，決定することが勧められる．

［推奨を臨床に用いる際の注意点］
　ステロイド治療を開始したら，できるだけ標準化された方法で筋力・筋機能・ADL（activity of daily living）などを定期的に測定（CQ 3-1 参照）して，有効性を客観的に評価するよう心がけるべきである．また，治療中は定期的な副作用のモニターも重要である．

文献

1) Bushby K, Finkel R, Birnkrant DJ, et al. Diagnosis and management of Duchenne muscular dystrophy, part 1: diagnosis, and pharmacological and psychosocial management. Lancet Neurol. 2010; **9**: 77–93.
2) Merlini L, Cicognani A, Malaspina E, et al. Early prednisone treatment in Duchenne muscular dystrophy. Muscle Nerve. 2003; **27**: 222–227.
3) Kinali M, Mercuri E, Main M, et al. An effective, low-dosage, intermittent schedule of prednisolone in the long-term treatment of early cases of Duchenne dystrophy. Neuromuscul Disord. 2002; **12** (Suppl 1): S169–S174.
4) Manzur AY, Kuntzer T, Pike M, et al. Glucocorticoid corticosteroids for Duchenne muscular dystrophy. Cochrane Database Syst Rev 2008; (1): CD003725.
5) Moxley RT 3rd, Ashwal S, Pandya S, et al. Practice parameter: corticosteroid treatment of Duchenne dystrophy: report of the Quality Standards Subcommittee of the American Academy of Neurology and the Practice Committee of the Child Neurology Society. Neurology. 2005; **64**: 13–20.
6) Griggs RC, Moxley RT 3rd, Mendell JR, et al. Prednisone in Duchenne dystrophy: a randomized, controlled trial defining the time course and dose response. Clinical Investigation of Duchenne Dystrophy Group. Arch Neurol. 1991; **48**: 383–388.
7) Backman E, Henriksson KG. Low-dose prednisolone treatment in Duchenne and Becker muscular dystrophy. Neuromuscul Disord. 1995; **5**: 233–241.
8) 下村英毅，藤井達哉，宮嶋智子，ほか．Duchenne 型筋ジストロフィーのステロイド治療．脳と発達．2011; **43**: 24–29.
9) 姜　進，野崎園子，宮井一郎，ほか．デュシェンヌ型筋ジストロフィーに対する Prednisolone 治療の長期成績．厚生省精神・神経疾患研究委託費研究報告書 筋ジストロフィーの遺伝相談及び全身的病態の把握と対策に関する研究—平成 8～10 年度．1999: p359.
10) 村上てるみ，石垣景子，齊藤　崇，ほか．Duchenne 型筋ジストロフィー患者における脊椎変形へのステロイド療法の効果．脳と発達. 2011; **43** (Suppl): S211.
11) de Groot IJ. [Guideline on the use of corticosteroids in Duchenne muscular dystrophy from paediatric neurologists, neurologists and rehabilitation physicians]. Ned Tijdschr Geneeskd. 2006; **150**: 684–685.
12) Connolly AM, Schierbecker J, Renna R, et al. High dose weekly oral prednisone improves strength in boys with Duchenne muscular dystrophy. Neuromuscul Disord. 2002; **12**: 917–925.

採択文献　69
議決結果　可 18　否 0　要修正 3

Clinical Question 5-5　　　　　　　　5. ステロイド治療

ステロイド服薬中にワクチン接種してもよいか

推奨

❶ 不活化ワクチンは，ステロイドによる免疫抑制状態の患者に投与しても安全と考えられ，通常どおり投与してよい（グレードB，エビデンスレベル5）．

❷ 生ワクチンはステロイド治療で免疫抑制状態にある患者に投与してはならない．具体的には，プレドニゾロンとして1日量2mg/kg以上，あるいは体重10kgを超える患者では1日量20mg以上を14日以上連日投与されている場合，生ワクチンは禁忌である（グレードD，エビデンスレベル5）．プレドニゾロン投与量が1日量10mg未満であれば，必ずしも禁忌ではないが，リスクと利益を考慮して接種する（グレードC，エビデンスレベル5）．

❸ デュシェンヌ型筋ジストロフィー（Duchenne muscular dystrophy：DMD）の診断後，将来のステロイド治療に備えて，水痘および麻疹のワクチン接種をステロイド導入までに済ませることが勧められる（グレードB，エビデンスレベル5）．

背景・目的

　　ステロイド治療を開始すると，副作用としての免疫抑制が生ワクチンの投与上問題となる．多くのワクチン接種は乳幼児期に済まされるが，ステロイド治療が開始される4～8歳頃以降も様々なワクチンを接種する時期であり，注意が必要となる．ステロイド治療で問題となるのは，生ワクチンである麻疹，風疹，ムンプス，水痘である．特に水痘と麻疹は，罹患した場合に重篤な症状をきたす可能性が高い疾患である．したがって，水痘，麻疹の予防接種はステロイド治療開始までにできるだけ済ませておく必要性が高い．

解説・エビデンス

　　免疫抑制状態においても不活化ワクチンは安全に投与できるが，ワクチンの効果は弱い可能性がある[1]（エビデンスレベル5）．
　　生ワクチンは免疫抑制状態では投与すべきではないが，ステロイドの投与量・投与方法とそれによる免疫抑制との関連に対する明確な定量的エビデンスはない．米国の予防接種の実施に関する諮問委員会（ACIP）の推奨によると，ステロイド投与が次の状況なら生ワクチンは禁忌ではないとしている：①ステロイドの投与期間が14日未満である，②ステロイド投与量が低ないし中等用量である（プレドニゾロンとして1日量20mg未満である），③長期であってもshort-actingなステロイドの隔日投与である，④ステロイド投与量が生理学的な維持量（補充療法）である，⑤皮膚や眼への外用，吸入，滑液包や腱内への注射投与である[1,2]（エビデンスレベル5）．英国リウマチ学会の2002年のガイドラインでは，上記②の低用量の定義を1日量10mgとして

いるが，エビデンスは記載されていない[3]（エビデンスレベル5）．

　ACIPの推奨や欧米のガイドラインでは，高用量，すなわちプレドニゾロン1日量2 mg/kg以上あるいは体重10 kgを超える例では1日量20 mg/日以上を14日以上連日投与されている場合，免疫抑制状態とみなして生ワクチンを投与しないことを推奨している[1〜4]．しかし，その根拠となる明確なエビデンスはこれらの推奨には記載がなく，ACIPの推奨でも，プレドニゾロンの上記投与量は生ワクチンの安全性に危惧を抱くに足る免疫抑制があると多くの臨床家が考えていると記載されているのみである[1]（エビデンスレベル5）．

　ステロイド高用量を内服している患者に生ワクチンを投与する場合，どれくらいステロイドの休薬期間をおくべきかについては，ACIPの1993年のレポート[5]（エビデンスレベル5）では3ヵ月間，2011年のレポート[1]では1ヵ月間との記載があり，英国リウマチ学会のワクチンガイドライン[3]では3ヵ月間と記載されている．したがって，1〜3ヵ月間の休薬があれば生ワクチンの投与可能と考えられる．しかしながら，ワクチン投与を目的に1ヵ月以上休薬した場合，筋力低下が進行する可能性があることも考慮すべきであり（エキスパートオピニオン），その意味でもステロイド治療開始までに必要な生ワクチンを済ませておくことが望ましい（エキスパートオピニオン）．

　ステロイド治療に関連して，どのワクチンをどのようなスケジュールで投与すべきかをエビデンスをもって示したガイドラインはない．予防接種の投与スケジュールは，近年新しいワクチンの導入などで頻繁に変更されているが，2013年3月時点では，ステロイド治療が開始される可能性のある4歳から8歳の期間と推奨接種時期が重なる生ワクチンは，麻疹・風疹混合ワクチンの2回目，ムンプスワクチン2回目，水痘ワクチン2回目である．これらのワクチンのうち，ステロイド治療で免疫抑制状態にある場合やDMDの進行で呼吸不全状態にある場合に罹患すると重篤な症状をきたす可能性がある麻疹，水痘の予防接種を，ステロイド治療開始前に済ませることは合理的である（エキスパートオピニオン）．米国のDMD Care Considerations Working Groupは，2歳以上での23価多糖体肺炎球菌ワクチンも推奨している[6]（エビデンスレベル5）．

[推奨を臨床に用いる際の注意点]

　ステロイド治療中であっても，プレドニゾロンの1日投与量が10 mg未満なら生ワクチンは必ずしも禁忌でないと推奨文に記載されているが，投与量と免疫抑制との明確な量的関係のエビデンスは乏しいので，低用量のステロイドであっても生ワクチンを投与するか否かは，リスクと利益を十分考慮する必要がある．また，生ワクチン投与目的にやむを得ずステロイドを休薬する場合は，段階的に減薬してから断薬する必要があり，またこの間の筋力低下の進行に注意すべきである．

文献

1) Anonymous. General recommendations on immunization: recommendations of the Advisory Committee on Immunization Practices (ACIP). MMWR Recomm Rep. 2011; **60** (2): 1–64.
2) American Academy of Pediatrics. Immunization in special clinical circumstances. In: Red Book: 2009 Report of the Committee on Infectious Diseases, 28th Ed, Pickering LK, Baker CJ, Kimberlin DW, Long SS (eds), Elk Grove Village, IL: American Academy of Pediatrics, 2009.
3) Vaccinations in the immunocompromised person guidelines for the patient taking immunosuppressants,

steroids and the new biologic therapies. British Society for Rheumatology, 2002.
4) Kelso JM, Greenhawt MJ, Li JT, et al. Adverse reactions to vaccines practice parameter 2012 update. J Allergy Clin Immunol. 2012; **130**: 25–43.
5) Anonymous. Recommendations of the Advisory Committee on Immunization Practices (ACIP): use of vaccines and immune globulins for persons with altered immunocompetence. MMWR Recomm Rep. 1993; **42** (RR-4): 1–18.
6) Bushby K, Finkel R, Birnkrant DJ, et al. Diagnosis and management of Duchenne muscular dystrophy, part 2: implementation of multidisciplinary care. Lancet Neurol. 2010; **9**: 177–189.

採択文献　69
議決結果　可 21　否 0　要修正 0

6．呼吸ケア

Clinical Question 6-1　　　　　　　　　　　6. 呼吸ケア

呼吸不全はどのように生じるのか

推奨

❶換気が不十分となり，有効な咳ができなくなるため，呼吸不全が生じる．その機序は，呼吸筋力低下が主で，咽頭と喉頭の機能低下，胸郭や脊柱の変形，関節拘縮，肥満も関与する（エビデンスレベル 3）．

❷高炭酸ガス血症を伴う慢性呼吸不全は，睡眠呼吸障害から始まり，自覚症状に乏しく，覚醒時の評価のみでは見逃されやすい．注意深い観察と睡眠時の検査を行う（グレード A，エビデンスレベル 3）（CQ 6-2，CQ 6-6 参照）．

❸小児期からの運動機能低下のため心肺耐容能が低く，呼吸器感染や術後に呼吸不全の急性増悪をきたすことがある．また，誤嚥性肺炎，痰や食物の排出困難による窒息が起きるリスクにも注意する（グレード B，エビデンスレベル 3）．

背景・目的

　急性および慢性呼吸不全は，人工呼吸管理以前には死因のほとんどを占めていた．しかし，近年の呼吸マネジメントにより，生命予後や QOL の改善が可能になってきている．呼吸不全の原因や病態を知り，適切な呼吸マネジメントに役立てることができる．

解説・エビデンス

　四肢筋力と連動して，呼吸筋力低下，それに比べると軽度の咽頭と喉頭の機能低下が起こる[1,2]（エビデンスレベル 4）．多くは車椅子使用後 1～2 年で，年齢とともに次第に呼吸筋力が低下し，有効な咳ができなくなり，換気が減少する[3,4]（エビデンスレベル 4）．広範に拡がった微小無気肺によって生じた肺コンプライアンスの低下と，胸郭や脊柱の変形や拘縮，時に肥満が加わり，呼吸仕事量が増加し，拘束性換気障害を主体とした慢性呼吸不全が進行する[1,2,5]（エビデンスレベル 4）．これにより，低換気をきたし，ガス交換が低下する[6]（エビデンスレベル 3）．

　換気不全は，横隔膜の機能不全により仰臥位で呼吸が弱くなること（CQ 6-2 参照），吸気にかかわる筋群の機能不全，上気道の狭窄や閉塞，中枢の呼吸ドライブの不全，高度の肥満，胸壁の変形・拘縮により，睡眠時に先行して起こることが多い[7]（エビデンスレベル 3）[8～10]（エビデンスレベル 4）．睡眠呼吸障害は，閉塞性，中枢性，末梢性のそれぞれの要素を含む混合性のことが多い[9～11]（エビデンスレベル 4）．呼吸不全症状は，睡眠時から徐々に覚醒時に顕在化するか，感染などをきっかけに，呼吸不全の急性増悪のこともある．

　慢性肺胞低換気症状[2]は，疲労，息苦しさ，朝に多い頭痛や倦怠感や嘔気や食欲不振，日中の頻回の眠気，睡眠時の覚醒の増加，，呼吸困難などの悪夢，発汗，頻脈，呼吸障害による心不全徴候や症状，下腿浮腫，体重減少，筋肉痛，上気道分泌物の増加，イライラ感，不安，学習

障害，学業成績低下，集中力低下，記憶障害，などである．

また，咳機能低下により，排痰や異物排出が困難になる．このため，上気道閉塞や狭窄，気道クリアランス機能低下をきたし，窒息，誤嚥性肺炎，呼吸器感染による呼吸不全の急性増悪になりやすい[2]．これを繰り返すことも多く，その治療中の臥床と不完全な治癒により，さらに筋力低下や肺の健全性を損なう．

小児期からの呼吸筋の筋力低下により，呼吸機能の成長発達も，年齢や体格相当に達していないことも多い[3,4]．特に深呼吸が不十分なため，肺や胸郭の成長発達も十分ではないことがある．また，肺活量のピークは，思春期頃（10〜15 歳くらい）のことが多くなる．そのピークもかなり低く，ピーク後の低下も早いことが多い[3,4,12]（エビデンスレベル 4）．運動機能低下のため，心肺耐容能も低下しているため，感染などにより，呼吸不全の急性増悪になりやすい．

文献

1) Panitch HB. The pathophysiology of respiratory impairment in pediatric neuromuscular diseases. Pediatrics. 2009; **123** (Suppl 4): S215–S218.
2) Finder JD, Birnkrant D, Carl J, et al. Respiratory care of the patient with Duchenne muscular dystrophy: ATS consensus statement. Am J Respir Crit Care Med. 2004; **170**: 456–465.
3) Inkley SR, Oldenburg FC, Vignos PJ Jr. Pulmonary function in Duchenne muscular dystrophy related to stage of disease. Am J Med. 1974; **56**: 297–306.
4) Sharma GD. Pulmonary function testing in neuromuscular disorders. Pediatrics. 2009; **123** (Suppl 4): S219–S221.
5) Mallory GB. Pulmonary complications of neuromuscular disease. Pediatr Pulmonol Suppl. 2004; **26**: 138–140.
6) Misuri G, Lanini B, Gigliotti F, et al. Mechanism of CO(2) retention in patients with neuromuscular disease. Chest. 2000; **117**: 447–453.
7) Khan Y, Heckmatt JZ. Obstructive apnoeas in Duchenne muscular dystrophy. Thorax. 1994; **49**: 157–161.
8) Smith PE, Edwards RH, Calverley PM. Ventilation and breathing pattern during sleep in Duchenne muscular dystrophy. Chest. 1989; **96**: 1346–1351.
9) Barbe F, Quera-Salva MA, McCann C, et al. Sleep-related respiratory disturbances in patients with Duchenne muscular dystrophy. Eur Respir J. 1994; **7**: 1403–1408.
10) Kerr SL, Kohrman MH. Polysomnographic abnormalities in Duchenne muscular dystrophy. J Child Neurol. 1994; **9**: 332–334.
11) Suresh S, Wales P, Dakin C, et al. Sleep-related breathing disorder in Duchenne muscular dystrophy: disease spectrum in the paediatric population. J Paediatr Child Health. 2005; **41**: 500–503.
12) Birnkrant DJ, Ashwath ML, Noritz GH, et al. Cardiac and pulmonary function variability in Duchenne/Becker muscular dystrophy: an initial report. J Child Neurol. 2010; **25**: 1110–1115.

採択文献　12
議決結果　可 21　否 0　要修正 0

Clinical Question 6-2

6. 呼吸ケア

呼吸機能評価はいつからどのように行うか

推奨

❶歩行可能期は，年1回は肺活量（vital capacity：VC）を評価する（グレードB，エビデンスレベル4）．

❷歩行能喪失後は，年1回は，覚醒時の酸素飽和度，VC，咳のピークフロー（cough peak flow：CPF）を評価する（グレードB，エビデンスレベル4）．

❸肺胞低換気が疑われる患者，%VCが40%以下の患者，または人工呼吸器を使用している患者では，年1回は，睡眠時の酸素飽和度と，できれば経皮炭酸ガス（2013年3月現在で新生児以外は保険適用外）か，呼気終末炭酸ガスを評価する（グレードB，エビデンスレベル4）．

❹%VCが40%以下か，12歳以上で自力のCPFが270L/min以下の場合は，介助によるCPFを評価する（グレードB，エビデンスレベル4）．

❺%VCが40%以下になったら，最大強制吸気量（maximum insufflation capacity：MIC）を評価する（グレードB，エビデンスレベル4）．

背景・目的

呼吸筋力が低下すると，咳の機能が低下したり，換気量が低下したりすることで，肺炎，無気肺および睡眠時と覚醒時に呼吸障害を起こしやすい[1,2]（エビデンスレベル4）[,3]（エビデンスレベル3）．患者は，呼吸器感染によって痰がらみが続いたり，急性呼吸不全になるまで，呼吸機能障害を自覚していないことが多いため，定期的な評価が必要になる．

解説・エビデンス

呼吸機能検査は一般に6歳以上の理解度を要することを考慮して，指示の理解が可能な例に対して，年1回は行う[2]（エビデンスレベル4）．VCはマウスピースか，フェイスマスクで測定する．横隔膜の筋力低下により，座位から仰臥位になるとVCが著明に低下する場合は睡眠時の低換気が予測されるので，できるだけ座位と臥位の両姿勢で評価する[4]（エビデンスレベル4）．

睡眠時と覚醒時の酸素飽和度と，できれば炭酸ガス分圧を，非侵襲的にモニターする[5]（エビデンスレベル4）．炭酸ガス分圧評価は，経皮炭酸ガス分圧（または呼気終末炭酸ガス分圧，どちらも不可能な場合は動脈血液ガス）で評価する[4,5]．経皮炭酸ガス分圧は，新生児以外では2013年3月の時点で保険適用ではない．呼気終末炭酸ガス分圧は，呼気量低下，重症心不全，非侵襲的陽圧換気療法（non-invasive positive pressure ventilation：NPPV）使用中では，動脈血炭酸ガス分圧よりも低値を示すことを知っておく．非侵襲的モニターが不可能な場合は，急性期など必要に応じて，動脈血ガス分圧を行う．

CPFは，ピークフローメータを用い，フェイスマスクかマウスピースを介して測定する．12歳以上の指標で，平常時はCPF＞160 L/min，感染時や術後，誤嚥時はCPF＞270 L/minで，気道内の分泌物や異物を喀出することが可能となる[6〜8]（エビデンスレベル4）．CPFも臥位で著しく低下する場合があり，できるだけ座位と臥位の両方の姿勢で評価する．肺活量が低下して，自力による咳では気道クリアランスが保てない場合には，咳介助によるCPFを評価し指導する[6,8]（CQ 6-3参照）．

　MICは，救急蘇生バッグなどで肺内に空気を送気後，声門を閉じて3〜5秒程度息溜め（エアスタック）したあとに，肺内の空気を呼出したものをスパイロメータで測定する[9,10]（エビデンスレベル4）．肺内への送気は，救急蘇生バッグのほかに，NPPV（従量式人工呼吸器使用の場合）の1回換気量を2〜3回エアスタックするか，機械による咳介助（mechanical insufflation-exsufflation：MI-E）の陽圧を活用して行う．MICは，肺や胸郭の可動性と，咽頭や喉頭の機能の総合的な指標である．これにより，肺のコンプライアンスと咽頭と喉頭の機能が，NPPVを効果的に活用できる程度に保たれているかを判断する．MICと同様に，自力でも肺活量より深い吸気を可能にする方法が，舌咽頭呼吸またはカエル呼吸（glossopharyngeal breathing：GPB）である[2,11]（エビデンスレベル4）．肺内への送気は指示が可能な例に対して，％肺活量が40％以下に低下したら行うことが勧められる[2]．

文献

1) Warren RH, Alderson SH. A pulmonary monitoring and treatment plan for children with Duchenne-type muscular dystrophies. J Ark Med Soc. 1996; **93**: 333–337.
2) Birnkrant DJ, Bushby KM, Amin RS, et al. The respiratory management of patients with duchenne muscular dystrophy: a DMD care considerations working group specialty article. Pediatr Pulmonol. 2010; **45**: 739–748.
3) Toussaint M, Steens M, Soudon P. Lung function accurately predicts hypercapnia in patients with Duchenne muscular dystrophy. Chest. 2007; **131**: 368–375.
4) Finder JD, Birnkrant D, Carl J, et al. Respiratory care of the patient with Duchenne muscular dystrophy: ATS consensus statement. Am J Respir Crit Care Med. 2004; **170**: 456–465.
5) Hukins CA, Hillman DR. Daytime predictors of sleep hypoventilation in Duchenne muscular dystrophy. Am J Respir Crit Care Med. 2000; **161**: 166–170.
6) Bach JR, Goncalves MR, Paez S, et al. Expiratory flow maneuvers in patients with neuromuscular diseases. Am J Phys Med Rehabil. 2006; **85**: 105–111.
7) Hahn A, Bach JR, Delaubier A, et al. Clinical implications of maximal respiratory pressure determinations for individuals with Duchenne muscular dystrophy. Arch Phys Med Rehabil. 1997; **78**: 1–6.
8) Suarez AA, Pessolano FA, Monteiro SG, et al. Peak flow and peak cough flow in the evaluation of expiratory muscle weakness and bulbar impairment in patients with neuromuscular disease. Am J Phys Med Rehabil. 2002; **81**: 506–511.
9) Kang SW, Bach JR. Maximum insufflation capacity: vital capacity and cough flows in neuromuscular disease. Am J Phys Med Rehabil. 2000; **79**: 222–227.
10) Kang SW, Bach JR. Maximum insufflation capacity. Chest. 2000; **118**: 61–65.
11) Bach JR, Bianchi C, Vidigal-Lopes M, et al. Lung inflation by glossopharyngeal breathing and "air stacking" in Duchenne muscular dystrophy. Am J Phys Med Rehabil. 2007; **86**: 295–300.

採択文献　32
議決結果　可20　否1　要修正0

Clinical Question 6-3　　6．呼吸ケア

呼吸理学療法はいつからどのように行うか

推奨

❶ %肺活量（%vital capacity：%VC）が40％以下か，12歳以上で咳のピークフロー（cough peak flow：CPF）が270L/min以下か，呼吸器感染が頻回である，回復が遅いなどのエピソードがある場合は，咳の機能が気道クリアランスを保つのに不十分なため，徒手による咳介助を導入する（グレードB，エビデンスレベル4）．
❷ %VCが40％以下の場合は，深吸気を指導する（グレードB，エビデンスレベル4）．
❸ 徒手介助により効果的な咳ができない患者には，機械による咳介助（mechanical insufflation-exsufflation：MI-E）を考慮する（グレードB，エビデンスレベル4）．

背景・目的

窒息や気管挿管や気管切開を回避し，非侵襲的換気療法（non-invasive positive pressure ventilation：NPPV）を効果的に活用するために，肺と胸郭の可動性と弾力を維持し，気道クリアランスを保ち，肺の病的状態（無気肺，気胸，肺炎など）を予防する[1]（エビデンスレベル4）．気道クリアランスの維持のためには，徒手や機械による咳介助を含めた呼吸理学療法が重要である[2]（エビデンスレベル4），[3]（エビデンスレベル3）．

解説・エビデンス

徒手による咳介助としては，吸気と呼気の介助がある．吸気の咳介助は，最大強制吸気量（maximum insufflation capacity：MIC）を得る手技か，舌咽頭呼吸（glossopharyngeal breathing：GPB）により行う（CQ 6-2参照）．呼気の咳介助は，声門を開くと同時に胸腹部を圧迫する[4,5]（エビデンスレベル4）．自力の咳が弱い場合，咳介助を行ったときのCPFを評価する．必要に応じて，吸気と呼気のそれぞれの介助か，両方の介助を行う[6,7]（エビデンスレベル4）．

徒手による咳介助で気道クリアランスが保てない場合（12歳以上の指標ではCPF≦270L/min）には，MI-Eを行う[8〜10]（エビデンスレベル4）．MI-Eの呼気（陰圧）時にタイミングを合わせ，徒手的に胸腹部を圧迫介助（呼気の咳介助）することで，最も効果的な徒手介助併用の機械による咳介助（mechanically assisted cough：MAC）を行うことができる[11]（エビデンスレベル3），[12〜14]（エビデンスレベル4）．

高頻度胸壁振動法（high-frequency chest wall oscillation：HFCWO）や肺内パーカッションベンチレーター（intrapulmonary percussive ventilation：IPV）は，ほかの気道クリアランステクニックを使用しても分泌物の移動が困難な場合や，持続的な無気肺がある場合に考慮する[15,16]（エビデンスレベル4）．HFCWOのような胸壁に高周波の振動を加える方法は，分泌物の遊離を促す効果はあるが，咳介助との併用なしで単独で使用しても有効性は低い[17,18]（エビデンスレ

ベル4).IPV も痰の移動を促すが,咳の代用にはならないので,咳介助との併用が必要なことがある[15].

呼吸器感染時に,室内気で NPPV を使用しても酸素飽和度が95％以下になったときには,咳介助を使用する[19,20].もし咳介助によっても酸素飽和度が95％に改善しない場合は,ほかの治療を要する可能性がある.

MIC を得る手技により微小無気肺を予防し,肺の弾性や胸郭可動性を維持することは,NPPVと咳介助が効果的に行われるために重要である[21,22](エビデンスレベル4).閉塞性肺疾患に対する呼吸理学療法と異なる特徴を理解して行う.

文献

1) Bach JR, Ishikawa Y, Kim H. Prevention of pulmonary morbidity for patients with Duchenne muscular dystrophy. Chest. 1997; 112: 1024–1028.
2) Ishikawa Y, Bach JR, Komaroff E, et al. Cough augmentation in Duchenne muscular dystrophy. Am J Phys Med Rehabil. 2008; 87: 726–730.
3) Gauld LM, Boynton A. Relationship between peak cough flow and spirometry in Duchenne muscular dystrophy. Pediatr Pulmonol. 2005; 39: 457–460.
4) Brito MF, Moreira GA, Pradella-Hallinan M, et al. Air stacking and chest compression increase peak cough flow in patients with Duchenne muscular dystrophy. J Bras Pneumol. 2009; 35: 973–979.
5) Ishikawa Y, Bach JR. Physical medicine respiratory muscle aids to avert respiratory complications of pediatric chest wall and vertebral deformity and muscle dysfunction. Eur J Phys Rehabil Med. 2010; 46: 581–597.
6) Kang SW, Bach JR. Maximum insufflation capacity: vital capacity and cough flows in neuromuscular disease. Am J Phys Med Rehabil. 2000; 79: 222–227.
7) Bach JR, Bianchi C, Vidigal-Lopes M, et al. Lung inflation by glossopharyngeal breathing and "air stacking" in Duchenne muscular dystrophy. Am J Phys Med Rehabil. 2007; 86: 295–300.
8) Finder JD, Birnkrant D, Carl J, et al. Respiratory care of the patient with Duchenne muscular dystrophy: ATS consensus statement. Am J Respir Crit Care Med. 2004; 170: 456–465.
9) Kang SW, Bach JR. Maximum insufflation capacity. Chest. 2000; 118: 61–65.
10) Winck JC, Goncalves MR, Lourenco C, et al. Effects of mechanical insufflation-exsufflation on respiratory parameters for patients with chronic airway secretion encumbrance. Chest. 2004; 126: 774–780.
11) Chatwin M, Ross E, Hart N, et al. Cough augmentation with mechanical insufflation/exsufflation in patients with neuromuscular weakness. Eur Respir J. 2003; 21: 502–508.
12) Homnick DN. Mechanical insufflation-exsufflation for airway mucus clearance. Respir Care. 2007; 52: 1296–1305; discussion: 306–307.
13) Bach JR. Mechanical insufflation-exsufflation. Comparison of peak expiratory flows with manually assisted and unassisted coughing techniques. Chest. 1993; 104: 1553–1562.
14) Bach JR, Goncalves M. Ventilator weaning by lung expansion and decannulation. Am J Phys Med Rehabil. 2004; 83: 560–568.
15) Hull J, Aniapravan R, Chan E, et al. Guideline for respiratory management of children with neuromuscular weakness. Thorax. 2012; 67: 654–655.
16) Chatwin M. Mechanical aids for secretion clearance. International Journal of Respiratory Care 2009; Autumn/Winter: 50–53.
17) Crescimanno G, Marrone O. High frequency chest wall oscillation plus mechanical in-exsufflation in Duchenne muscular dystrophy with respiratory complications related to pandemic Influenza A/H1N1. Rev Port Pneumol. 2010; 16: 912–916.
18) Finder JD, Birnkrant D, Carl J, et al. Respiratory care of the patient with Duchenne muscular dystrophy: ATS consensus statement. Am J Respir Crit Care Med. 2004; 170: 456–465.
19) Bach JR, Saporito LR. Criteria for extubation and tracheostomy tube removal for patients with ventilatory failure: a different approach to weaning. Chest. 1996; 110: 1566–1571.
20) Birnkrant DJ, Bushby KM, Amin RS, et al. The respiratory management of patients with duchenne muscular dystrophy: a DMD care considerations working group specialty article. Pediatr Pulmonol. 2010; 45: 739–748.
21) Gomez-Merino E, Bach JR. Duchenne muscular dystrophy: prolongation of life by noninvasive ventilation

and mechanically assisted coughing. Am J Phys Med Rehabil. 2002; **81**: 411–415.
22) Birnkrant DJ, Panitch HB, Benditt JO, et al. American College of Chest Physicians consensus statement on the respiratory and related management of patients with Duchenne muscular dystrophy undergoing anesthesia or sedation. Chest. 2007; **132**: 1977–1986.

採択文献　56
議決結果　可 20　否 0　要修正 1

Clinical Question 6-4

6. 呼吸ケア

DMDでは呼吸筋トレーニングは有効か

推奨

❶長期的な筋力増強を目的とした呼吸筋トレーニングは，エビデンスが確立しておらず，むやみに行うと過用（overuse）を招く危険があるため，推奨しない（グレードC，エビデンスレベル4）．
❷手術前など短期的な呼吸状態改善を目的とした呼吸筋トレーニングは，効果が期待できる（グレードB，エビデンスレベル4）．

背景・目的

デュシェンヌ型筋ジストロフィー（Duchenne muscular dystrophy：DMD）の緩徐進行性の呼吸筋力低下は，呼吸筋を鍛えることで回避することはできない．短期的効果を狙った呼吸筋トレーニングは有効と考えられるが，長期間のトレーニング継続による，筋力維持・呼吸状態改善への有効性は証明されていない．

解説・エビデンス

吸気筋，呼気筋を鍛える呼吸筋トレーニングは，1980～90年代を中心に報告されているが[1〜5]（エビデンスレベル4）[6,7]（エビデンスレベル3），その方法は報告により異なり，トレーニング期間も5週間から2年間と大きく異なる．また，2003年以降の報告は，脊椎外科手術に関連する2010年の2報のみにとどまる[8,9]（エビデンスレベル4）．

2002年までの報告には，呼吸機能の保たれたDMD患者では，呼吸筋トレーニングで最大吸気気道内圧，最大呼気気道内圧，呼吸筋の持続力など一部の評価項目が改善したとする報告もあるが[2〜6]，呼吸不全進行例では，呼吸筋疲労を招き，呼吸筋トレーニングは無効あるいは有害と結論しているものもある[1,4]．また，呼吸筋トレーニングの報告の多くで，通常のDMD呼吸機能の指標に用いる肺活量には変化を認めない．さらに呼吸筋トレーニングが，DMDの呼吸不全の長期的改善につながるのか，人工呼吸器導入時期を遅らせる効果があるかを検討した報告はない．2004年のAmerican Thoracic Societyのconsensus statementでも，呼吸筋のダメージを増すとして，呼吸筋トレーニングは支持されておらず，検討が必要であるとしている[10]（エビデンスレベル5）．

一方，2010年の報告では，14例の人工呼吸器未導入DMD患者に，既報告にならい[5]，脊柱固定術前6週間の吸気筋トレーニングを行ったところ，トレーニング前の％肺活量（％vital capacity：％VC）が平均21.6％から手術前日には26.2％にまで改善し，全例手術当日に抜管可能であったとしている．しかしながら，報告では，術後6週まで％FVCは維持あるいはごく軽度改善しているが，術後の吸気筋トレーニング継続にかかわらず，％FVCはその後徐々に低下し

た．以上より，呼吸筋トレーニングは，短期的な呼吸状態の改善には効果が期待できると考えられる[8,9]．

また，腹式呼吸や，笛などの吹奏楽器を吹くといった一部の遊びの要素も取り入れた呼吸訓練は，呼吸リハビリテーションへの動機づけや胸郭可動性維持などに有用と考えられる[11]（エビデンスレベル5）．

文献

1) Smith PE, Coakley JH, Edwards RH. Respiratory muscle training in Duchenne muscular dystrophy. Muscle Nerve. 1988; **11**: 784–785.
2) Stern LM, Martin AJ, Jones N, et al. Respiratory training in Duchenne dystrophy. Dev Med Child Neurol. 1991; **33**: 649.
3) Vilozni D, Bar-Yishay E, Gur I, et al. Computerized respiratory muscle training in children with Duchenne muscular dystrophy. Neuromuscul Disord. 1994; **4**: 249–255.
4) Wanke T, Toifl K, Merkle M, et al. Inspiratory muscle training in patients with Duchenne muscular dystrophy. Chest. 1994; **105**: 475–482.
5) Koessler W, Wanke T, Winkler G, et al. 2 Years' experience with inspiratory muscle training in patients with neuromuscular disorders. Chest. 2001; **120**: 765–769.
6) Gozal D, Thiriet P. Respiratory muscle training in neuromuscular disease: long-term effects on strength and load perception. Med Sci Sports Exerc. 1999; **31**: 1522–1527.
7) Topin N, Matecki S, Le Bris S, et al. Dose-dependent effect of individualized respiratory muscle training in children with Duchenne muscular dystrophy. Neuromuscul Disord. 2002; **12**: 576–583.
8) Takaso M, Nakazawa T, Imura T, et al. Surgical management of severe scoliosis with high-risk pulmonary dysfunction in Duchenne muscular dystrophy. Int Orthop. 2010; **34**: 401–406.
9) Takaso M, Nakazawa T, Imura T, et al. Surgical management of severe scoliosis with high risk pulmonary dysfunction in Duchenne muscular dystrophy: patient function, quality of life and satisfaction. Int Orthop. 2010; **34**: 695–702.
10) Finder JD, Birnkrant D, Carl J, et al. Respiratory care of the patient with Duchenne muscular dystrophy: ATS consensus statement. Am J Respir Crit Care Med. 2004; **170**: 456–465.
11) 井上謙次郎，大谷かおる，河野絹代，ほか．肺機能維持のための呼吸訓練（第三報）ピッチパイプを用いての呼吸訓練を看護面から，かえりみて．厚生省神経疾患研究委託費研究報告書 筋ジストロフィーの療養と看護に関する総合的研究—平成3年度．1992: p111–112.

採択文献　58
議決結果　可21　否0　要修正0

Clinical Question 6-5　　6. 呼吸ケア

呼吸器感染治療などで注意すべき点はあるか

推奨

❶おおむね一般診療に準ずるが，呼吸不全や心不全に注意を要する（グレードB，エビデンスレベル5）．

背景・目的

　デュシェンヌ型筋ジストロフィー（Duchenne muscular dystrophy：DMD）の日常管理のうえで感染症の治療は避けて通れない．DMDの感染治療は概ね一般診療に準じるが，呼吸機能低下や心不全のため重症化しやすく，呼吸機能などを踏まえた注意深い観察と積極的治療が求められる．

解説・エビデンス

　網羅的検索においてDMDの感染症治療に関する，特別なエビデンスを示した文献は見つからなかったが，早期治療・気道クリアランスの積極的対応を常に意識すべきである．
　DMDでは咳嗽力の低下により排痰が困難になり，気道内の痰で無気肺をきたすことがあるので，積極的な排痰が重要である．咳のピークフロー（cough peak flow：CPF）が270 L/min以下の患者では感染時に自力で気道クリアランスの維持が困難なため，喀痰が多い場合は早期に受診するよう指示する．補液による水分補給と去痰剤の投与[注1]，ネブライザー吸入下で体位ドレナージ，徒手による咳介助，喀痰吸引など様々な手法を組み合わせて積極的に排痰を行っていく[1]（エビデンスレベル5）（CQ 6-3参照）．カフアシスト®（2013年3月現在，人工呼吸を行っている在宅の神経筋疾患の患者に対して保険適用）の利用も有効である（CQ 6-3参照）．
　感染症罹患時は代謝が亢進するため，呼吸・循環負荷が増大し潜在的な呼吸不全・心不全が顕在化することがある．感染前に呼吸・心不全を呈していない症例においても，酸素飽和度（可能であれば経皮炭酸ガスを併用：2013年3月現在で新生児以外は保険適用外）などの呼吸モニタリングを行い，心不全症状についても注意して観察する（CQ 6-1，7-2参照）．必要があれば非侵襲的陽圧換気療法（non-invasive positive pressure ventilation：NPPV）を導入する（CQ 6-6参照）．原則として，酸素付加せずに酸素飽和度が94％以上を保つようにする（CQ 6-8参照）．高熱，下痢や嘔気が強い場合は，脱水や異化亢進によるケトーシスのリスクが高いため適切な輸液を考慮する（CQ 10-2参照）．
　筋ジストロフィーの患者は呼吸器感染症のリスクが高く，23価肺炎球菌莢膜ポリサッカライ

注1）：抗ヒスタミン薬は痰を粘稠にし排痰困難を生じる可能性があるため，使用すべきでないという意見がある．
注2）：前回接種から5年以上経過した症例に対しては再接種が認められている[a]．

ドワクチン(ニューモバックス®注2))やインフルエンザワクチンの接種も勧められている[2]（エビデンスレベル5）[,3]（エキスパートオピニオン）．

抗インフルエンザ薬の使用については DMD による禁忌はないが，小児や未成年者の異常行動への注意がいずれの薬剤でも記載されている．また，使用する薬剤により心臓・循環器系への配慮が必要なものもある．抗インフルエンザ薬を使用すべきかどうかについては決まったコンセンサスは得られていない[3]（エキスパートオピニオン）．

[推奨を臨床に用いる際の注意点]
個々の症例に応じて対応する．

文献

1) 中島洋明．Duchenne 型筋ジストロフィー症呼吸不全の治療．厚生省神経疾患研究委託費研究報告書 筋ジストロフィー症の疫学，臨床および治療に関する研究—昭和58年度．1984: p37–55.
2) Bushby K, Finkel R, Birnkrant DJ, et al. Diagnosis and management of Duchenne muscular dystrophy, part 2: implementation of multidisciplinary care. Lancet Neurol. 2010; **9**: 177–189.
3) 2007年筋ジストロフィー患者におけるインフルエンザの予防と治療について専門医へのアンケート結果．国立病院機構 神経・筋疾患ネットワーク

【参考資料】
a) 社団法人 日本感染症学会 肺炎球菌ワクチン再接種問題検討委員会による「肺炎球菌ワクチン再接種に関するガイドライン」http://www.kansensho.or.jp/topics/pdf/pneumococcus_vaccine.pdf（最終アクセス日2014年1月9日）

採択文献　6
議決結果　可20　否0　要修正1

Clinical Question 6-6　　　　　　　　　　　　　　　6. 呼吸ケア

人工呼吸管理の適応はどのように判断するか

推奨

❶朝の目覚めの悪さや頭痛などの低換気を疑う症状に対して，肺活量，睡眠時や覚醒時の酸素飽和度や炭酸ガス分圧の評価を適宜行い，患者・家族の意思を含めて，総合的に人工呼吸の適応を考慮する（グレードA，エビデンスレベル3）．

❷人工呼吸の第一選択として，非侵襲的陽圧換気療法（non-invasive positive pressure ventilation：NPPV）が勧められる（グレードB，エビデンスレベル3）．

❸慢性の低換気症状を本人が自覚していなくても，易感染，体重増加不良や著しい減少，睡眠時や覚醒時の酸素飽和度低下や炭酸ガス分圧の上昇を認める例には，患者家族への説明を行い，長期NPPVを考慮する（グレードB，エビデンスレベル4）．

❹上気道炎などの際に急性呼吸不全増悪予防や，急性呼吸不全に陥った際の治療としても，NPPVが勧められる（グレードB，エビデンスレベル4）．

❺NPPVで呼吸不全が改善しない場合は気管挿管も考慮する（グレードB，エビデンスレベル4）．

背景・目的

　デュシェンヌ型筋ジストロフィー（Duchenne muscular dystrophy：DMD）は，人工呼吸を行わなければ25歳までに死亡する疾患である[1,2]．DMDの低換気に対して，人工呼吸を行うことで，生命予後が改善されるようになった[3〜5]．

　近年，鼻や口に当てるインターフェイスを通して，上気道から肺に空気を送るNPPVが，慢性期・急性期ともに使用が拡大している[6〜8]．DMDに対するNPPVの適応を明らかにすることが求められる．

解説・エビデンス

1）呼吸管理の第一選択はNPPV

　DMDなど神経筋疾患の呼吸不全に対して，NPPVにより，ガス交換の改善，生存期間の延長，感染症の減少，入院期間短縮，入院回数の減少を認めた[9〜11]（エビデンスレベル3）[12〜15]（エビデンスレベル4）．このため，DMD患者の急性および慢性呼吸不全に対する治療としては，NPPVを第一選択とし，窒息や気管切開を回避するように努める[6〜9,16]（エビデンスレベル4）．急性期に，NPPVで呼吸不全が改善しない場合は，気管挿管人工呼吸を行う[16]．抜管困難に陥った場合は，気管切開を考慮する[7,16]（CQ 6-9参照）．

肺気量が低下して，明らかな慢性肺胞低換気症状や（CQ 6-1 参照），覚醒時や睡眠時のパルスオキシメトリーによる酸飽和度（SpO$_2$），経皮炭酸ガス分圧（または呼気終末炭酸ガス分圧，どちらも不可能な場合は動脈血液ガス分析）の異常がある場合，NPPV を行って症状や所見が改善するかどうかを確認する[6〜8,17]（エビデンスレベル 4）（CQ 6-2 参照）．

呼吸筋疲労度を非侵襲的に推測する指標も検討されているが，研究段階である[18]（エビデンスレベル 4）．

体外式（胸郭式）人工呼吸は，陰圧により上気道を狭窄または閉塞させるため，DMD の睡眠呼吸障害には適応すべきではない[6]（エビデンスレベル 4）．

手動や機械による換気補助無しに酸素を単独投与することは回避すべきである[6,8]（エビデンスレベル 4）（CQ 6-7 参照）．

2）NPPV の適応

主な NPPV 適応は，以下のようである[6〜8,16]（エビデンスレベル 4）．

①睡眠時の NPPV 適応
- 慢性肺胞低換気（肺活量が 30％以下の場合はハイリスク）で症状を認める．
- 昼間に SpO$_2$ 低下（94％以下）または高炭酸ガス血症（45 mmHg 以上）．
- 睡眠時の SpO$_2$ が 92％未満になることが 4 回以上か，全睡眠時間の 4％以上，無呼吸低呼吸指数（apnea-hypopnea index：AHI）が 10/時間以上．
- 肺活量が 50％以下に低下していて，睡眠時の経皮（または呼気終末）CO$_2$ が上昇（45 mmHg 以上）していて，睡眠時の NPPV を試しに使うことで，睡眠時の高炭酸ガス血症が改善し，体調が改善すると自覚可能な場合．

②覚醒時の NPPV 適応
- 患者本人が睡眠時の NPPV を昼間に延長して使用する場合．
- 呼吸困難に起因する嚥下困難の場合（＝NPPV によって嚥下困難が軽減する場合）．
- 息つぎなしに長い文章を話せない場合．
- 慢性肺胞低換気症状を認め，昼間に SpO$_2$ 低下（94％以下）または高炭酸ガス血症（45 mmHg 以上）．

③急性期の NPPV 適応
- 上気道炎などによる急性呼吸不全増悪，肺炎，無気肺．
- 慢性肺胞低換気のウイルス感染時（呼吸筋疲労）．
- 抜管（気管内挿管や気管切開チューブ）：早期抜管，再挿管予防．
- 術後ケア：抜管を成功させたり，挿管を予防．

文献

1) Gibson B. Long-term ventilation for patients with Duchenne muscular dystrophy: physicians' beliefs and practices. Chest. 2001; **119**: 940–946.
2) Boland BJ, Silbert PL, Groover RV, et al. Skeletal, cardiac, and smooth muscle failure in Duchenne muscular dystrophy. Pediatr Neurol. 1996; **14**: 7–12.
3) Rumbak MJ, Walker RM. Should patients with neuromuscular disease be denied the choice of the treatment of mechanical ventilation? Chest. 2001; **119**: 683–684.
4) Kinali M, Manzur AY, Mercuri E, et al. UK physicians' attitudes and practices in long-term non-invasive ventilation of Duchenne Muscular Dystrophy. Pediatr Rehabil. 2006; **9**: 351–364.

5) Ramelli GP, Hammer J. Swiss physicians' practices of long-term mechanical ventilatory support of patients with Duchenne Muscular Dystrophy. Swiss Med Wkly. 2005; **135**: 599–604.
6) Finder JD, Birnkrant D, Carl J, et al. Respiratory care of the patient with Duchenne muscular dystrophy: ATS consensus statement. Am J Respir Crit Care Med. 2004; **170**: 456–465.
7) Bushby K, Finkel R, Birnkrant DJ, et al. Diagnosis and management of Duchenne muscular dystrophy, part 2: implementation of multidisciplinary care. Lancet Neurol. 2010; **9**: 177–189.
8) Hull J, Aniapravan R, Chan E, et al. British Thoracic Society quideline for respiratory management of children with neuromuscular weakness. Thorax. 2012; **67**: i1–i40.
9) Bach JR, Ishikawa Y, Kim H. Prevention of pulmonary morbidity for patients with Duchenne muscular dystrophy. Chest. 1997; **112**: 1024–1028.
10) Ward S, Chatwin M, Heather S, et al. Randomised controlled trial of non-invasive ventilation (NIV) for nocturnal hypoventilation in neuromuscular and chest wall disease patients with daytime normocapnia. Thorax. 2005; **60**: 1019–1024.
11) Ishikawa Y, Miura T, Ishikawa Y, et al. Duchenne muscular dystrophy: survival by cardio-respiratory interventions. Neuromuscul Disord. 2011; **21**: 47–51.
12) Benditt JO. Initiating noninvasive management of respiratory insufficiency in neuromuscular disease. Pediatrics. 2009; **123** (Suppl 4): S236–S238.
13) Simonds AK, Muntoni F, Heather S, et al. Impact of nasal ventilation on survival in hypercapnic Duchenne muscular dystrophy. Thorax. 1998; **53**: 949–952.
14) Soudon P, Steens M, Toussaint M. A comparison of invasive versus noninvasive full-time mechanical ventilation in Duchenne muscular dystrophy. Chron Respir Dis. 2008; **5**: 87–93.
15) Toussaint M, Soudon P, Kinnear W. Effect of non-invasive ventilation on respiratory muscle loading and endurance in patients with Duchenne muscular dystrophy. Thorax. 2008; **63**: 430–434.
16) Birnkrant DJ, Bushby KM, Amin RS, et al. The respiratory management of patients with Duchenne muscular dystrophy: a DMD care considerations working group specialty article. Pediatr Pulmonol. 2010; **45**: 739–748.
17) Dreher M, Rauter I, Storre JH, et al. When should home mechanical ventilation be started in patients with different neuromuscular disorders? Respirology. 2007; **12**: 749–753.
18) Hamada S, Ishikawa Y, Aoyagi T, et al. Indicators for ventilator use in Duchenne muscular dystrophy. Respir Med. 2011; **105**: 625–629.

採択文献　207
議決結果　可 19　否 0　要修正 2

Clinical Question 6-7　6. 呼吸ケア

酸素投与における注意点は何か

推奨

❶炭酸ガスナルコーシスを惹起する可能性があり，肺胞低換気には酸素単独投与を原則として行わない（グレードD，エビデンスレベル4）．

■ 背景・目的

デュシェンヌ型筋ジストロフィー（Duchenne muscular dystrophy：DMD）の呼吸不全は肺胞低換気に起因し，酸素の単独投与で呼吸状態を改善することはできない．酸素投与によるリスクを十分知っておく必要がある．

■ 解説・エビデンス

炭酸ガスナルコーシスを惹起する可能性があるため，DMDの肺胞低換気による低酸素血症に対し，酸素の単独投与は原則として行わない[1,2]（エビデンスレベル4）．肺胞低換気には非侵襲的陽圧換気療法（non-invasive positive pressure ventilation：NPPV）が第一選択である（CQ 6-6参照）．

気道感染症などでNPPVのみで十分な酸素化が得られない場合の酸素併用や，窒息など緊急事態でのやむを得ない酸素単独投与の場合は，経皮炭酸ガスモニタや動脈血ガス分析などで換気状態を適宜モニタリングする[3]（エビデンスレベル5）．

一方，ターミナル・ステージでは，呼吸苦の緩和を優先した対応を行う場合などに，酸素単独投与を行うこともある（エキスパートオピニオン）．

■ 文献

1) Smith PE, Edwards RH, Calverley PM. Oxygen treatment of sleep hypoxaemia in Duchenne muscular dystrophy. Thorax. 1989; **44**: 997–1001.
2) Finder JD, Birnkrant D, Carl J, et al. Respiratory care of the patient with Duchenne muscular dystrophy: ATS consensus statement. Am J Respir Crit Care Med. 2004; **170**: 456–465.
3) Birnkrant DJ, Bushby KM, Amin RS, et al. The respiratory management of patients with Duchenne muscular dystrophy: a DMD care considerations working group specialty article. Pediatr Pulmonol. 2010; **45**: 739–748.

採択文献　117
議決結果　可21　否0　要修正0

Clinical Question 6-8　　6. 呼吸ケア

NPPVを成功させるにはどのような工夫が必要か

推奨

❶患者および家族の理解，協力を得て，非侵襲的陽圧換気療法（non-invasive positive pressure ventilation：NPPV）を効果的に行える人的および物的環境を充実する（グレードB，エビデンスレベル4）．

❷NPPV導入時だけでなく，導入後も，必要時および年1回は，睡眠時や覚醒時の酸素飽和度と，できれば睡眠時や覚醒時の経皮炭酸ガス分圧（2013年3月現在で新生児以外は保険適用外）か呼気終末炭酸ガス分圧（場合により覚醒時の動脈血液ガス分析）を測定し，適宜インターフェイスや人工呼吸器設定の見直しを行う（グレードB，エビデンスレベル3）．

❸気道クリアランスと肺と胸郭のコンプライアンスの維持に努める（グレードB，エビデンスレベル3）（CQ 6-3参照）．

背景・目的

　窒息と気管切開を防ぎ，QOLを維持しやすいNPPVを効果的に使用するためには，医療環境を整えることが大切である[1,2]（エビデンスレベル3），[3〜11]（エビデンスレベル4）．

解説・エビデンス

1）NPPV実施のための環境，準備

　人的環境として，人工呼吸療法を理解している医師と必要な多職種（看護師，理学療法士，臨床工学技士，介護者など）で行う[12,13]（エビデンスレベル4）．NPPVの経験が少ないスタッフ，患者，家族，介護者などに理解と協力を得るように教育を行う[12〜14]（エビデンスレベル4）．

　物的環境として，NPPVに使う人工呼吸器（従量式か従圧式か，呼気弁の有無を選択）とインターフェイス（鼻マスク，鼻プラグ，マウスピース，フェイスマスクなど）の選択ができる環境が望ましい[12,14,15]（エビデンスレベル4）．慢性期では，呼気弁のない回路では，通常呼気圧（expiratory positive airway pressure：EPAP）は最小値とする．呼気弁のある回路では，呼気終末陽圧（positive end-expiratory pressure：PEEP）はゼロにする．特に，覚醒時は，呼気弁のある回路で，量調節換気が最も食事や会話に有利である．進行したステージでは，呼気トリガーはもちろんのこと，吸気トリガーも現状の携帯型人工呼吸器とリークのあるインターフェイスでは，うまく設定できないことが多い．フェイスマスクは，急性期に使われることがあるが，慢性期や在宅には，できるだけ他のインターフェイスへの変更を検討する．また，覚醒時の使用に際しては，活動や会話や食事に配慮したインターフェイスを選択する必要がある．咳の弱

い患者に対しては徒手や機械による咳介助(mechanical insufflation-exsufflation：MI-E)に短時間にアクセスできるようにしておく[14,16](エビデンスレベル 4)(CQ 6-3 参照).

2）NPPV 実施中のモニター

酸素飽和度(SpO₂)，脈，できれば経皮炭酸ガス分圧(なければ呼気終末炭酸ガス分圧，急性期などで必要に応じて動脈血ガス分析)，患者の訴え，胸郭の同調性の上がり，顔色，呼吸音，インターフェイスのフィッティングなどをモニターする[12,14](エビデンスレベル 4)．副作用や合併症としての，インターフェイスによる褥瘡，気胸，エアリークの不快，口渇，鼻閉，耳痛，慢性中耳炎，副鼻腔炎，結膜炎，腹部膨満，誤嚥性肺炎などの予防，早期発見と対応を行う[12,14]．循環動態の変化に注意する[17](エビデンスレベル 4)．

3）NPPV の人工呼吸器条件

SpO₂ の正常化と，モニターが可能であれば経皮炭酸ガス分圧(急性期など必要に応じて動脈血ガス分析)の改善を目指して，不快感を最小にするように調整する[14](エビデンスレベル 4)．

4）NPPV 長期使用の維持

NPPV の睡眠時使用開始後も，年1回と慢性肺胞低換気症状出現時の覚醒時や睡眠時の呼吸モニター(SpO₂，経皮炭酸ガス分圧，なければ覚醒時の呼気終末炭酸ガス分圧か必要に応じて動脈血ガス分析)を行う[14](エビデンスレベル 4)．必要に応じて，インターフェイスや人工呼吸器条件を調整し，必要に応じて徒手咳介助や MI-E を行う[14]．覚醒時に NPPV を外すと，症状や呼吸モニターが良好に維持できない場合は，NPPV 使用時間の増加を行う[14]．覚醒時に電動車椅子上で，会話，食事，洗顔などの日常活動に快適なインターフェイスを選択しながら，終日までの NPPV が可能である[15,19](エビデンスレベル 4)．

5）急性呼吸不全増悪時や鎮静および術後の NPPV

原則として，酸素付加せずに SpO₂ が 94％以上を保つように，NPPV の条件調整と気道クリアランスを維持する治療(徒手による咳介助，MI-E など)を行う[18](エビデンスレベル 3)，[20](エビデンスレベル 4)．必要に応じて NPPV に酸素付加をする[20](CQ 6-7 参照)．

NPPV では治療効果が不十分と判断される時や，MI-E で気道分泌物が取れない時は，気管挿管人工呼吸へ移行する[4]．MI-E による排痰は，気管挿管からでも必要に応じて使用し，問題が解決したら抜管を試みる[4,21](エビデンスレベル 4)．

文献

1) Ishikawa Y, Miura T, Ishikawa Y, et al. Duchenne muscular dystrophy: survival by cardio-respiratory interventions. Neuromuscul Disord. 2011; **21**: 47–51.
2) Bach JR, Rajaraman R, Ballanger F, et al. Neuromuscular ventilatory insufficiency: effect of home mechanical ventilator use v oxygen therapy on pneumonia and hospitalization rates. Am J Phys Med Rehabil. 1998; **77**: 8–19.
3) Young HK, Lowe A, Fitzgerald DA, et al. Outcome of noninvasive ventilation in children with neuromuscular disease. Neurology. 2007; **68**: 198–201.
4) Birnkrant DJ, Bushby KM, Amin RS, et al. The respiratory management of patients with duchenne muscular dystrophy: a DMD care considerations working group specialty article. Pediatr Pulmonol. 2010; **45**: 739–748.

5) Finder JD, Birnkrant D, Carl J, et al. Respiratory care of the patient with Duchenne muscular dystrophy: ATS consensus statement. Am J Respir Crit Care Med. 2004; **170**: 456–465.
6) Bushby K, Finkel R, Birnkrant DJ, et al. Diagnosis and management of Duchenne muscular dystrophy, part 2: implementation of multidisciplinary care. Lancet Neurol. 2010; **9**: 177–189.
7) Bach JR, Martinez D. Duchenne muscular dystrophy: continuous noninvasive ventilatory support prolongs survival. Respir Care. 2011; **56**: 744–750.
8) Kohler M, Clarenbach CF, Boni L, et al. Quality of life, physical disability, and respiratory impairment in Duchenne muscular dystrophy. Am J Respir Crit Care Med. 2005; **172**: 1032–1036.
9) Robert D, Willig TN, Leger P, et al. Long-term nasal ventilation in neuromuscular disorders: report of a consensus conference. Eur Respir J. 1993; **6**: 599–606.
10) Ishikawa Y, Ishikawa Y, Minami R. [The effect of nasal IPPV on patients with respiratory failure during sleep due to Duchenne muscular dystrophy]. Rinsho Shinkeigaku. 1993; **33**: 856–861.
11) Kohler M, Clarenbach CF, Boni L, et al. Quality of life, physical disability, and respiratory impairment in Duchenne muscular dystrophy. Am J Respir Crit Care Med. 2005; **172**: 1032–1036.
12) Hess DR. How to initiate a noninvasive ventilation program: bringing the evidence to the bedside. Respir Care. 2009; **54**: 232–243; discussion: 43–45.
13) Bach JR. A comparison of long-term ventilatory support alternatives from the perspective of the patient and care giver. Chest. 1993; **104**: 1702–1706.
14) Hull J, Aniapravan R, Chan E, et al. British Thoracic Society guideline for respiratory management of children with neuromuscular weakness. Thorax. 2012; **67**: i1–i40.
15) Toussaint M, Steens M, Wasteels G, et al. Diurnal ventilation via mouthpiece: survival in end-stage Duchenne patients. Eur Respir J. 2006; **28**: 549–555.
16) Fauroux B, Guillemot N, Aubertin G, et al. Physiologic benefits of mechanical insufflation-exsufflation in children with neuromuscular diseases. Chest. 2008; **133**: 161–168.
17) Finsterer J, Gelpi E, Stollberger C. Left ventricular hypertrabeculation/noncompaction as a cardiac manifestation of Duchenne muscular dystrophy under non-invasive positive-pressure ventilation. Acta Cardiol. 2005; **60**: 445–448.
18) Bach JR, Ishikawa Y, Kim H. Prevention of pulmonary morbidity for patients with Duchenne muscular dystrophy. Chest. 1997; **112**: 1024–1028.
19) Gomez-Merino E, Bach JR. Duchenne muscular dystrophy: prolongation of life by noninvasive ventilation and mechanically assisted coughing. Am J Phys Med Rehabil. 2002; **81**: 411–415.
20) Birnkrant DJ, Panitch HB, Benditt JO, et al. American College of Chest Physicians consensus statement on the respiratory and related management of patients with Duchenne muscular dystrophy undergoing anesthesia or sedation. Chest. 2007; **132**: 1977–1986.
21) Bach JR, Goncalves MR, Hamdani I, et al. Extubation of patients with neuromuscular weakness: a new management paradigm. Chest. 2010; **137**: 1033–1039.

採択文献　33
議決結果　可 20　否 1　要修正 0

Clinical Question 6-9　　　　　　　　　　　　6. 呼吸ケア

気管切開下人工呼吸の適応，管理上の留意点は何か

推奨

❶気管切開下人工呼吸の適応は，非侵襲的陽圧換気療法（non-invasive positive pressure ventilation：NPPV）が行えない場合，あるいはNPPVが継続できない状態になった場合である（グレードB，エビデンスレベル5）．
❷気管切開下人工呼吸管理の致死的合併症として，気管動脈瘻に留意する（グレードB，エビデンスレベル4）．
❸気管切開下人工呼吸管理では，発声，吸引，呼吸理学療法の方法が変わることに留意する（グレードB，エビデンスレベル4）．

■ 背景・目的

　気管切開下人工呼吸は，確実に気道が確保された換気方法であるが，その適応の判断，起こりうる合併症，ケアについて十分知っておく必要がある．

■ 解説・エビデンス

1）気管切開下人工呼吸の適応

　デュシェンヌ型筋ジストロフィー（Duchenne muscular dystrophy：DMD）の呼吸不全治療は，NPPVが第一選択である．NPPV導入が困難な場合，NPPVが継続困難となった場合，気管切開による人工呼吸管理を検討する[1,2]（エビデンスレベル5）．NPPV継続困難の具体的事例としては，肺炎などの気道感染症や窒息などがあげられる．気管切開施行にあたっては，患者，家族，医療者間で十分な話し合いを行っておく必要がある．救急現場での気管内挿管から気管切開に移行した例などは，急性期から脱したのち，NPPVへの移行が可能な場合がある[3]（エビデンスレベル4）．

2）気管切開下人工呼吸の合併症管理

　胸郭の変形により気管と血管の解剖学的位置関係が大きく変わり，気管カニューレと気管周囲血管に気管壁が挟まれ，気管カニューレによる物理的刺激や感染で気管と血管の間に瘻孔を形成することがある[4]（エビデンスレベル4）．動脈性出血は致死的であり，気管動脈瘻予防のためには，気管切開前の頸～胸部CTによる画像検査で，気管と血管の位置確認を可能な限り行い，気管カニューレと血管による気管圧迫を生じない気管切開口の形成位置を確認すること[5]（エビデンスレベル4），気管の変形に合ったカニューレを選ぶことが必要である．また，気管切開後も，気管切開孔の拡大やカニューレの種類の変更，頸頭～胸郭の変形などで，気管切開時とはカニューレと血管の位置関係が変わることがあるので必要に応じてCT検査を行う．

気管動脈瘻予防の外科的介入方法として，胸骨切除により動脈の気管圧迫を解除する手術療法も有用との報告もある[6]（エビデンスレベル4）．しかしながら，変形が強い症例の場合や長期にわたる人工呼吸管理症例の動脈性出血は，留意していても避けられない場合もある．動脈内へのステント留置による動脈性出血救命例の報告や[7]（エビデンスレベル5），腕頭動脈離断術の報告もあるが，一般的治療法とは言いがたい．

3）NPPVから移行した際の留意点

NPPVから気管切開下人工呼吸療法への移行で，必ずしもADL（activity of daily living），QOLが低下するわけではないが，以下の点に留意する必要がある．

①発声機能が変わる：気管切開を行うと通常は発声機能を失うが，DMDでは，適切なカニューレの選択や人工呼吸器設定で，主としてエアリークを利用して発声可能となる例も多い[8]（エビデンスレベル4）．この場合，換気量が減少することもあるので注意が必要である．

②気管内吸引を行う：気管切開口を通じて気管内吸引を行うが，可能な限り清潔操作で行う必要がある．気管カニューレ挿入による物理的刺激のため，吸引回数が増えることが多い．また，気道分泌物によるカニューレの閉塞にも注意する必要があるが，カニューレの種類によってはカニューレ内部やカフ部の低圧持続吸引が可能なものもある．

③肉芽からの出血：気管カニューレの物理的刺激で気管切開口周囲や気管内腔に形成された肉芽から出血することがある．

④呼吸理学療法が変わる：息どめができなくなるので，蘇生バッグを用いた深吸気訓練の方法などが変わる[9]（エビデンスレベル4）．

気管切開例は，人工呼吸器への依存度が高い例が多いと考えられる．気管カニューレの事故抜管には十分注意する必要があり，人工呼吸器接続外れ防止のためのベルトを用いることもある．また，人工呼吸器本体のアラームだけでなく，酸素飽和度モニタの併用が望ましい．

文献

1) Finder JD, Birnkrant D, Carl J, et al. Respiratory care of the patient with Duchenne muscular dystrophy: ATS consensus statement. Am J Respir Crit Care Med. 2004; **170**: 456–465.
2) Bushby K, Finkel R, Birnkrant DJ, et al. Diagnosis and management of Duchenne muscular dystrophy, part 2: implementation of multidisciplinary care. Lancet Neurol. 2010; **9**: 177–189.
3) 石川悠加，三浦利彦，石川幸辰．呼吸理学療法 排痰困難な患者への対応—終日気管切開人工呼吸から睡眠時NPPVへの移行—．日本小児呼吸器疾患学会雑誌．2007; **18**: 94–97.
4) 川井 充，篠江 隆，花島律子，ほか．Duchenne型筋ジストロフィーにおける気道変形および呼吸管理合併症の画像診断学的及び病理学的研究．厚生省精神・神経疾患研究委託費研究報告書 筋ジストロフィーの臨床・疫学及び遺伝相談に関する研究—平成5年度．1994: p163–170.
5) Saito T, Sawabata N, Matsumura T, et al. Tracheo-arterial fistula in tracheostomy patients with Duchenne muscular dystrophy. Brain Dev. 2006; **28**: 223–227.
6) 国吉真行，比嘉 昇，饒平名知史，ほか．未破裂気管腕頭動脈瘻に対する胸骨U字状切除術—簡便なアプローチ，予防的手術としての有用性—．国立沖縄病院医学雑誌．2010; **30**: 11–17.
7) Vianello A, Ragazzi R, Mirri L, et al. Tracheoinnominate fistula in a Duchenne muscular dystrophy patient: successful management with an endovascular stent. Neuromuscul Disord. 2005; **15**: 569–571.
8) 篠江 隆，川井 充．気管カニューレのカフを十分に緊満させても会話可能なDuchenne型筋ジストロフィー患者における気管変形．臨床神経．1996; **36**: 355–357.
9) Matsumura T, Saito T, Fujimura H. Lung inflation training using a positive end-expiratory pressure valve in neuromuscular disorders. Intern Med. 2012; **51**: 711–716.

採択文献 126
議決結果 可21 否0 要修正0

Clinical Question 6-10　　　　　　　　　　　　6. 呼吸ケア

呼吸管理患者の生活範囲を広げるうえでの工夫，外出・旅行での注意点は何か

推奨

❶車椅子での姿勢保持の工夫，人工呼吸器搭載の工夫が必要である（グレード B，エビデンスレベル 5）．
❷外出・旅行時には，緊急事態，交通機関利用などに対する準備を十分に行う（グレード B，エビデンスレベル 5）．

背景・目的

　人工呼吸器を使用している状態であっても，ベッドを離れて生活範囲を拡大することは可能である．しかしながら，長時間車椅子を使用することに対する配慮，安全確保のための十分な準備が必要である．

解説・エビデンス

1）車椅子での工夫

　生活範囲の拡大にあたっては，自宅や施設を離れ，車椅子上で長時間安全に過ごすための工夫が必要である．車椅子で，安楽に姿勢が保持できる工夫をすること（シーティング），車椅子に人工呼吸器搭載可能な工夫をすることが必要である[1,2]（エビデンスレベル 4）．車椅子移動時は，人工呼吸器の落下や回路外れなどのリスクも高くなるので，呼吸器回路の養生にも留意し，十分な準備を行う．

2）外出・旅行

①緊急事態への対応

　外出・旅行時には，ポータブル式吸引器，蘇生バッグ，人工呼吸器の外部バッテリーの携帯が必要である[3]（エビデンスレベル 5）．事前に，旅行先や移動時に体調不良となった場合受診する医療機関の情報収集を行い，医療機関への診療情報提供書も準備する．また，人工呼吸器取り扱い業者にも連絡し，旅行先で人工呼吸器不具合が生じた場合の対応を依頼しておくほうがよい．

　カフアシスト®を日常的に使用している場合は，外泊時の必要物品のひとつと捉え，持参を心がけたい．2013 年 3 月現在，交流電源の周波数が変わる地域間の移動（50Hz⇔60Hz）では，その地域の周波数に対応した器械への変更が必要な場合があるので，人工呼吸器取り扱い業者にあらかじめ依頼する．

②交通機関利用・施設利用での注意

　長距離移動にあたっては，事前に関係交通機関と連絡を取り，円滑な移動ができるよう計画

する．なかでも航空機旅行は，バッテリーなど航空機内に持ち込める機材に制限があるものもあり，航空機会社と事前の十分な打ち合わせが必要である．飛行中は，航空機内の気圧低下による吸入気酸素分圧低下で低酸素血症が惹起されるため，通常は自発呼吸が保たれた状態であっても，呼吸状態が悪化することがある．SpO_2 モニタリング，蘇生バッグ・人工呼吸器による呼吸補助を考慮するなど十分なリスク対策が必要である[4]（エビデンスレベル 4）．

公共施設であっても，車椅子移動に十分配慮しているとは言いがたい施設も数多い．砂利道など必ずしも車椅子移動には適さない道を通ることもある．また，人工呼吸器を搭載した車椅子の場合，サイズによっては，エレベーターに乗り込めない，狭い駅の改札を通れないようなこともある．バリアフリーに関する事前の情報収集を十分行っていたほうがよい．

このようなことに十分留意し，外出・旅行の計画を立て，十分な準備を行えば，人工呼吸管理を行っていても，ADL（activity of daily living）は制限されない．

文献

1) 多田羅勝義，早田正則，川合恒雄，ほか．電動車椅子への人工呼吸器搭載の試み．厚生省精神・神経疾患研究委託費平成 9 年度研究報告集 筋ジストロフィー患者の QOL の向上に関する総合的研究，1998: p247.
2) 川井 充，西本浩子，関谷智子，ほか．NIPPV を QOL 向上につなげるための検討電動車椅子への搭載にあたって．厚生省精神・神経疾患研究委託費平成 9 年度研究報告集 筋ジストロフィー患者の QOL の向上に関する総合的研究，1998: p245.
3) 多田羅勝義，川井 充，福永秀敏．筋ジストロフィーの在宅人工呼吸療法における危機管理の現状．医療．2001; **55**: 334–337.
4) 多田羅勝義，里村茂子．呼吸不全をともなう筋ジストロフィー患者の航空機旅行中低酸素血症．医療．1998; **52**: 679–682.

採択文献　117
議決結果　可 20　否 0　要修正 1

Clinical Question 6-11　　　　　　　　　　6．呼吸ケア
在宅人工呼吸療法（HMV）導入・在宅健康観察の指導はどのように行うか

推奨

❶在宅人工呼吸療法（home mechanical ventilation：HMV）に移行するにあたり，患者と家族にHMVを希望する意思を確認し，機器取扱，緊急時対応を含めた指導を行う（グレードA，エビデンスレベル5）．導入前に，院外支援機関（在宅医や訪問看護師など）との在宅調整を行うことが望ましい（グレードB，エビデンスレベル5）．

❷健康観察項目を毎日チェックし，適宜訪問医や訪問看護師，病院主治医に伝えるよう，家族に指導する（グレードB，エビデンスレベル5）．

背景・目的

　HMVは人工呼吸器による治療が奏功し，呼吸状態が安定した場合に，患者と家族が在宅での療養を希望する例に導入する．保険医療で承認され，その患者数は着実に増加している．HMVに移行するにあたり，家族への十分な説明と指導，院外支援機関を含めた医療者との連携が重要である．また，在宅において適切に評価を行い，情報を共有することで，異常の早期発見・介入につなぐことができる．

解説・エビデンス

　指導項目に関するエビデンスの高い論文は認めず，多くが症例報告である．

1）HMV導入時の指導

　HMV導入には，まずHMVを希望する患者と家族の意思を確認し，導入可能かを判断する．緊急時対応，日常の診察を依頼できる在宅医や訪問看護師の確保が望ましい．この場合，病院医師はHMV導入前に在宅調整会議を行い，在宅医や訪問看護師などの院外支援機関と情報を共有することを心がける．

　導入にあたり，患者と家族に①緊急時の連絡先，②蘇生方法，③排痰療法，④人工呼吸器使用方法について指導を行う．指導は，患者と家族が不安なく行えるようになるまで，HMV導入前に繰り返し行い，さらに導入後も在宅医・訪問看護師，または病院医師が定期的に指導，確認する必要がある．

　緊急時の連絡先とは，在宅医，訪問看護師，かかりつけの病院医師に加え，最寄りの緊急対応可能な病院，呼吸器の故障の場合に連絡する呼吸器会社のサポートサービスも含まれる．蘇生方法については，緊急蘇生バッグの使用法から心肺蘇生法まで指導するのが望ましい．緊急時対応に関してはフローチャートを作成し，医療者と家族で理解を共通に，いつでも確認しや

すいように配置しておくとよい．

　家庭での，舌咽頭呼吸や徒手的な咳介助を含む呼吸リハビリテーション排痰理学療法は，通常のみならず緊急時にも有効である．これらの指導は，呼吸器導入の際に入院環境下で繰り返し行い，その後も定期的に適切に行われているかを確認することが望ましい．

　機械による咳介助［機械による吸気（陽圧）に引き続く呼気（陰圧）（mechanical insufflation-exsufflation：MI-E）］を行う器械（カフアシスト®など）の貸与は，2013年3月現在ではHMV使用患者においては保険適用となっている．月に一度，人工呼吸器を貸与，指導する医療機関（在宅医も含む）の受診が必要であることを患者と家族に説明し，理解を得る．

2）在宅健康観察の指導

　HMV使用患者に対して，①顔色，②呼吸状態，③腹部膨満感，④全身状態などの健康観察項目を毎日評価することを家族に指導し，状態に応じて体温測定を行う．日々の変化は家族でなければ気づかないことも多いため，家族には具体的な観察のポイントを指導することが望ましい．

　経皮的動脈血酸素飽和度（SpO_2）をモニターする機器がある場合は定期的に測定を行う．SpO_2モニターに関しては，医療者が必要と判断した場合，家族に購入またはレンタルを考慮してもらう．購入に関しては，条件が合えば時に補助が得られる場合もある．これらの健康観察は，定期的かつ変化があった場合に，適宜，在宅医や訪問看護師，かかりつけの病院医師に伝えるよう家族に指導を行う．また，家族だけでなく，定期的に医療者が評価する必要がある．家族は普段の状況を訪問医に報告し，訪問医からさらに病院医師に定期的に連絡を行う．逆に検査入院など行った場合には，病院医師より在宅医，訪問看護師へ情報提供を行い，情報を共有する連携が重要である．

[推奨を臨床に用いる際の注意点]

　HMVを希望する患者と家族の意思を尊重し，医療者と連携して，患者と家族にとって安全で安心できる環境づくりを行う．

文献

【参考資料】

a) Finder JD. A 2009 perspective on the 2004 American Thoracic Society statement, "respiratory care of the patient with Duchenne muscular dystrophy". Pediatrics. 2009; **123** (Suppl 4): S239–S241.
b) 大竹しのぶ，黒田雅枝，小倉朗子，ほか．NPPVを実施しているデュシェンヌ型筋ジストロフィー療養者における腹部症状と看護．日本難病看護学会誌．2009; **14**: 154–158.
c) 多田羅勝義，川井　充，福永秀敏．筋ジストロフィー患者のケアシステムに関する総合的研究―在宅人工呼吸療法における危機管理の実態―．厚生省精神・神経疾患研究委託費による研究報告集―平成12年度，2002: p154.
d) 新堀悦也，三原康弘，樋口浩司，ほか．在宅人工呼吸を装着している患者の安全管理上の問題．中国四国地区国立病院機構・国立療養所看護研究学会誌．2008; **4**: 23–26.
e) Sejerson T, Bushby K. Standards of care for Duchenne muscular dystrophy: brief TREAT-NMD recommendations. Adv Exp Med Bio. 2009; **652**: 13–21.

採択文献　40
議決結果　可21　否0　要修正0

Clinical Question 6-12

6. 呼吸ケア

在宅人工呼吸療法（HMV）実施にはどのような環境整備が必要か

推奨

❶在宅人工呼吸療法（home mechanical ventilation：HMV）導入前に，機器の配置・管理（人工呼吸器，吸引器，医用器材など），電源の確保（電気容量，コンセント数など），療養室の設定（動線，清掃など），および関係者間の情報共有などについて確認することが重要である（グレードB，エキスパートオピニオン）．

背景・目的

人工呼吸器を使用するデュシェンヌ型筋ジストロフィー（Duchenne muscular dystrophy：DMD）患者が在宅において安全な療養生活をおくるためには，在宅における療養室の環境を適切に整備することが重要である．かかりつけ医，訪問看護事業所，保守点検を実施する製造販売業者，および患者と家族は，上記に留意して療養室の環境整備を行うことが推奨される．

解説・エビデンス

関係者の間で，主に以下のような事項を確認することが推奨される．

1）人工呼吸器
①携帯電話を含む送信機は，なるべく人工呼吸器の近く（1〜2 m内）では使用しないことが望ましいが，緊急時にはこの限りではない．
②落下により容易に破損することから，落下事故防止のため転落予防ベルトや転倒防止器具を用いて，重心の低い安定した台に固定する．
③結露防止のため室温を一定に保ち，温度の低い窓際や床に近い場所を回路が通らないように注意する．特に，気管切開下など加温加湿器を用いる場合は，ヒーターワイヤ（熱線）入り回路が回路内の温度を適温に保ち，結露の防止にも役立つ．
④ベッド付近に配置するときは，ベッドと同じ高さで療養者の枕近くの場所に配置する．
⑤エアフィルタの点検・清掃がしやすく，大気取り入れ口を塞がないように配置する．
⑥タバコの煙に含まれる微粒子はフィルタを通過し，呼吸器内部に蓄積して誤動作の原因となることがあるため療養室内は禁煙とする．

2）吸引器
人工呼吸器が設置されている場所の近くに配置する．吸引物は汚物であるので，吸引器は人工呼吸器より低位に配置するとよい．

3）外部アラーム
　介護者が離れたときのアラーム音を察知できるよう有線または無線の外部アラームを準備する．

4）車椅子
　①車椅子に呼吸器を搭載する際には，専用の搭載台や固定具を用意する．
　②緊急時に備えて，人工呼吸器の外部バッテリーを携帯する．

5）ベッド，寝床
　①できるだけ左右前後から介護できるように配置する．
　②療養者が室外をみることができ，かつ関係者の動きが把握できるよう配置する．

6）器材，衛生材料，薬などの保管場所
　①関係者にわかりやすく清潔を保てる場所を保管場所として確保する．
　②緊急蘇生バッグはベッド近くの定位置に置く．

7）電源の確保（電気容量やコンセント数）
　①必要な契約電源容量とコンセント数を確保し，療養室のコンセントは専用回路にする．
　②使用する可能性のある電化製品をすべて使用した状態で，呼吸器が使用可能か確認し，必要に応じて医療機器専用のブレーカーを増設する．
　③人工呼吸器の種類によっては医用コンセント（接地極つき3Pコンセント）が必要なものもあり，必要に応じて設置を検討する．3Pから2Pへの変換アダプタを使用する場合には，壁面アース端子設置を行う．
　④緊急時に備え，最低でも6時間以上は電源を確保できるよう外部バッテリーを準備する．

8）療養室の設定
　①フローリングへの変更，カーペット撤去など清掃に配慮する．
　②介護者や車椅子の動線に配慮する．
　③介護者の休息場所を療養室内に確保する．

9）支援関係者間の情報共有
　人工呼吸器の設定表，取扱説明書，点検記録簿，緊急連絡先，停電時対応フローチャートなどを療養室内に配置し関係者間で共有する．

[推奨を臨床に用いる際の注意点]
　HMVの療養環境整備に関しては，筋萎縮性側索硬化症（amyotrophic lateral sclerosis：ALS）なども含めた神経筋疾患全般を念頭に置いた多くの検討がなされており，詳細は以下の文献が参考となる．また住宅改修などで費用が発生する場合，介護保険の住宅改修制度を利用することも可能であるが，療養者の自己負担が必要となる場合もあるため，それぞれの必要性に応じて上記の推奨を適用することが必要である．

文献

【参考資料】

a) 石川　朗．在宅人工呼吸療法施行者の住環境整備―デュシェンヌ型筋ジストロフィーの場合（1）―．難病と在宅ケア．2002; **8** (5): 59–61.
b) 石川　朗．在宅人工呼吸療法施行者の住環境整備―DMDの住環境（2）―．難病と在宅ケア．2002; **8** (6): 62–65.
c) 石川　朗．在宅人工呼吸療法施行者の住環境整備―DMDの住環境（3）―．難病と在宅ケア．2002; **8** (7): 71–75.
d) 藤嵜孝次，齊藤利雄．【長期人工呼吸管理のノウハウ】在宅用人工呼吸器の選び方―機種と機能（利便性）―．難病と在宅ケア．2010; **16** (8): 27–30.
e) 酒井素子．【QOL向上を目指す!在宅呼吸器ケア】神経筋疾患の在宅呼吸器ケア．呼吸器ケア．2004; **2**: 301–307.
f) 社団法人日本看護協会．人工呼吸器装着中の在宅ALS患者の療養支援訪問看護従事者マニュアル，2004.
g) 石川悠加（編著）．非侵襲的人工呼吸療法ケアマニュアル―神経筋疾患のための―，日本プランニングセンター，松戸，2004.
h) 独立行政法人国立病院機構刀根山病院．神経筋疾患の在宅ケア 独立行政法人国立病院機構刀根山病院2008年度版，2008.
i) 厚生省特定疾患患者の生活の質（QOL）の向上に関する研究班「人工呼吸器装着者の訪問看護研究」分科会．人工呼吸器を装着しているALS療養者の訪問看護ガイドライン，2000.
j) 島根県難病医療連絡協議会．在宅における人工呼吸器の安全使用のためのガイドライン，島根県健康福祉部健康推進課，2012.

採択文献　26
議決結果　可19　否0　要修正2

Clinical Question 6-13　　6. 呼吸ケア

災害に備えてどのような準備をしておくべきか

推奨

❶大規模災害発生後3日間は自宅で初期対応を行えるよう，災害に備えて準備をしておくべきである（グレードB，エビデンスレベル5）．

❷在宅人工呼吸療法実施中の患者では，非常用電源，手動式蘇生バッグ，携帯用吸引器，緊急時必需品などの準備をしておくべきである（グレードB，エビデンスレベル5）．

❸医療機関では，非常用電源の確保，非常時通信手段の確立，防災管理体制の整備などをしておくべきである（グレードB，エビデンスレベル5）．

❹大規模災害発生時は在宅療養の維持が可能かどうかを判断し，在宅での対応が不可能と判断した場合には避難すべきである（グレードB，エビデンスレベル5）．

背景・目的

　日本は世界有数の地震多発国であり，2011年3月11日に発生した東日本大震災では未曾有の大災害に見舞われた．このような想定外の大災害に対して，事前の準備の有用性を示した科学的根拠はない．しかし，災害は前触れもなく突然起こり，家屋の倒壊，停電，火災，浸水などにより電気，ガス，水道，通信設備といったライフラインが途絶し，生命が脅かされることから，災害に備えてあらかじめ準備をしておくことは極めて重要であり，最大の防御となりうる．デュシェンヌ型筋ジストロフィー（Duchenne muscular dystrophy：DMD）患者に特別な準備対策法というものはないが，筋ジストロフィー患者では筋力低下により自力での移動が困難なことが多く，また，人工呼吸器を装着している場合は電源確保など生命に直結した種々の問題が発生する．本項では大地震をはじめとした大災害に備えてどのような準備をすべきか，初期対応をどうすべきかについて，人工呼吸器使用中の在宅患者と一般医療機関の場合に分けて要点のみを解説する．

解説・エビデンス

　国立病院機構19病院のアンケート調査では，在宅人工呼吸療法実施例において非常用電源を確保していた例は40.4％，手動式蘇生バッグを装備していた例は56.6％に過ぎず，危機管理体制は十分とはいえなかった[1]（エビデンスレベル4）．しかし，これらの準備は必須と考える．

1）在宅人工呼吸療法実施中の患者における準備

　大規模災害が発生した場合，医療機関も被災して機能が麻痺している可能性があり，また，道路状況も悪化し搬送時のリスクを伴うことが予想されるため，直ちに医療機関に避難するこ

とは勧められない．したがって，災害発生後3日間程度は患者・家族・支援者のみで対応せざるを得ないので，平常時より災害に備えて最低3日間は自宅でがんばれる準備をしておく必要がある．

表1に準備しておく物品のリストをあげる．平常時より本表をコピーして，チェックリストとして活用されたい．

以下，準備しておくべき物品の注意点について説明する[a～c]．

①手動式蘇生バッグ

停電や故障で人工呼吸器が作動しなくても手動式蘇生バッグさえあれば人工呼吸を継続できるので，ぜひとも準備しておく必要がある．介助者は事前に蘇生バッグの適切な使用方法を習得しておかなければならない．

②人工呼吸器

人工呼吸器は内部バッテリーの付いた機種を選択すべきであり，最近の機種では停電しても6時間程度は使用可能である．しかし，機種や使用条件によって内部バッテリーの使用可能時間は大きく異なるので，内蔵バッテリーを過信することは危険性が高い．

③外部バッテリー

外部バッテリーは医療用のものを準備しておく．予備としてもう1台バッテリーを準備しておけば交互に充電できるので，より長時間の停電にも耐えうる可能性がある．

④非常用電源

外部バッテリーのみでは長時間の停電では限界があるので，さらに自家用車のシガーソケッ

表1　在宅人工呼吸療法実施中の患者が常備しておくべき物品チェックリスト

	物品名	必須	必要	備考
□	人工呼吸器（内臓バッテリー搭載）	◎		呼吸器設定表も必要
□	手動式蘇生バッグ	◎		介助者は適切な使用法を習得しておく
□	外部バッテリー	◎		予備バッテリーも必要
□	インバータ発電機	◎		12Vシガーソケットが必要
□	医療材料	◎		気管カニューレ，人工鼻，吸引チューブ，滅菌グローブ，注射器，ガーゼ，アルコール綿，蒸留水
□	自家用発電機		○	ガソリン，家庭用カセットボンベ
□	太陽光発電		○	ソーラーパネル
□	酸素ボンベ・酸素濃縮器	◎		酸素吸入中の患者のみ
□	携帯用吸引器	◎		バッテリー内蔵型，足踏式
□	パルスオキシメータ		○	アラーム機能付き
□	非常時医療手帳	◎		緊急連絡先，病名，薬など
□	携帯電話	◎		
□	携帯ラジオ	◎		
□	＊生活必需品	◎		
□	＊＊貴重品	◎		

＊：生活必需品は，飲料水，非常用食料・栄養剤，薬品，食器，ナイフキット，タオル，ポリ袋，ハサミ，筆記具，メモ帳，衣類，手袋，ろうそく，ライター，懐中電灯などがある．
＊＊：貴重品は，現金，印鑑，通帳，カード類，保険証などがあるが，緊急時に持ち出せるように管理しておく必要がある．これらの物品は定期的な点検を行い，使用法をあらかじめ習得しておくことは重要であり，特にバッテリーについては残量をこまめにチェックする必要がある．また，あらかじめ各市町村に災害時要支援者登録を行い，拠点・専門病院を始めとする避難施設，主治医，緊急時の受入れ医療機関，保健所，訪問看護ステーション，消防署との連携体制を確保しておく．緊急連絡網は優先順位を決めて一覧表に掲示し，医療手帳にも記載しておく．家具の転倒防止をはじめとした自宅の耐震対策や，平常時に防災訓練を行うことも極めて重要である．

トから使用可能なインバータ発電機（ガソリンが必要），ガソリンや家庭用カセットボンベを用いる自家用発電機，太陽光発電を利用した発電機など複数の非常用電源を準備しておいたほうがよい．その際，12Vシガーソケットは外車などでは電圧が異なるため，所有する車種に適した機種を選択することが重要である．インバータ発電機や自家発電機は，適正な正弦波を出力する機種を選択する．この場合でもノイズが発生し呼吸器が故障する危険性があるので，非常時を除き呼吸器を直接接続することは避けて，バッテリーの充電や周辺機器に使用する．容量を超えた電気の使用は装置を破損する危険性があり，必ず用量を守って使用する．

　⑤吸引器

　吸引器はバッテリー装備のものを使用したほうがよい．さらに，電源がなくても使用可能な足踏み式や手動式の吸引器を準備しておくとよい．

　⑥非常時連絡手段

　災害時には固定電話や携帯電話は通話不能となる場合が多いので，平常時より緊急連絡法については十分検討しておく必要がある．NTT災害用伝言ダイアル（177），災害用伝言板（Web171）などの緊急連絡手段がある．また，東日本大震災時には携帯電話よりもツイッター，フェイスブックが安否確認の通信手段として威力を発揮した．

2）医療機関における準備

　中島は[2]，新潟県中越地震，および中越沖地震の2回の地震の経験より，事前の停電対策が不十分であったこと，大災害発生時の病院機能維持のために病院の免震化対策が重要であること，緊急時通信システムとして衛星電話が有用であること，および通常時から災害に備えた患者支援ネットワークづくりが必要なことを指摘している．災害発生時には，自施設の安全が確保されていなければ実質的な支援は困難となることから，平常時から電源確保，停電対策，濃縮酸素や吸引装置といった医療ガス配管の管理など，施設全体の取り組みが重要で，平常時より防災管理マニュアルを整備し，防災訓練を実施する必要がある．

3）在宅人工呼吸療法実施中の患者における初期対応

　①災害発生直後に患者・介護者の負傷，家屋被害，避難勧告の有無を確認し，在宅での対応が不可能と判断した場合には，医療機関，福祉避難所，知人宅などへ避難する．

　②人工呼吸器，吸引器といった医療機器に異常がないかを確認する．異常がある場合は代替機が手配できるかを確認する．医療機器が正常に使用できない場合は対応可能な医療機関に避難する．

　③電気，ガス，水道といったライフライン被害の有無を確認する．ライフラインの被害がある場合，被災後2時間以内にライフライン復旧のめどを確認し，12時間以内に復旧のめどが立つ場合には自宅待機する．復旧のめどが立たない場合には医療機関，福祉避難所，知人宅などへ明るいうちに避難する[2]（エビデンスレベル5）．

　④自動車については移動手段としてのみでなく電源供給源にもなるので，ガソリンの確保も重要である．東日本大震災においては，おむつは乳児用や高齢者用のものに比べ中間サイズ（体重15kgから35kgの体格にあったサイズ，児童用スーパービッグなど）が不足したので[d]，このサイズのおむつを使用している場合には早めに要請を行うことが望ましい．

4）医療機関における初期対応

①施設内に災害対策本部を迅速に設置し，自身の医療機関がどこまで機能するかを確認する．自施設に影響がない場合は緊急避難入院を受入れる．その際，在宅で使用中の人工呼吸器，医療機器などの持参が望ましい．

②停電になったら，数十秒以内に非常電源（自家発電）に切り替わる．直ちに生命に直結しない機器を非常電源から切り離す．

③酸素供給は液化酸素タンクや配管の損傷がない限り供給可能であるが，災害により影響がある場合は酸素ボンベ供給に切り替える．

④病状の悪化した患者に対しては原則として災害圏内の病院における入院対応とするが，重症または人工呼吸器などが必要で対応が困難な場合には防災ヘリコプターなどによる災害圏外の医療機関への搬送を考慮する[c]．

防災対策マニュアルについては，各自治体をはじめとして多数のマニュアルがホームページ上で公開されているので参照されたい．特に難病情報センターのホームページの災害時関連支援情報では，「災害時難病患者支援計画を策定するための指針」，および各都道府県別の災害対策マニュアルをダウンロードすることができて有用である（http://www.nanbyou.or.jp/）．

文献

1) 多田羅勝義, 川井　充, 福永秀敏. 筋ジストロフィーの在宅人工呼吸療法における危機管理の現状. 医療. 2001; **55**: 334–337.
2) 中島　孝. 神経難病および医療ネットワーク—災害に備えた難病医療ネットワークと災害時の対応—2回の地震を経験して—. 臨床神経学. 2009; **49**: 872–876.

【参考資料】
a) 厚生労働省精神・神経疾患研究委託費，筋ジストロフィーの療養と自立支援のシステム構築に関する研究.「神経筋難病災害時支援ガイドライン」．在宅人工呼吸器装着患者の緊急避難体制，平成19年3月．
b) 厚生労働科学研究費補助金，難治性疾患克服研究事業「重症難病患者の地域医療体制の構築に関する研究」班．「災害時難病患者支援計画を策定するための指針」．平成20年3月．
　http://www.nanbyou.or.jp/pdf/saigai.pdf（最終アクセス日2014年1月9日）
c) 川井　充. 広域災害による大規模停電のときでも人工呼吸器装着の神経筋疾患患者が家ですごせるようにするために何が必要か．IRYO. 2012; **66**: 475–481.
d) 田中総一郎, ほか. 重症児者の防災ハンドブック—3.11を生きぬいた重い障がいのある子どもたち, クリエイツかもがわ, 京都, 2012.

採択文献　2
議決結果　可17　否0　要修正4

7. 心筋障害治療

Clinical Question 7-1-1

7. 心筋障害治療

心機能評価はいつからどのように行うか―総論

推奨

❶診断時または6歳までに少なくとも心電図と心エコーによる心機能評価を行う（グレードB，エキスパートオピニオン）．

❷心機能に異常がなければ，少なくとも10歳までは2年に1回，10歳以降は年に1回，心機能評価を行う．心機能に異常がみられたら，治療とともに必要に応じて適宜，心機能評価を行う（グレードB，エキスパートオピニオン）．

❸外科手術前には心機能評価を行う（グレードA，エキスパートオピニオン）．

■ 背景・目的

　デュシェンヌ型筋ジストロフィー（Duchenne muscular dystrophy：DMD）の心筋障害は心筋細胞のジストロフィン蛋白欠損が病因である．患者の多くは10歳代に左室収縮能の低下を認め，慢性心不全の経過をたどる．近年，呼吸不全に対する人工呼吸療法などの進歩により生命予後が改善しており，心不全の有病率，死因に占める割合が増加している．心筋障害の進行を遅らせるため早期の治療開始が推奨されており，定期的な心機能評価が必要とされている．

■ 解説・エビデンス

　DMDでは運動機能制限などのため，心機能低下があっても心不全症状を伴わないことが多いので，症状の有無に関係なく定期的な心機能評価が必要である[1,2]（エキスパートオピニオン）．心筋障害の程度には個人差があり，骨格筋障害の程度と心機能障害は相関しない[3]（エビデンスレベル4）．遺伝子変異のタイプと心筋症発症についても明らかな関連性は示されていない．そのため日常診療での問診や身体所見だけでは心筋症の発症を見逃す可能性がある．

　左室収縮能低下は10歳代で始まることが多いが，まれに6歳未満の症例でもみられることもあるので[4]（エビデンスレベル4），6歳以前からの心電図と心エコーによる定期的な検査が推奨される．心機能障害を認めた場合は，治療開始とともに適宜，心電図と心エコーによる心機能評価を行う．心機能障害が進行する20歳代以降は，側弯などにより心エコーによる心機能評価が困難な場合があり，心臓核医学検査，心臓MRIなど，ほかの手段も考慮する．

　外科手術が必要な場合には，手術の必要性と危険性を十分説明し，心機能低下例に対しては安全な術式と麻酔法を選択する（CQ 9-1参照）．

文献

1) Bushby K, Muntoni, F, Bourke JP. 107th ENMC international workshop: the management of cardiac involvement in muscular dystrophy and myotonic dystrophy. 7th–9th June 2002, Naarden, the Netherlands. Neuromuscul Disord. 2003; **13**: 166–172.
2) Bushby K, Finkel R, Birnkrant D, et al. Diagnosis and management of Duchenne muscular dystrophy, part 2: implementation of multidisciplinary care. Lancet Neurol. 2010; **9**: 177–189.
3) Heymsfield SB, McNish T, Perkins JV, et al. Sequence of cardiac changes in Duchenne muscular dystrophy. Am Heart J. 1978; **95**: 283–294.
4) James J, Kinnett K, Wang Y, et al. Electrocardiographic abnormalities in very young Duchenne muscular dystrophy patients precede the onset of cardiac dysfunction. Neuromuscul Disord. 2011; **21**: 462–467.

議決結果　可 22　否 0　要修正 0

Clinical Question 7-1-2　7. 心筋障害治療

心機能評価はいつからどのように行うか―12誘導心電図・ホルター心電図

推奨

❶12誘導心電図の異常は左室収縮機能障害よりも早期からみられる．また定期的な検査は不整脈のスクリーニングにも有用である（グレードA，エビデンスレベル4）．
❷ホルター心電図は，心筋障害に合併する不整脈の診断に有用である（グレードB，エビデンスレベル4）．

■ 背景・目的

デュシェンヌ型筋ジストロフィー（Duchenne muscular dystrophy：DMD）では，幼少時から12誘導心電図で異常を認める場合もあるため，解釈を誤らないように特有の所見を理解しておく必要がある．一般的な心疾患と同様に，不整脈のスクリーニングや経過観察には，12誘導心電図やホルター心電図が有用である．

■ 解説・エビデンス

12誘導心電図では，V_1誘導の高いR波，V_1誘導のRSr'パターンまたは多相性R波，V_{5-6}誘導の深いQ波がみられる[1]（エビデンスレベル4）．V_1誘導の高いR波は，後壁の電気的興奮の減少を，V_{5-6}誘導の深いQ波は側壁の電気的興奮の減少を反映していると考えられている[2]（エビデンスレベル4）が，機械的な壁運動異常とは必ずしも一致せず，心電図変化から心機能障害の程度を予測することはできない[3,4]（エビデンスレベル4）．6歳未満でも心電図異常を高率に認めるが，異常所見はV_6のR波増高，V_1のS波増高など，年長者とは異なる[5]（エビデンスレベル4）．

洞性頻脈は，小児期からみられ，歩行能喪失後もみられる[6]（エビデンスレベル4）．ホルター心電図による研究では，安静時の洞性頻脈，心拍数の日内変動の消失，heart rate variabilityの減少がみられたとの報告がある[7]（エビデンスレベル4）．これらの所見は交感神経緊張を反映している．洞性頻脈以外にDMDに特徴的な不整脈はなく，様々な不整脈がみられる．ほかの心疾患と同様に，心機能低下に伴い心室性不整脈の頻度が増加する．心機能低下例では多源性心室期外収縮と2連発以上の非持続性心室頻拍が，突然死の予測因子と考えられている[8]（エビデンスレベル4）．

[推奨を臨床に用いる際の注意点]
自動解析心電計では，V_{1-3}誘導の高いR波を右室肥大，V_1誘導のRSR'パターンを右脚ブロック，I，aVL，V_{5-6}誘導の深いQ波を心筋梗塞と誤って診断することがある．

文献

1) Slucka C. The electrocardiogram in Duchenne progressive muscular dystrophy. Circulation. 1968; **38**: 933–940.
2) Perloff JK, Roberts WC, Leon AC Jr, et al. The distinctive electrocardiogram of Duchenne's progressive muscular dystrophy: an electrocardiographic-pathologic correlative study. Am J Med. 1967; **42**: 179–188.
3) D'Orsogna L, O'Shea JP, Miller G, et al. Cardiomyopathy of Duchenne muscular dystrophy. Pediatr Cardiol. 1988; **9**: 205–213.
4) Thrush PT, Allen HD, Viollet L, et al. Re-examination of the electrocardiogram in boys with Duchenne muscular dystrophy and correlation with its dilated cardiomyopathy. Am J Cardiol. 2009; **103**: 262–265.
5) James J, Kinnett K, Wang Y, et al. Electrocardiographic abnormalities in very young Duchenne muscular dystrophy patients precede the onset of cardiac dysfunction. Neuromuscul Disord. 2011; **21**: 462–467.
6) Gilroy J, Cahalan JL, Berman R, et al. Cardiac and pulmonary complications in Duchenne progressive muscular dystrophy. Circulation. 1963; **27**: 484–493.
7) Kirchmann C, Kececioglu D, Korinthenberg R, et al. Echocardiographic and electrocardiographic findings of cardiomyopathy in Duchenne and Becker-Kiener muscular dystrophies. Pediatr Cardiol. 2005; **26**: 66–72.
8) Chenard AA, Becane HM, Tertrain F, et al. Ventricular arrhythmia in Duchenne muscular dystrophy: prevalence, significance and prognosis. Neuromuscul Disord. 1993; **3**: 201–206.

議決結果　可 22　否 0　要修正 0

Clinical Question 7-1-3   7. 心筋障害治療

心機能評価はいつからどのように行うか—心エコー

推奨

❶ 左室収縮機能障害の評価に，2Dエコー，Mモードエコーによる左室拡張末期径，左室内径短縮率，左室駆出率の計測は有用である（グレードA，エビデンスレベル4）．

❷ 左室収縮機能が正常の早期心筋障害の診断に組織ドプラエコー（心筋ストレインエコー），myocardial performance index（MPI）が有用である（グレードB，エビデンスレベル4）．

背景・目的

心エコーはベッドサイドで検査可能な非侵襲的検査であり，患者の苦痛がなく短時間で検査できることから，デュシェンヌ型筋ジストロフィー（Duchenne muscular dystrophy：DMD）の心機能評価のゴールド・スタンダードに位置づけられている．治療開始時期の決定，治療効果の判定や予後予測に用いられる．

解説・エビデンス

傍胸骨長軸像または傍胸骨短軸像のMモードまたは2Dモードで左室拡張末期径，左室内径短縮率の計測，2Dモードの心尖部四腔像，二腔像で左室駆出率の計測を行う．臨床的に心筋症は10歳からみられ，18歳以上では全例に異常所見を認めたと報告されている[1]（エビデンスレベル4）．10歳未満で異常を示す例もまれにみられる．DMDの壁運動障害は左室後壁基部から始まるのが特徴的である[2]（エビデンスレベル4）．時間経過とともに側壁，心尖部へと広がり，進行すると左室全体に及ぶ．

骨格筋筋力と心エコーの左室収縮指標（左室内径短縮率，左室駆出率）は相関しない[3,4]（エビデンスレベル4）．左室収縮機能障害の有無で，死亡率に有意差を認める[5]（エビデンスレベル4）．心不全死では，ほかの死因と比べて死亡2ヵ月前の左室内径短縮率が低値で，左室拡張末期径が大きかったという[6]（エビデンスレベル4）．

myocardial performance index（MPI）と心筋ストレインエコー法により，従来の方法では左室収縮障害を確認できない心筋障害を早期に診断することができる．MPIは，左室収縮能と拡張能を反映した総合的な心機能指標である．DMDでは左室内径短縮率が正常でMPIが延長している例がみられ，MPIは潜在的な心筋障害の診断に有用と考えられる[7]（エビデンスレベル4）．心筋ストレインエコー法は局所心筋の"伸び縮み"を数値化した指標である．従来の方法で壁運動異常を認めない例でも，この方法で局所の心筋障害を診断できる[8~11]（エビデンスレベル4）．

DMDでは凝固能の亢進が認められ，肺血栓塞栓症，脳梗塞を合併することがある[12,13]（エビ

デンスレベル4）．心房細動合併例，左室機能低下例では，心機能評価と同時に心臓内血栓の有無にも注意する．

[推奨を臨床に用いる際の注意点]
　側弯，呼吸不全，肥満などにより，描出が困難になる傾向があり，検者間で再現性に問題が生じるといった欠点がある．必要に応じて心臓核医学検査，心臓MRIなどのほかの方法を考慮する．
　局所的な壁運動異常（asynergy）があると，左室拡張末期径，左室収縮末期径から求めた左室内径短縮率は，左室全体の収縮機能を反映しない．一方，心尖部四腔像や二腔像から求める左室駆出率の測定には，正確にトレースするために心内膜を明瞭に描出することが重要である．また，真の心尖部を含む断面を描出することも重要である．
　心機能の低下が高度な場合や拡張機能障害が存在する場合は，心エコーによる左室内径短縮率や左室駆出率で心機能の改善，悪化を判定することが難しくなる．脳性利尿ペプチド（brain natriuretic peptide：BNP），臨床症状などの指標と併せて心不全状態を評価する．

文献

1) Nigro G, Comi LI, Politano L, et al. The incidence and evolution of cardiomyopathy in Duchenne muscular dystrophy. Int J Cardiol. 1990; **26**: 271–277.
2) Heymsfield SB, McNish T, Perkins JV, Felner LM. Sequence of cardiac changes in Duchenne muscular dystrophy. Am Heart J. 1978; **95**: 283–294.
3) Ta demir HA, Cil E, Topalo lu H, et al. Cardiorespiratory function in Duchenne and Becker muscular dystrophy. Turk J Pediatr. 1996; **38**: 307–314.
4) 石原傳幸，佐々木　明，高嶋修太郎，ほか．Duchenne型進行性筋ジストロフィーの心筋病変の評価．断層心エコー図法による5年間のfollow up study．厚生省精神・神経疾患研究委託費研究報告書筋ジストロフィーの臨床病態と遺伝及び疫学に関する研究．1991: p51–56.
5) Corrado G, Lissoni A, Beretta S, et al. Prognostic value of electrocardiograms, ventricular late potentials, ventricular arrhythmias, and left ventricular systolic dysfunction in patients with Duchenne muscular dystrophy. Am J Cardiol. 2002; **89**: 838–841.
6) Nagai T. Prognostic evaluation of congestive heart failure in patients with Duchenne muscular dystrophy: retrospective study using non-invasive cardiac function tests. Jpn Circ J. 1989; **53**: 406–415.
7) Bahler RC, Mohyuddin T, Finkelhor RS, et al. Contribution of Doppler tissue imaging and myocardial performance index to assessment of left ventricular function in patients with Duchenne's muscular dystrophy. J Am SocEchocardiogr. 2005; **18**: 666–673.
8) Giatrakos N, Kinali M, Stephens D, et al. Cardiac tissue velocities and strain rate in the early detection of myocardial dysfunction of asymptomatic boys with Duchenne's muscular dystrophy: relationship to clinical outcome. Heart. 2006; **92**: 840–842.
9) Mori K, Hayabuchi Y, Inoue M, et al. Myocardial strain imaging for early detection of cardiac involvement in patients with Duchenne's progressive muscular dystrophy. Echocardiography. 2007; **24**: 598–608.
10) Ogata H, Nakatani S, Ishikawa Y, et al. Myocardial strain changes in Duchenne muscular dystrophy without overt cardiomyopathy. Int J Cardiol. 2007; **115**: 190–195.
11) Mertens L, Ganame J, Claus P, et al. Early regional myocardial dysfunction in young patients with Duchenne muscular dystrophy. J Am Soc Echocardiogr. 2008; **21**: 1049–1054.
12) 齊藤祐子，小宮　正，川井　充．Duchenne型筋ジストロフィーの凝固線溶系亢進状態．臨床神経．1997; **37**: 374–378.
13) Saito T, Yamamoto Y, Matsumura T, et al. Coagulation system activated in Duchenne muscular dystrophy patients with cardiac dysfunction. Brain Dev. 2005; **27**: 415–418.

議決結果　可20　否0　要修正2

Clinical Question 7-1-4　　7．心筋障害治療

心機能評価はいつからどのように行うか―心臓核医学検査

推奨

❶心筋シンチグラフィは，心筋障害評価，死亡リスク予測に有用である（グレード B，エビデンスレベル 4）．

❷定量的心電図同期 SPECT（quantitative gated single photon emission computed tomography：QGS）は，胸郭変形，側弯などの影響を受けずに客観的な心機能評価が可能である（グレード B，エビデンスレベル 4）．

❸心筋核医学検査の異常は，骨格筋障害，呼吸機能とは相関しない（グレード B，エビデンスレベル 4）．

背景・目的

　心臓核医学検査は，心筋に放射性核種（アイソトープ）を取り込んで主に左室心筋を評価する心筋シンチグラフィと，赤血球またはヒト血清アルブミンにアイソトープを標識して心室内の血液動態により心機能を評価する心プールシンチグラフィに分類される．近年 QGS 解析法の普及により，心筋シンチグラフィを用いて心筋と心機能の評価が同時に行われている．デュシェンヌ型筋ジストロフィー（Duchenne muscular dystrophy：DMD）の心臓核医学検査はルーチン検査ではないが，心筋障害早期の診断，心エコーが困難な症例の心機能評価，予後予測に有用である．

解説・エビデンス

　ほかの画像診断法と同様に，左室後側壁～側壁に灌流欠損が高頻度でみられる[1~3]（エビデンスレベル 4）が，灌流欠損と骨格筋障害，胸郭変形の程度は一致しなかったと報告されている[4]（エビデンスレベル 4）．

　安静時 ^{201}Tl 心筋シンチグラフィの early と delay の灌流欠損部位は，剖検での心筋線維化部位とよく一致した．また，再分布領域は正常灌流領域よりも線維化の程度が強く，線維化が進行中の心筋である可能性が示唆された[1]．

　左室壁運動が正常であっても ^{201}Tl 心筋シンチグラフィで灌流低下を認める症例があり，早期の心筋障害の診断にも有用と考えられる[2,5]（エビデンスレベル 4）．

　^{201}Tl 心筋シンチグラフィを用いた予後の予測に関しては，広範な灌流欠損を認めた例は心不全で死亡し，剖検で広範な心筋線維化を認めたとの報告がある[4]．また，ほかの報告では，左室の 10％以上の灌流欠損を認める例のうち，15 歳未満は呼吸不全を伴わない左心不全，15 歳以上は心肺機能不全をきたす可能性が示唆された[2]．

　一方，脂肪酸代謝をみる ^{123}I-BMIPP 心筋シンチグラフィでは，^{201}Tl 心筋シンチグラフィより

広範囲の欠損が認められ，DMDの心筋障害をより早期に捉えている可能性を示唆した．また，心プールシンチグラフィによる左室駆出率は，[201]Tl心筋シンチグラフィの欠損の程度とは相関せず，[123]I-BMIPP心筋シンチグラフィの欠損の程度と相関したとの報告があり，[123]I-BMIPP心筋シンチグラフィの有用性が示されている[6]（エビデンスレベル4）．

　QGS解析法を用いると，従来の局所心筋灌流障害の診断に加えて，左室の内腔容積の変化，壁運動や駆出率などの心機能の指標を4次元的に捉えることができる[7,8]（エビデンスレベル4）．

　心プールシンチグラフィによる左室駆出率は，呼吸機能，年齢と相関しないと報告されている[9]（エビデンスレベル4）．

[推奨を臨床に用いる際の注意点]
　心臓核医学検査は，胸郭変形や側弯の影響が少ないため，心エコーによる心機能評価が困難な例に推奨される．また，測定，解析に検者のバイアスがかかりにくく，より客観的な評価が可能である．アイソトープを用いた検査であり，身体への被曝について患者や家族に説明する必要がある．

文献

1) Nishimura T, Yanagisawa A, Sakata H, et al. Thallium-201 single photon emission computed tomography (SPECT) in patients with Duchenne's progressive muscular dystrophy: a histopathologic correlation study. Jpn Circ J. 2001; **65**: 99–105.
2) Tamura T, Shibuya N, Hashiba K, et al. Evaluation of myocardial damage in Duchenne's muscular dystrophy with thallium-201 myocardial SPECT. Jpn Heart J. 1993; **34**: 51–61.
3) 尾形仁子，石川幸辰，石川悠加，ほか．Duchenne型筋ジストロフィー患者の心筋障害の評価における心筋シンチグラフィーの意義—[99m]Tc-Tetrofosmin，[123]I-BMIPP，[123]I-MIBGを用いた検討—．厚生省精神・神経疾患研究委託費研究報告書筋ジストロフィーの遺伝相談及び全身的病態の把握と対策に関する研究—平成8〜10年度，1999: p300.
4) Kawai N, Sotobata I, Okada M, et al. Evaluation of myocardial involvement in Duchenne's progressive muscular dystrophy with thallium-201 myocardial perfusion imaging. Jpn Heart J. 1985; **26**: 767–775.
5) Miyoshi K, Fujikawa K. Comparison of thallium-201 myocardial single-photon emission computed tomography and cine magnetic resonance imaging in Duchenne's muscular dystrophy. Am J Cardiol. 1995; **75**: 1284–1286.
6) 金沢　一，松永陽一，田村拓久，ほか．[201]TlClと[123]I-BMIPPを用いた心筋SPECTによるDuchenne型筋ジストロフィーの心筋障害の検討．厚生省精神・神経疾患研究委託費 筋ジストロフィーの臨床，疫学及び遺伝相談に関する研究—平成5年度，1994: p171–174.
7) 会田　泉，三吉政道，樋口真也，ほか．Duchnne型筋ジストロフィーにおける[201]Tlと[123]I-BMIPPの2核種同時心筋SPECT—2核種間のMismatch解析における変化について—平成20–22年度，精神・神経疾患研究開発費　筋ジストロフィーの臨床試験実施体制構築に関する研究，2010: p92–95.
8) Fu P, Hu L, Sinzinger J, et al. Assessment of cardiac abnormalities in Duchenne's muscular dystrophy by (99m)Tc-MIBI gated myocardial perfusion imaging. Hell J Nucl Med. 2012; **15**: 114–119.
9) Stewart CA, Gilgoff I, Baydur A, et al. Gated radionuclide ventriculography in the evaluation of cardiac function in Duchenne's muscular dystrophy. Chest. 1988; **94**: 1245–1248.

議決結果　可22　否0　要修正0

Clinical Question 7-1-5　　　　　　7. 心筋障害治療

心機能評価はいつからどのように行うか―心臓MRI

推奨

❶心エコーによる評価が不十分な場合の左室機能評価に有用である（グレードB，エキスパートオピニオン）．
❷ガドリニウム造影剤による遅延造影（late gadolinium enhancement：LGE）は，心筋線維化の診断に有用である（グレードB，エビデンスレベル4）．
❸タギング法によるcircumferential strainの低下は早期の心筋障害の指標となる（グレードB，エビデンスレベル4）．

■ 背景・目的

　MRI装置があっても心臓MRIを実施している施設は限られる．心臓MRIは，比較的新しい検査法であり，デュシェンヌ型筋ジストロフィー（Duchenne muscular dystrophy：DMD）へ応用した報告は少ない．胸郭変形などで，心エコーによる心機能評価が困難な症例に対して心臓MRIが行われる．ほかの検査では描出困難な心筋線維化の部位を視覚的に確認することができる．

■ 解説・エビデンス

　心臓MRIにより，左室拡張末期容積，左室収縮末期容積を測定でき，左室駆出率を算出できる．局所壁運動の評価も可能である．
　ガドリニウム造影剤を静注し10～20分後に撮像すると，心筋の線維化部位では造影剤のwashoutが遅延する（LGE）．Silvaらは，LGEは側壁に多く，心筋の中層または心外膜下層にみられたと報告している．LGE陽性部位と壁運動異常はある程度相関するが，壁運動が正常でLGE陽性となる部位，壁運動に異常があってもLGE陰性となる部位もみられる．LGE陽性例では陰性例と比較して左室収縮末期容積が有意に大きく，左室駆出率が有意に低いという[1]（エビデンスレベル4）．Puchalskiらは，LGE陽性例では全例下側壁基部の心外膜下層にLGEを認め，広範囲の例では下壁，側壁へ広がり，全層へと進行していたと報告している．LGE陽性例は陰性例よりも年齢が有意に高く，左室駆出率が有意に低かった．一方，12.5歳未満で左室駆出率正常の3例にLGE陽性を認め，LGEは左室収縮機能障害に先行する早期の心筋障害の指標となる可能性が示唆された[2]（エビデンスレベル4）．
　心筋ストレイン（strain）は，"組織の伸び縮み"を数値化した指標である．明らかな収縮異常を認めない例でも，左室基部や中部のcircumferential strain（左室短軸像でみた円周方向の伸縮）の低下がみられたと報告されている[3,4]（エビデンスレベル4）．Hagenbuchらは，6～28ヵ月の間隔で2回の心臓MRIを行い，左室駆出率は有意な変化を認めなかったが，circumferential strainは有意に減少したことより，左室駆出率より鋭敏な心筋障害の指標であるとした[5]（エビデンス

レベル 4).

[推奨を臨床に用いる際の注意点]
　LGE や心筋ストレインを治療の指標としたエビデンスはない．心臓 MRI で得られた指標を心筋障害治療にどのように活かしていくかということが今後の課題である．

文献

1) Silva MC, Meira ZM, GurgelGiannetti J, et al. Myocardial delayed enhancement by magnetic resonance imaging in patients with muscular dystrophy. J Am Coll Cardiol. 2007; **49**: 1874–1879.
2) Puchalski MD, Williams RV, Askovich B, et al. Late gadolinium enhancement: precursor to cardiomyopathy in Duchenne muscular dystrophy? Int J Cardiovasc Imaging. 2009; **25**: 57–63.
3) Ashford MW Jr, Liu W, Lin SJ, et al. Occult cardiac contractile dysfunction in dystrophin-deficient children revealed by cardiac magnetic resonance strain imaging. Circulation. 2005; **112**: 2462–2467.
4) Hor KN, Wansapura J, Markham LW, et al. Circumferential strain analysis identifies strata of cardiomyopathy in Duchenne muscular dystrophy: a cardiac magnetic resonance tagging study. J Am Coll Cardiol. 2009; **53**: 1204–1210.
5) Hagenbuch SC, Gottliebson WM, Wansapura J, et al. Detection of progressive cardiac dysfunction by serial evaluation of circumferential strain in patients with Duchenne muscular dystrophy. Am J Cardiol. 2010; **105**: 1451–1455.

議決結果　可 22　否 0　要修正 0

Clinical Question 7-1-6　　　7. 心筋障害治療

心機能評価はいつからどのように行うか—脳性ナトリウム利尿ペプチド(BNP)

推奨

❶脳性ナトリウム利尿ペプチド(brain natriuretic peptide：BNP)値が正常であっても，心機能障害を否定してはならない．経過中，BNP値が上昇した場合は，心機能障害の悪化を疑う(グレードB，エビデンスレベル4)．
❷BNP値100pg/mL以上は，死亡リスクの予測因子である(グレードB，エビデンスレベル4)．

背景・目的

BNPは主として心室で合成されるホルモンで，心室の負荷により心筋細胞からの分泌が亢進する．左室拡張末期圧の上昇を反映してBNPの血中濃度は増加し，心不全の存在，重症度や予後の評価に用いられている．

デュシェンヌ型筋ジストロフィー(Duchenne muscular dystrophy：DMD)では，一般の心不全とは異なる点があるので，その数値の解釈には注意が必要である．

解説・エビデンス

DMDでは，同程度の左室収縮機能障害のある拡張型心筋症と比較してBNPの値は低く，左室拡張末期径の拡大も軽度である[1] (エビデンスレベル4)．この理由として，DMDでは運動機能障害のため負荷がかかりにくいこと，心筋が線維組織に置き換えられるため，分泌能が低下していることや心筋細胞が伸展されにくいことなどが考えられているが，正確な機序は不明である[1,2] (エビデンスレベル4)．BNP値が正常範囲内であっても心機能障害を否定できない．Moriらは左室内径短縮率＞15%の例ではBNP＜30pg/mLであったが，左室内径短縮率＜15%では急峻なBNP値の上昇がみられたと報告した[2]．一方，BNP値100pg/mL以上は死亡リスクの予測因子とされている[3] (エビデンスレベル4)．したがって，BNP値のみを根拠に心機能低下の有無を判断してはならないが，個々の患者の経過をみるための定期的なBNPの測定は有用である．

[推奨を臨床に用いる際の注意点]

NT-proBNPはBNPと同時に産生される不活性産物でありBNPと同等の臨床的意義を有する．腎機能障害時に高値となる(心機能と腎機能の総合的な指標と考えられる)．NT-proBNPはほかの生化学検査項目と同時に血清で検査でき，採血後の保存安定性も良好であるため，検査を外部委託する施設に適する．一方，BNPは全血または血漿を用いて迅速に測定できるという利点があり，施設内で検査するのに適する．

文献

1) Demachi J, Kagaya Y, Watanabe J, et al. Characteristics of the increase in plasma brain natriuretic peptide level in left ventricular systolic dysfunction, associated with muscular dystrophy in comparison with idiopathic dilated cardiomyopathy. Neuromuscul Disord. 2004; **14**: 732–739.
2) Mori K, Manabe T, Nii M, et al. Plasma levels of natriuretic peptide and echocardiographic parameters in patients with Duchenne's progressive muscular dystrophy. Pediatr Cardiol. 2002; **23**: 160–166.
3) 足立克仁,川井尚臣,木村千代美,ほか.Duchenne型筋ジストロフィーにおける血漿ナトリウム利尿ペプチド値による心不全の予後の推定.神経内科.1998; **49**: 532–536.

採択文献　CQ 7-1-1〜7-1-6 で 126
議決結果　可 22　否 0　要修正 0

Clinical Question 7-2-1　　7. 心筋障害治療

心筋障害治療はどのように行うか—食事・生活指導

推奨

❶心機能障害が軽度の時期には，塩分摂取や運動の厳格な制限は行わず，QOLを優先する（グレードB，エキスパートオピニオン）．
❷心不全症状のある時期には，苦痛の緩和，精神症状に対する治療を考慮する（グレードB，エキスパートオピニオン）．

背景・目的

　デュシェンヌ型筋ジストロフィー（Duchenne muscular dystrophy：DMD）の心筋障害治療の目的は，大きく2つに分けて考えることができる．ひとつは，心機能障害の発症と進行を遅らせ，心機能を可能な限り温存することである．もうひとつは，進行した高度の心機能低下に伴う症候の改善と心不全死，不整脈による突然死の予防を目的とした治療である．
　DMDの心筋障害に対しての食事と生活指導に関するエビデンスはないため，一般の慢性心不全治療ガイドラインに従い解説する．

解説・エビデンス

　軽度の心機能障害の時期には，患者が若く，疾患が進行性であることを考慮し，食事や生活指導の厳格な制限は行わず，QOLを優先する．心筋障害治療薬を正しく服用することを指導する．肥満，痩せがあれば，適正な体重を維持できるように無理のない範囲で栄養指導を行う（CQ 10-2参照）．感染が心不全の引き金になることがあるので，インフルエンザワクチン，肺炎球菌ワクチンの接種を勧める．
　中等度以上の心機能障害では，心不全徴候に注意する．運動機能障害のため浮腫，息切れなどの主要症状がみられないことが多い．不眠，食欲不振，悪心，腹痛，腹部膨満感など，肺うっ血による症状以外の愁訴にも注意する．短期間での体重増加は体液の貯留を示唆する．利尿薬，強心薬を服用している例では服薬の中断も急性増悪の誘因となる．さらに，感染による急性増悪の予防のためにも，ワクチンの接種を勧める．
　重症の心不全の時期には，ベッド上生活，人工呼吸器の装着，胃瘻による栄養を余儀なくされる例が多い．慢性心不全の食事療法の基本は塩分制限であり，経管栄養では塩分摂取量の調節は容易である．一般的に，心不全の重症度により，3～7g/日程度の塩分制限が推奨されている．低ナトリウム血症があれば，塩分制限の緩和または水分の制限を考慮する[a]（エキスパートオピニオン）．
　進行した心不全では，しばしば治療抵抗性となる．心不全に対する有効な治療がない状況では，身体的，精神的苦痛に対する緩和治療が必要となる[1]（エキスパートオピニオン）．人工呼

吸器を装着している例では，呼吸が停止しないので，血圧低下，心停止まで苦痛が続くことになる．心不全治療に加えて，必要に応じて緩和ケア，精神科の専門医師，スタッフとの治療を考慮する．身体的，精神的苦痛に対し，患者および/または家族のインフォームドコンセントを得たうえで，鎮静薬を使用する．

[推奨を臨床に用いる際の注意点]
　経口摂取可能であっても，嚥下障害，消化管機能障害により必要な水分・栄養分を摂取・吸収できない例がある．このような例では心機能の低下があっても体液の貯留は目立たず，塩分制限は食欲不振を助長し，栄養障害を悪化させることもあるので注意する必要がある．

文献

1) 斉藤利雄，神野　進．Duchenne 型筋ジストロフィー重症心不全治療にわれわれはどう対応してきたか．脳と発達．2005; 37: 281-286.

【参考資料】
a) 循環器病の診断と治療に関するガイドライン　慢性心不全治療ガイドライン（2010年改訂版）
http://www.j-circ.or.jp/guideline/pdf/JCS2010_matsuzaki_h.pdf（ホームページ公開のみ）

議決結果　可 22　否 0　要修正 0

Clinical Question 7-2-2

7. 心筋障害治療

心筋障害治療はどのように行うか—アンジオテンシン変換酵素（ACE）阻害薬

推奨

❶左室収縮機能低下に対する第一選択薬としてアンジオテンシン変換酵素（angiotensin converting enzyme inhibitor：ACE）阻害薬を投与する（グレードA，エビデンスレベル2）．

背景・目的

　一般の心不全治療においてはACE阻害薬の有用性は確立されており，心不全のリスク因子がある心機能正常例から難治性心不全例まですべての病期で使用が推奨されている．デュシェンヌ型筋ジストロフィー（Duchenne muscular dystrophy：DMD）の心機能障害についてもエビデンスが報告されている．時間経過とともに心機能障害が進行するDMDでは，心機能障害発症早期からの治療開始が推奨され，さらに心機能障害発症前からの治療開始についても言及されている．

解説・エビデンス

　ACE阻害薬は，レニン・アンジオテンシン系でアンジオテンシン変換酵素の作用を阻害することによりアンジオテンシンⅡ，アルドステロンの産生を抑制する．アンジオテンシンⅡはtransforming growth factor-β（TGF-β）を介して，組織の線維化を促進するので，レニン・アンジオテンシン系抑制薬により，心筋の線維化抑制が期待される．またアルドステロンの産生抑制により，ナトリウム，水分の排泄が促進される．

　ACE阻害薬の投与開始時期については，Spurneyの総説によると"最初に心機能低下の所見がみられたとき"とされている[1]（エキスパートオピニオン）．しかし，DMDの心機能低下例に対してACE阻害薬の効果を前向きに検討した報告は少ない（わが国の報告のみである）．田村らは，左室駆出率が40％以下の進行した心機能低下例にカプトプリルを投与し，心機能の改善または維持が認められたと報告している[2]（エビデンスレベル3）．

　一方，心機能が低下する前の"予防的な"治療については，未解決の課題である．Duboc らは，9.5〜13歳の左室駆出率正常のDMD患者に2〜4mg/日のペリンドプリルまたはプラセボを3年間投与し，その後全例にペリンドプリルを投与した．5年後に左室駆出率＜45％となった例も10年後の死亡率も，ともにペリンドプリル群で有意に低く，ACE阻害薬による早期の治療開始の有用性が示唆された[3,4]（エビデンスレベル2）．わが国においても本家らは，15歳以下からのACE阻害薬早期投与によりDMDの心筋症悪化を防止できないかを検討した．その結果，20歳以下の若年での心不全発症率を低下させることができる可能性が高く，特に10歳以下から投与を開始することで防止効果が高いように思われたと報告し，早期にACE阻害薬の治療を開始す

ることを提案した[5]（エビデンスレベル4）．これらの報告には治療開始時期の明確な臨床的指標が示されておらず，予防的治療法を確立するためにはさらなるエビデンスの集積が必要と考えられる．

したがって現在までの報告を総合すると，DMDの心機能障害に対しては，心エコーにて左室駆出率＜55％，または局所的左室壁運動異常を認めたときに，ACE阻害薬による治療を開始するのが一般的である．副作用がない限り全経過において継続投与することが推奨される．

[推奨を臨床に用いる際の注意点]

わが国ではエナラプリルとリシノプリルが成人の慢性心不全に保険適用となっている．小児では高血圧症に適応となっているが，慢性心不全の臨床試験は行われていない．DMDに対するエビデンスはないが，アンジオテンシンII受容体拮抗薬（ARB）も一般の心不全に対する効果が証明されているので，ACE阻害薬が空咳などの副作用などで使えない場合は考慮してよい．わが国ではカンデサルタンが成人の慢性心不全に保険適用となっている．ACE阻害薬と同様，小児の慢性心不全に対する臨床試験は行われていない．

ACE阻害薬やARBは降圧効果を有するので，自覚症状や血圧に注意して少量（常用量の1/8ないし1/2）より開始し，漸増するのが望ましい．

文献

1) Spurney CF. Cardiomyopathy of Duchenne muscular dystrophy: current understanding and future directions. Muscle Nerve. 2011; **44**: 8–19.
2) 田村拓久，澁谷統壽，飯田光男，ほか．Duchenne型筋ジストロフィー患者の慢性心機能障害に対するカプトプリル治療の臨床評価．臨床医薬．1996; **12**: 3635–3646.
3) Duboc D, Meune C, Lerebours G, et al. Effect of perindopril on the onset and progression of left ventricular dysfunction in Duchenne muscular dystrophy. J Am Coll Cardiol. 2005; **45**: 855–857.
4) Duboc D, Meune C, Pierre B, et al. Perindopril preventive treatment on mortality in Duchenne muscular dystrophy: 10 years' follow-up. Am Heart J. 2007; **154**: 596–602.
5) 本家一也，大野一郎，森尻悠一郎．Duchenne型筋ジストロフィーの心筋症悪化に対するACEIの防止効果．厚生労働省 精神・神経疾患研究委託費 筋ジストロフィーのエビデンス構築に関する臨床研究 総括研究報告書—平成17–19年度．2008: p279–280.

議決結果　可19　否0　要修正3

Clinical Question 7-2-3　　7. 心筋障害治療

心筋障害治療はどのように行うか—β遮断薬

推奨

❶左室収縮機能低下に対し，アンジオテンシン変換酵素（angiotensin converting enzyme inhibitor：ACE）阻害薬とβ遮断薬の併用を考慮する（グレードB，エビデンスレベル3）

背景・目的

　一般の慢性心不全治療において，β遮断薬はその陰性変力作用により古くは禁忌とされた薬剤である．1990年代に複数の大規模臨床試験が行われ，β遮断薬により心機能，心不全症状が改善し，突然死を含む死亡率が減少することが明らかにされた．デュシェンヌ型筋ジストロフィー（Duchenne muscular dystrophy：DMD）の心機能障害についても，ACE阻害薬との併用によるエビデンスが報告されている．

解説・エビデンス

　一般の慢性心不全診療ガイドラインに基づき，DMDの左室収縮機能低下例に対してもACE阻害薬やアンジオテンシンⅡ受容体拮抗薬（ARB）に追加してβ遮断薬を使用する．ただし，ACE阻害薬，ARBが副作用で使えない場合は，β遮断薬を単独で使うこともできる．

　Matsumuraらは，ACE阻害薬で治療中の左室駆出率<50％のDMD患者でカルベジロール併用の有用性を検討した．死亡，心不全悪化，重篤な不整脈は，カルベジロール非投与群と比較してカルベジロール投与群で少なかった．カルベジロール投与群でこれらのイベントを発症した患者はカルベジロールの投与量が少なく，心拍数が多かった．カルベジロール投与群では治療開始前の心拍数が多いほど，また治療開始後の心拍数減少が大きいほど左室駆出率の改善がみられた[1]（エビデンスレベル3）．

　Kajimotoらは，ACE阻害薬で治療中の筋ジストロフィー患者28例（DMD 25例，福山型筋ジストロフィー2例，Emery-Dreifuss型筋ジストロフィー1例）を無作為にカルベジロール併用群とACE阻害薬単独群に振り分け，2年間追跡した．カルベジロール併用群では，6ヵ月〜2年後の左室内径短縮率が投与前と比較して有意に増加したが，ACE阻害薬単独群では有意な変化を認めなかった．また左室拡張末期径は，ACE阻害薬単独群で有意に増加したが，カルベジロール併用群では有意な変化を認めなかった[2]（エビデンスレベル4）．

　Ishikawaらは，ACE阻害薬（エナラプリルまたはリシノプリル）とβ遮断薬（メトプロロールまたはビソプロロール）の併用により，症候性心不全11例の症状改善，心房利尿ペプチド（atrial natriuretic peptide：ANP），脳性利尿ペプチド（brain natriuretic peptide：BNP），ノルエピネフリン値の低下を認めたと報告している[3]（エビデンスレベル4）．

[推奨を臨床に用いる際の注意点]

わが国ではカルベジロールとビソプロロールが成人の慢性心不全に保険適用となっているが，両薬剤とも小児に対する安全性は確立していない（使用経験がない，または少ない）．

β遮断薬の投与開始時には，心不全症状，徐脈，低血圧や気管支喘息がないことを確認する．低用量（カルベジロール：1回1.25mg以下，1日2回，またはビソプロロール：1回0.625mg以下，1日1回）より開始し，忍容性をみながら数日～2週間ごとに段階的に増量する．忍容性および治療上の有効性を基に個々の患者に応じて維持量を設定する．最大投与量はカルベジロールが20mg/日，ビソプロロールが5mg/日である．心不全の悪化，徐脈，血圧低下などに注意する．心不全症状が存在する場合や高度左室収縮機能低下例に導入する場合は，入院治療を考慮する．

中止する場合は原則として段階的に減量する．2週間以上休薬したのち，投与を再開する場合には，低用量から開始し，段階的に増量する．この場合も初回導入時と同様に，自覚症状や心機能の程度により入院治療を考慮する．

なお，β遮断薬の使用経験が少ない医師や，左室収縮機能が高度に低下している症例に使用する場合は，循環器専門医と連携して治療にあたることを勧める．

文献

1) Matsumura T, Tamura T, Kuru S, et al. Carvedilol can prevent cardiac events in Duchenne muscular dystrophy. Intern Med. 2010; **49**: 1357–1363.
2) Kajimoto H, Ishigaki K, Okumura K, et al. Beta-blocker therapy for cardiac dysfunction in patients with muscular dystrophy. Circ J. 2006; **70**: 991–994.
3) Ishikawa Y, Bach JR, Minami R. Cardioprotection for Duchenne's muscular dystrophy. Am Heart J. 1999; **137**: 895–902.

議決結果　可19　否0　要修正3

Clinical Question 7-2-4　　　　7．心筋障害治療

心筋障害治療はどのように行うか―利尿薬・強心薬

推奨

❶体液貯留（浮腫），肺うっ血に対し，利尿薬を投与する（グレードA，エキスパートオピニオン）
❷左室収縮機能障害のある心不全に対し，ジゴキシンを考慮する（グレードB，エキスパートオピニオン）
❸心不全急性増悪に対し，カテコラミン製剤，ホスホジエステラーゼ（phosphodi-esterase：PDE）阻害薬，ナトリウム利尿ペプチド製剤の短期間使用を考慮する（グレードB，エキスパートオピニオン）

背景・目的

　一般の慢性心不全において，ACE阻害薬が心不全治療薬として登場する以前は，利尿薬とジギタリスが治療の中心であった．近年，心不全治療はACE阻害薬とβ遮断薬による心筋保護が中心となり，利尿薬，強心薬は主に進行例の症候改善を目的として用いられる．デュシェンヌ型筋ジストロフィー（Duchenne muscular dystrophy：DMD）の心機能障害に対して，利尿薬，強心薬の有効性を検討した報告は少なく，一般の慢性心不全治療ガイドラインに従い解説する[a]．

解説・エビデンス

　利尿薬，強心薬は進行した心不全に対して使用する薬剤であり，軽度心機能低下例には使用しない．
　利尿薬は，体液貯留（浮腫），肺うっ血の治療または予防のために用いられる．ループ利尿薬，サイアザイド系利尿薬では，低カリウム血症，低マグネシウム血症に注意する．定期的に電解質を測定し，低値の場合は補充する．抗アルドステロン薬には心筋保護作用があると考えられており，死亡率の低下が報告されている[b]．腎機能低下例では高カリウム血症，腎機能悪化に注意する．バゾプレッシン拮抗薬は水利尿を促進する薬剤で，低ナトリウム血症を伴う体液貯留に適する．ループ利尿薬の効果が不十分な場合に考慮し，急激な血清ナトリウム上昇に注意が必要なため，意識清明で自由に飲水できる患者に入院下で開始し，血清ナトリウム値を頻繁に測定する．口渇を感じない，または水分摂取が困難な患者への投与は禁忌となっている．
　慢性心不全に対する強心薬投与は「痩せ馬に鞭打つ」と例えられるように，短期的には心不全症状，QOLを改善するが，長期的には心筋のエネルギー枯渇を早め，生命予後を悪化させると理解されている．
　ジゴキシンは，洞調律の慢性心不全に対して，心不全増悪による入院を減らすが予後は改善しないといわれている[c]．血中濃度が高いほど死亡率が増加することが示され，低い血中濃度（0.5〜0.8 ng/mL）で維持することが提案されている[d]．ジゴキシンは腎排泄であり，腎機能低下

例には慎重に投与する．陽性変力作用を持つジギタリスは頻脈性心房細動を伴う心不全以外では，あまり使われなくなっている．

　カルシウム感受性増強薬のピモベンダンは，わが国で行われた慢性心不全の臨床試験 EPOCH で，52 週間の試験期間中，プラセボと比較して複合エンドポイントを有意に減少させた．一方，心不全による死亡，突然死，不整脈による死亡，心不全悪化による入院の一次エンドポイントには有意差を認めなかった[e]．重症心不全で，β遮断薬導入時のピモベンダン併用が有用であることが示唆されている[f]．

　慢性心不全の急性増悪には，必要に応じて注射薬であるカテコラミン製剤のドパミン，ドブタミン，PDE 阻害薬のミルリノン，ナトリウム利尿ペプチド製剤のカルペリチドが用いられる．経口カテコラミン薬（ドカルパミン，デノパミン）は，ドパミン，ドブタミンの静脈内投与からの離脱，β遮断薬の開始が困難な場合に短期間，用いられる．

[推奨を臨床に用いる際の注意点]
　ジゴキシン投与時には腎機能の評価が必要であるが，骨格筋障害が進行した DMD では筋量が少ないためクレアチニン値が腎機能の指標とならない．骨格筋量の影響を受けないシスタチン C が腎機能の指標として有用である[1]（エビデンスレベル 4）．

　ジゴキシンの血中濃度は DMD では健常者と比較して早期に上昇するが，半減期は短縮し，速やかに低下する．その理由はジゴキシンの主な分布領域である骨格筋が減少するためと考えられている[2]（エビデンスレベル 4）．エビデンスはないが，血中濃度の変動を小さくするには 1 回投与量を減らし，投与回数を増やすのがよいと考えられている．ジゴキシンの血中濃度が 2.0 ng/mL 以下であっても，食欲不振，悪心・嘔吐，房室ブロックなどが生じた場合は，ジギタリス中毒も疑う．

文献

1) Matsumura T. Renal dysfunction is a frequent complication in patients with advanced stage of Duchenne muscular dystrophy. 臨床神経学. 2012; **52**: 211–217.
2) 三吉野産治，友枝新一，立石正登．Duchenne 型進行性筋ジストロフィー症における Digoxin の薬物動態．厚生省神経疾患研究委託費研究報告書 筋ジストロフィー症の疫学，病態および治療開発に関する研究，1985; p140–143.

【参考資料】
a) 循環器病の診断と治療に関するガイドライン　慢性心不全治療ガイドライン（2010 年改訂版）http://www.j-circ.or.jp/guideline/pdf/JCS2010_matsuzaki_h.pdf（ホームページ公開のみ）
b) Pitt B, Zannad F, Remme WJ, et al. The effect of spironolactone on morbidity and mortality in patients with severe heart failure. Randomized Aldactone Evaluation Study Investigators. N Eng J Med. 1999; **341**: 709–717.
c) Garg R, Gorlin R, Smith T, et al. The effect of digoxin on mortality and morbidity in patients with heart failure. The Digitalis Investigation Group. N Eng J Med. 1997; **336**: 525–533.
d) Rathore SS, Curtis JP, Wang Y, et al. Association of serum digoxin concentration and outcomes in patients with heart failure. JAMA. 2003; **289**: 871–878.
e) Effects of pimobendan on adverse cardiac events and physical activities in patients with mild to moderate chronic heart failure: the effects of pimobendan on chronic heart failure study (EPOCH study). Circ J. 2002; **66**: 149–157.
f) Yoshikawa T, Baba A, Suzuki M, et al. Effectiveness of carvedilol alone versus carvedilol + pimobendan for severe congestive heart failure. For the Keio Interhospital Cardiology Study (KICS) Group. Am J Cardiol. 2000; **85**: 1495–1497.

採択文献　CQ 7–2–1〜7–2–4 で 488
議決結果　可 22　否 0　要修正 0

Clinical Question 7-3

7. 心筋障害治療

不整脈治療はどのように行うか

推奨

❶ デュシェンヌ型筋ジストロフィー（Duchenne muscular dystrophy：DMD）の不整脈に特異的な治療はなく，一般的な不整脈治療指針に基づき，治療を行う（グレードA，エキスパートオピニオン）．
❷ 抗不整脈薬は心機能を抑制するリスクがあり，副作用を発現しやすい薬が多いため，安易に使用すべきではない．自覚症状が強い場合，血行動態が悪化している場合，生命のリスクがある場合に使用を考慮する（グレードA，エキスパートオピニオン）．

■ 背景・目的

心機能低下に伴い，致死的不整脈の発生頻度は増加するが，その予測は容易ではない．また，DMDの心筋症の不整脈治療に関するエビデンスは少ない．一般的な不整脈治療ガイドラインに従い，循環器専門医と連携して治療することが望ましい．

■ 解説・エビデンス

心室性不整脈は，心機能低下例では比較的高頻度にみられ，心室細動への移行による突然死が問題となる．心室性不整脈の治療の目的は期外収縮の抑制ではなく，致死的不整脈の予防である．一般的に2連発までの心室期外収縮は経過観察とするが，動悸などの自覚症状が強い場合は治療の対象となる．3連発以上の非持続性心室頻拍を認める場合は治療を考慮する．心室細動，持続性心室頻拍では，植込み型除細動器を考慮する．一方，DMDの心機能低下例では，多源性心室期外収縮や2連発以上の非持続性心室頻拍が突然死の予測因子と考えられているため，治療を考慮する[1]（エビデンスレベル4）．

心機能低下例では推奨される抗不整脈薬が限定される．メキシレチン，アミオダロン以外の抗不整脈薬は陰性変力作用（negative inotropic action）があり，心筋収縮を抑制する．血圧低下や心不全の悪化，新たな不整脈の出現（催不整脈作用，proarrhythmic effect）に注意する．抗不整脈薬が長期生命予後を改善するというエビデンスはない．

心室性不整脈に使用できる抗不整脈薬は左室機能によって異なる．

左室駆出率が正常であれば，ジソピラミド，シベンゾリン，ピルシカイニド，フレカイニド，ピルメノール，メキシレチン，アプリンジン，プロパフェノン，ベプリジル，ソタロールが推奨される．左室駆出率40〜50%の軽度の心機能低下では，メキシレチン，アプリンジン，プロパフェノン，ベプリジル，ソタロールが推奨される．左室駆出率40%未満の中等度〜高度心機能低下では，メキシレチン，アミオダロンが推奨される[a]（エキスパートオピニオン）．

アミオダロンの適応症は，「生命に危険のある下記の再発性不整脈で他の抗不整脈薬が無効か，

または使用できない場合：心室細動，心室性頻拍，心不全＜低心機能＞または肥大型心筋症に伴う心房細動」となっている（アンカロン®の添付文書より）．アミオダロンの副作用として，肺線維症，甲状腺機能異常，角膜色素沈着がある．肺線維症は致死的となる場合があるので，投与中は自覚症状（咳など），ラ音の聴診，胸部X線，血液（KL-6）の定期的な評価が必要である．甲状腺機能検査，眼科受診も定期的に行う．

[推奨を臨床に用いる際の注意点]

抗不整脈薬は，15歳以下の小児については禁忌ではないが，安全性が確立されていないので，慎重に投与する[b]．

不整脈をみたら直ちに抗不整脈を投与するのではなく，突然死の予防，QOLの改善を念頭に治療の適応を考慮する．循環器専門医と連携して治療にあたることが望ましい．

文献

1) Chenard AA, Becane HM, Tertrain F, et al. Ventricular arrhythmia in Duchenne muscular dystrophy: prevalence, significance and prognosis. Neuromuscul Disord. 1993; **3**: 201–206.

【参考資料】
a) 循環器病の診断と治療に関するガイドライン　不整脈薬物治療に関するガイドライン（2009年改訂版）http://www.j-circ.or.jp/guideline/pdf/JCS2009_kodama_h.pdf（ホームページ公開のみ）
b) 長嶋正實，相羽　純，牛ノ濱大也，ほか．小児不整脈治療のガイドライン―薬物治療を中心に―．日本小児循環器学会雑誌．2000; **16**: 967–972.

採択文献　490
議決結果　可19　否0　要修正3

Clinical Question 7-4　　　　7．心筋障害治療

非薬物療法はあるか

> **推奨**
> ❶適応基準を満たす場合に心臓再同期療法（cardiac resynchronization therapy：CRT）を考慮する（グレードB，エキスパートオピニオン）．
> ❷適応基準を満たす不整脈にペースメーカー，植込み型除細動器，カテーテルアブレーションを考慮する（グレードB，エキスパートオピニオン）．

背景・目的

人工呼吸療法などの進歩によりデュシェンヌ型筋ジストロフィー（Duchenne muscular dystrophy：DMD）患者の生命予後は改善しているが，一方で薬物治療抵抗性の重症心不全の治療が問題となっている．DMDの重症心不全に対して非薬物療法を考慮するが，循環器専門医と緊密に連携して慎重に判断する．

解説・エビデンス

一般的な重症心不全に対する非薬物療法には心臓再同期療法（CRT），左室形成術（左室部分切除術），補助人工心臓，心移植がある．

日本循環器学会ガイドラインでは，CRTの適応基準として「最適の薬物治療でもNYHAクラスⅢまたは一時的にクラスⅣの慢性心不全を呈し，左室駆出率35％以下，QRS幅120 msec以上で，洞調律の場合」を推奨レベルClass Ⅰとしている[a]．Horらは，左室駆出率＜55％のDMDの17％に左室のdyssynchronyを認めたが，35例中1例を除きQRS幅は正常であり，CRTの効果は期待できない（適応基準を満たさない）と報告している[1]（エビデンスレベル4）．しかし，上記の適応基準を満たす場合は考慮してよいと考えられる．

左室形成術（左室部分切除術，バチスタ手術）についてはベッカー型筋ジストロフィー（Becker muscular dystrophy：BMD）の報告はあるが，DMDの報告はない．

補助人工心臓は，心移植の適応基準に準じた重症心不全が対象となるが，心移植待機患者の移植までのブリッジとして行われる場合が多い．DMDの報告はない．

DMDの心移植は，米国で3例，ドイツで3例の報告がある[2,3]（エビデンスレベル4）．DMD以外の筋ジストロフィーも含めた検討で，周術期の合併症は，筋ジストロフィー以外の患者と差がなかったという．

骨格筋機能が比較的保たれた状態で重症心筋症を発症するBMDと異なり，心機能が高度に低下したDMDでは骨格筋機能障害，呼吸不全も高度である場合が多く，全身状態を考慮すると現状では左室形成術や補助人工心臓，心移植の対象となりにくいと考えられる．症例ごとの厳密な適応検討が必要であり，症例報告の積み重ねによるコンセンサス形成が今後の課題であ

る．

徐脈に対するペースメーカー，致死的不整脈に対する植込み型除細動器，頻脈性不整脈に対するカテーテルアブレーションについては，一般的な適応基準により適応を決める[b]．関節の拘縮，変形はカテーテルの挿入，操作を困難にすることがある．

[推奨を臨床に用いる際の注意点]
　DMD の心筋症に対する非薬物療法の報告は少ない．一般的な拡張型心筋症と異なる特徴，経過を有し，心臓以外の合併症も問題となる．したがって，個々の症例ごとに患者の状態と適応基準を考慮して総合的に判断することが望ましい．

文献

1) Hor KN, Wansapura JP, Al-Khalidi HR, et al. Presence of mechanical dyssynchrony in Duchenne muscular dystrophy. J Cardiovasc Magn Reson. 2011; **13**: 12.
2) Wu RS, Gupta S, Brown RN, et al. Clinical outcomes after cardiac transplantation in muscular dystrophy patients. J Heart Lung Transplant. 2010; **29**: 432–438.
3) Rees W, Schuler S, Hummel M, et al. Heart transplantation in patients with muscular dystrophy associated with end-stage cardiomyopathy. J Heart Lung Transplant. 1993; **12**: 804–807.

【参考資料】
a) 循環器病の診断と治療に関するガイドライン　慢性心不全治療ガイドライン（2010 年改訂版）
http://www.j-circ.or.jp/guideline/pdf/JCS2010_matsuzaki_h.pdf（ホームページ公開のみ）
b) 循環器病の診断と治療に関するガイドライン　不整脈非薬物治療に関するガイドライン（2011 年改訂版）
http://www.j-circ.or.jp/guideline/pdf/JCS2011_okumura_h.pdf（ホームページ公開のみ）

採択文献　490
議決結果　可 22　否 0　要修正 0

8. 整形外科的治療

Clinical Question 8-1　　　　　8. 整形外科的治療

側弯症の発生率や自然経過，生命予後・心肺機能・QOL・ADLへの影響はどのようなものか

回答

- デュシェンヌ型筋ジストロフィー（Duchenne muscular dystrophy：DMD）患者の70％以上が20°以上の側弯を呈する（エビデンスレベル3）．
- 側弯症は多くの場合で進行性である（エビデンスレベル3）．
- 側弯症の発生や進行と生命予後との関連は不明である（エビデンスレベル5）．
- 側弯症の進行は呼吸機能低下の原因となる（エビデンスレベル4）が，心機能低下の原因となるというエビデンスはない（エビデンスレベル5）．
- 側弯症の発生・進行はQOL・ADL低下の原因となる（エビデンスレベル5）．

■ 背景・目的

　DMDのような進行性の筋力低下を伴う神経筋原性疾患では，しばしば脊柱側弯症を呈する．側弯症はQOL・ADLを低下させるだけでなく，呼吸機能にも悪影響を及ぼすため，医療者は側弯症に正しい関心を払い，発症前に患者と家族に疫学や予想される経過につき正しい情報提供をする必要がある．

■ 解説・エビデンス

1）側弯症の発生率

　報告により経過観察期間，横断観察の時期，側弯症の定義が異なるため一概にはいえない．50～75％程度とする報告が多いが，全例と報告されているものもある[1~3]（エビデンスレベル4）．しかし，これらの疫学的データは，遺伝子診断法の確立（1989年）以前のデータであり，Becker型が含まれ側弯症発生率を低く評価している可能性もある．1989年以降の文献でDMDに伴う側弯症の発生を死亡時まで観察し有病率を述べた文献はみられなかった．しかし，Almanらの比較的新しい文献（2004年）で，平均7年の経過観察期間中，未治療患者の67％で20°以上のカーブを呈したという報告がある[4]（エビデンスレベル3）．また，多くの文献に共通する認識は「歩行不能となった患者のほとんどが側弯を呈する」ということである．軽微な変形にとどまる場合もあるが，20°以上の変形を側弯と定義すれば，少なくとも70％以上が側弯症を呈すると考えてよい．

2）側弯症の自然経過

　年齢などの詳細なデータには乏しいが歩行能喪失と同時期に側弯症を発症することが多く[5~8]（エビデンスレベル4），多くの症例で進行性であり[9~11]（エビデンスレベル4），growth spurtの時期などに関連して急速に進行する例もある[8]（エビデンスレベル4）[,12]（エビデンスレベル3）．

歩行可能な患者は前弯がつくことにより環状面での変形の阻害因子になるが，車椅子になり，脊椎の伸展が失われ後弯になる患者では変形の進行回避が不可能になるとのメカニズムが多くの文献で述べられており，無治療の経過では変形はほぼ確実に進行すると言わざるを得ない．

経過の予測に関しては，10歳時のCobb角（CQ 8-3参照）・肺活量（vital capacity：VC）・歩行能喪失となった年齢・カーブパターンから側弯症の進行の予後予測が可能であるとの報告[13]（エビデンスレベル4）がある一方で，変形の重症度や進行の速度は歩行不能となった年齢や変形が始まった年齢と関連はないとする報告[3,14]（エビデンスレベル4）もあり，議論のあるところである．

3）側弯症の発症・進行と生命予後

側弯症の発症や進行が生命予後と関連していると提唱する文献はいくつかあるが[2,10,14]，側弯症を呈した患者が呈さなかった患者より生命予後が短かったとする明らかなエビデンスはない．しかし，呼吸機能やQOL・ADL低下による間接的な影響は否定できない．

4）側弯症の進行と呼吸機能低下

呼吸機能の低下はDMD患者では自然経過として起こるが，側弯症の進行と相関しているとする報告が多い[12~14]．Kurzらは，胸椎カーブが10°進行するごとに肺活量は4%減少すると述べている[15]（エビデンスレベル4）．また，Galaskoらは，側弯症を有するDMD患者ではVCが年に8%ずつ減少すると述べている[16]（エビデンスレベル4）．また，矯正固定術により呼吸機能の低下が緩徐になる[9,17,18]（エビデンスレベル4）との報告もあることから，「側弯症の進行は呼吸機能の低下の原因となる」とのエビデンスを得ることができる．また，エビデンスはないが，胸郭変形により不均等換気や排痰効率低下が生じ無気肺や肺炎リスクとなりうる．一方で，側弯症の進行が心機能を損なう原因になるという提唱はあるが[12]，明らかなエビデンスはない．

5）側弯症の発症・進行とQOL・ADL低下

側弯症を呈す前と呈した後のQOL・ADLを客観的に比較した報告はみられなかったが，側弯の進行とともに長時間の座位が困難になり，皮膚トラブルや腰背部痛の原因になるなどの観点からQOL・ADLは著しく障害される[3,12]．また，それらが矯正固定術により改善したとする報告が多くあるため，側弯症の発生・進行はQOL・ADL低下の原因となると考えられる．

[推奨を臨床に用いる際の注意点]

現在，側弯の発症を防ぐ有効な手段はないが，装具やリハビリテーション，手術などの対処法があることを同時に説明し，患者と家族の不安を和らげるよう配慮する．

文献

1) Robin GC. Scoliosis in Duchenne muscular dystrophy. Isr J Med Sci. 1977; **13**: 203–206.
2) Brooke MH, Fenichel GM, Griggs RC, et al. Duchenne muscular dystrophy: patterns of clinical progression and effects of supportive therapy. Neurology. 1989; **39**: 475–481.
3) Smith AD, Koreska J, Moseley CF. Progression of scoliosis in Duchenne muscular dystrophy. J Bone Joint Surg Am. 1989; **71**: 1066–1074.

4) Alman BA, Raza SN, Biggar WD. Steroid treatment and the development of scoliosis in males with duchenne muscular dystrophy. J Bone Joint Surg Am. 2004; **86-A**: 519–524.
5) Galasko CS. The orthopaedic management of the dystrophies, myopathies, atrophies, neuropathies and ataxias. In: Neuromuscular Problems in Orthopaedics, Galasko CSB (ed), Blackwell Scientific Publications, Oxford, 1987: p83–105.
6) Gardner-Medwin D. Clinical features and classification of the muscular dystrophies. Br Med Bull. 1980; **36**: 109–115.
7) Rennie MJ, Edwards RH, Millward DJ, et al. Effects of Duchenne muscular dystrophy on muscle protein synthesis. Nature. 1982; **296** (5853): 165–167.
8) Siegel IM. Spinal stabilization in Duchenne muscular dystrophy: rationale and method. Muscle Nerve. 1982; **5**: 417–418.
9) Galasko CS, Williamson JB, Delaney CM. Lung function in Duchenne muscular dystrophy. Eur Spine J. 1995; **4**: 263–267.
10) Miller F, Moseley CF, Koreska J, et al. Pulmonary function and scoliosis in Duchenne dystrophy. J Pediatr Orthop. 1988; **8**: 133–137.
11) Gibson DA, Wilkins KE. The management of spinal deformities in Duchenne muscular dystrophy: a new concept of spinal bracing. Clin Orthop Relat Res. 1975; (108): 41–51.
12) Hsu JD. The natural history of spine curvature progression in the nonambulatory Duchenne muscular dystrophy patient. Spine (Phila Pa 1976). 1983; **8**: 771–775.
13) Yamashita T, Kanaya K, Kawaguchi S, et al. Prediction of progression of spinal deformity in Duchenne muscular dystrophy: a preliminary report. Spine (Phila Pa 1976). 2001; **26**: E223–E226.
14) Oda T, Shimizu N, Yonenobu K, et al. Longitudinal study of spinal deformity in Duchenne muscular dystrophy. J Pediatr Orthop. 1993; **13**: 478–488.
15) Kurz LT, Mubarak SJ, Schultz P, et al. Correlation of scoliosis and pulmonary function in Duchenne muscular dystrophy. J Pediatr Orthop. 1983; **3**: 347–353.
16) Galasko CS, Delaney C, Morris P. Spinal stabilisation in Duchenne muscular dystrophy. J Bone Joint Surg Br. 1992; **74**: 210–214.
17) Rideau Y, Glorion B, Delaubier A, et al. The treatment of scoliosis in Duchenne muscular dystrophy. Muscle Nerve. 1984; **7**: 281–286.
18) Velasco MV, Colin AA, Zurakowski D, et al. Posterior spinal fusion for scoliosis in duchenne muscular dystrophy diminishes the rate of respiratory decline. Spine (Phila Pa 1976). 2007; **32**: 459–465.

採択文献　126
議決結果　可23　否0　要修正2

Clinical Question 8-2　　　　　　　　　　8．整形外科的治療

側弯症の矯正固定術でどのような効果が期待できるか

推奨

❶矯正固定術は変形を矯正し，進行を防止することができる（エビデンスレベル 3）．それに伴い，座位保持機能，上肢機能を改善する効果や，介護を容易にしたり腰背部痛を改善したりする効果もあり，QOL 向上，美容的改善，セルフイメージの向上も得られる（エビデンスレベル 4）．呼吸機能については，改善する効果はないが，悪化を遅らせる効果がある（エビデンスレベル 4）．また，生存期間を延長させる効果も期待できる（エビデンスレベル 4）．

❷矯正固定術は上記のような効果を有しているが，侵襲が大きく適応時期も限られる手術であることから，適切な時期に患者・家族に情報提供を行い選択の機会を保証すべきである（情報提供の時期や内容は CQ 8-3 参照）（グレード A，エビデンスレベル 3）．

背景・目的

　デュシェンヌ型筋ジストロフィー（Duchenne muscular dystrophy：DMD）における矯正固定術の効果については，希少疾患の特性上，ランダム化された研究は現在みられていないが，数多くの case-control study や case series から，変形の矯正効果・進行予防効果に加え，呼吸機能，座位保持機能，上肢機能，易介護性，QOL，美容，鎮痛，生命予後などの改善効果が報告されている．手術の意思決定のために，効果と不利益に関する正確な情報を提供する必要がある．

解説・エビデンス

1）矯正固定術の効果

　側弯症を矯正し，進行を防止する効果があることについては多くの文献が示しており，確立された術式での一定の効果は保証されると考えられる[1〜9]（エビデンスレベル 3）．矯正率については，60〜80％程度，矯正損失については，4〜5 年の経過で 10〜16％程度と報告されている．

　矯正固定術には座位を快適にし，座位保持可能時間を延長させる効果があるとする多くの文献がある[4]（エビデンスレベル 3），[10〜17]（エビデンスレベル 4）．座位時間の延長のほかは，妥当性が実証されたツールでの評価はされていないが，患者および家族に向けたアンケートやインタビューなどの結果では座位保持機能の改善があると判断できる．同じく上肢機能の改善についてもいくつかの文献で述べられているが[10,18〜20]（エビデンスレベル 4），多くがアンケートやインタビューなどの独自の評価によるものである．背筋が伸び座高が高くなったため口まで手が届かなくなったなどの報告[10,18〜20]もあるが，座位バランスが改善することにより片側の上肢が体を支える作業から解放され，両上肢を用いた作業の環境が整うという理由から日常生活動作などで

の上肢の使いやすさは向上すると報告されている．なお，これらの改善効果の持続には，リハビリテーションとの連携が重要である．

その他，親や介助者へのアンケートやインタビューなどでは体幹の支持性が増すことで移動などの介護を容易にする効果[10,20]や，術前からの腰背部痛などを改善する効果[13,21,22]（エビデンスレベル4）などが報告されている．さらに，多くのアンケートや聞き取り調査で示された効果として，QOLの向上[2,4,10,14,21]，美容的な改善，セルフイメージの向上[10,21,23]がある（エビデンスレベル4）．これらのアンケートやインタビューは独自のものを使用した研究のみであるが，90～100%という手術に対する高い患者満足度は共通した結論である．

呼吸機能に関しては多くの研究がなされてきたが大部分の研究は矯正固定術の有益性を示せていない[2,5,9~17]．一方で，呼吸機能の維持に有効であるとする研究は多くある[1,18,19]．これらはすべてcase-control studyであるが，改善はないとする文献の多くは対照群（非手術例）のなかに重度のカーブと呼吸機能の低下のため手術が危険と判断されたものが含まれており，手術適応例は進行性のカーブがあるが呼吸機能が大きく低下していないものが選択されているため，術前の重症度がマッチしていない．Galaskoらの研究[1]は手術を拒否した患者を対照群として比較しており，選択バイアスが少なくエビデンスレベルがより高いと考えられる．同研究からは「手術には呼吸機能を改善する効果はないが，悪化を遅らせる効果がある」とのエビデンスを得ることができる．

生存期間の延長効果に関しても大きく意見が分かれる．術後の生存期間を記した大多数の研究で，生存期間を延長させる効果はないとされている[2,5,9]（エビデンスレベル3）,[13,14,17,24]（エビデンスレベル4）．しかし一方で，手術により生存期間が延長したとする少数の報告がある．Galaskoら[1]は，手術を拒否した患者を対照群として術前の重症度をマッチングさせて比較し，5年後の生存率は手術例で有意に高かった（61% vs. 23%）としている．また，夜間非侵襲的陽圧換気療法（non-invasive positive pressure ventilation：NPPV）と手術の組み合わせにより生存期間が改善するという報告もある[25]（エビデンスレベル4）．これらの報告から生存期間の延長が矯正固定術のみによる独立した効果であると結論づけることは難しいが，手術適応となるようなある程度高度の変形に対しては，矯正固定術により生存期間を延長させる効果が期待できる[1,25]．

2）矯正固定術選択における情報提供

矯正固定術の有用性と手術の危険性については，手術を行わなかった場合の予想される経過や他の選択肢も含めて，適切な時期に患者・家族に情報提供を行い，専門機関（CQ 8-3参照）へのコンサルトも含め治療法の選択の機会が必ず与えられるようにすべきである．

[推奨を臨床に用いる際の注意点]

効果があるから手術すべきという推奨ではなく，あくまで患者と家族が手術を選択する機会を逃さないようにすることが重要である．専門医が説明のうえで，手術を受けるかの意思決定は患者と家族に委ねるようにするが，適応時期が限られること，手術を行える施設や医師も限られることから，早い段階で専門機関へのコンサルトを考慮する．

文献

1) Galasko CS, Williamson JB, Delaney CM. Lung function in Duchenne muscular dystrophy. Eur Spine J. 1995; **4**: 263-267.

2) Granata C, Merlini L, Cervellati S, et al. Long-term results of spine surgery in Duchenne muscular dystrophy. Neuromuscul Disord. 1996; **6**: 61–68.
3) Galasko CS, Delaney C, Morris P. Spinal stabilisation in Duchenne muscular dystrophy. J Bone Joint Surg Br. 1992; **74**: 210–214.
4) Marchesi D, Arlet V, Stricker U, et al. Modification of the original Luque technique in the treatment of Duchenne's neuromuscular scoliosis. J Pediatr Orthop. 1997; **17**: 743–749.
5) Brook PD, Kennedy JD, Stern LM, et al. Spinal fusion in Duchenne's muscular dystrophy. J Pediatr Orthop. 1996; **16**: 324–331.
6) Gaine WJ, Lim J, Stephenson W, et al. Progression of scoliosis after spinal fusion in Duchenne's muscular dystrophy. J Bone Joint Surg Br. 2004; **86**: 550–555.
7) Arun R, Srinivas S, Mehdian SM. Scoliosis in Duchenne's muscular dystrophy: a changing trend in surgical management: a historical surgical outcome study comparing sublaminar, hybrid and pedicle screw instrumentation systems. Eur Spine J. 2010; **19**: 376–383.
8) Heller KD, Wirtz DC, Siebert CH, et al. Spinal stabilization in Duchenne muscular dystrophy: principles of treatment and record of 31 operative treated cases. J Pediatr Orthop B. 2001; **10**: 18–24.
9) Hahn F, Hauser D, Espinosa N, et al. Scoliosis correction with pedicle screws in Duchenne muscular dystrophy. Eur Spine J. 2008; **17**: 255–261.
10) Bridwell KH, Baldus C, Iffrig TM, et al. Process measures and patient/parent evaluation of surgical management of spinal deformities in patients with progressive flaccid neuromuscular scoliosis (Duchenne's muscular dystrophy and spinal muscular atrophy). Spine (Phila Pa 1976). 1999; **24**: 1300–1309.
11) Cambridge W, Drennan JC. Scoliosis associated with Duchenne muscular dystrophy. J Pediatr Orthop. 1987; **7**: 436–440.
12) Matsumura T, Kang J, Nozaki S, et al. [The effects of spinal fusion on respiratory function and quality of life in Duchenne muscular dystrophy]. Rinsho Shinkeigaku. 1997; **37**: 87–92.
13) Miller RG, Chalmers AC, Dao H, et al. The effect of spine fusion on respiratory function in Duchenne muscular dystrophy. Neurology. 1991; **41**: 38–40.
14) Miller F, Moseley CF, Koreska J. Spinal fusion in Duchenne muscular dystrophy. Dev Med Child Neurol. 1992; **34**: 775–786.
15) Rice JJ, Jeffers BL, Devitt AT, et al. Management of the collapsing spine for patients with Duchenne muscular dystrophy. Ir J Med Sci. 1998; **167**: 242–245.
16) Rideau Y, Glorion B, Delaubier A, et al. The treatment of scoliosis in Duchenne muscular dystrophy. Muscle Nerve. 1984; **7**: 281–286.
17) Shapiro F, Sethna N, Colan S, et al. Spinal fusion in Duchenne muscular dystrophy: a multidisciplinary approach. Muscle Nerve. 1992; **15**: 604–614.
18) Kim HS, Park JO, Lee HM, et al. Radiographic and functional outcome after surgical management of severe scoliosis in skeletally immature patients with muscular dystrophy. J Spinal Disord Tech. 2004; **17**: 505–510.
19) Takaso M, Nakazawa T, Imura T, et al. Surgical management of severe scoliosis with high risk pulmonary dysfunction in Duchenne muscular dystrophy: patient function, quality of life and satisfaction. Int Orthop. 2010; **34**: 695–702.
20) Van Opstal N, Verlinden C, Myncke J, et al. The effect of Luque-Galveston fusion on curve, respiratory function and quality of life in Duchenne muscular dystrophy. Acta Orthop Belg. 2011; **77**: 659–665.
21) Bellen P, Hody JL, Clairbois J, et al. The surgical treatment of spinal deformities in Duchenne muscular dystrophy. J Orthop Surg (Hong Kong). 1993; **7**: 48–57.
22) Galasko CS. Incidence of orthopedic problems in children with muscle disease. Isr J Med Sci. 1977; **13**: 165–176.
23) Chong HS, Moon ES, Kim HS, et al. Comparison between operated muscular dystrophy and spinal muscular atrophy patients in terms of radiological, pulmonary and functional outcomes. Asian Spine J. 2010; **4**: 82–88.
24) Cervellati S, Bettini N, Moscato M, et al. Surgical treatment of spinal deformities in Duchenne muscular dystrophy: a long term follow-up study. Eur Spine J. 2004; **13**: 441–448.
25) Eagle M, Bourke J, Bullock R, et al. Managing Duchenne muscular dystrophy: the additive effect of spinal surgery and home nocturnal ventilation in improving survival. Neuromuscul Disord. 2007; **17**: 470–475.

採択文献　145
議決結果　可 24　否 0　要修正 1

Clinical Question 8-3

8. 整形外科的治療

側弯症の矯正固定術の適応やリスクはどのようなものか

推奨

※本CQの推奨は手術を考慮・希望する患者に対して適応する.

❶ 9～10歳頃もしくは歩行能喪失時点から，半年から1年ごとに呼吸機能検査と全脊椎単純X線撮影を定期的に行う（グレードA，エビデンスレベル4）（CQ 3-3，6-2参照）.

❷ 半年で10°以上進行する側弯がみられる場合，大きく進行する前（30～40°程度）の手術を検討する（グレードB，エビデンスレベル4）.

❸ 手術は，歩行能喪失時点から呼吸機能が大きく低下する前（%forced vital capacity：%FVC＞30%，%vital capacity：%VC＞30%）に行う（グレードB，エビデンスレベル4）.

❹ 20°以上の側弯を認めた場合，専門的な脊椎外科医へ紹介する（グレードA，エビデンスレベル4）.

❺ 手術合併症の発生率は高く，呼吸器合併症や心合併症などの重篤なものが多いことを術前に説明する（グレードA，エビデンスレベル4）.

背景・目的

デュシェンヌ型筋ジストロフィー（Duchenne musculae dystrophy：DMD）に伴う側弯症に対する治療方針はいまだ確立されておらず，手術の適応に関しても一般的な合意はなされていない．また，合併症の発生率の高さから手術を行える施設や手術経験のある医師もわが国ではまだ限られており，手術という選択の機会と，手術療法が存在するという情報が十分に与えられているとはいえない．適切な時期に手術を行うためには，早期のコンサルテーションと定期的な検査が重要である．

解説・エビデンス

1）側弯症の矯正固定術の適応

手術経過に関する研究はすべて対照群のない回帰的な研究であり，手術適応について判断するための材料には乏しい．しかし，手術適応について述べられた文献は多く[1~7]，これらの報告からは，変形が軽度にとどまる一部の症例を除いて，進行の認められる症例（半年の経過でCobb角10°以上の進行）は手術を考慮することが勧められる（エビデンスレベル4）．また，手術合併症の回避や矯正率，QOL上のベネフィットの観点から，側弯が大きく進行する前で，なおかつ呼吸機能が大きく低下する前に手術を行うことが望ましい[1~7]（エビデンスレベル4）．一方で，術前呼吸機能と術後合併症の関係は，不明瞭であるとの意見[8~12]（エビデンスレベル4）や，重

度のカーブや呼吸機能が大きく低下している症例でも安全に手術を行えたとする報告[9,13]（エビデンスレベル4）もあるが，高度に低下した呼吸機能が麻酔科医や脊椎外科医の術中・術後管理を困難にすることは明らかである（CQ 9-1 参照）．ゆえに手術を希望するのであれば，時期としては側弯症が急速に進行し始める歩行能喪失時点から，呼吸機能として伝統的に手術を行う下限として許容されてきた値である％FVC 30％，％VC 30％を下回らないタイミングで行うことが望ましい．

　DMDに伴う脊柱側弯症に対する手術においては，循環器系合併症の発生率も極めて高いが，多くは心筋症によるものであると報告されており，心不全または調律異常があると高くなるとされている[14]（エビデンスレベル4）が，術前の心エコーなどの検査によっても心合併症発生の予測は極めて困難であるといわれている[15]（エビデンスレベル4）．重篤な心筋症は手術を困難にする可能性があるが，心機能検査から手術適応を考察するエビデンスは認められない．

　経過観察時の検査について，多くの文献で呼吸機能検査と全脊椎単純X線撮影を推奨している[3,16,17]（エビデンスレベル4）．手術の適応を図る「進行するカーブ」や「呼吸機能の高度の低下」を捉える目的でこれらの検査を定期的に行うべきである．通院や検査によるストレスや放射線被曝など患児への負担を考慮し，検査は9～10歳頃もしくは歩行能喪失時点から，半年～1年ごとに行うようにする．X線撮影は，全脊椎の座位正面・側面像を撮影することが望ましい．Cobb角の計測を行い，前回と比較して進行を評価する（図1）．また，専門的な脊椎外科医への紹介は，手術が比較的安全に行えると考えられるタイミングを逃さないために，20°以上の側弯を認めた患者では速やかに行うべきで，20°に達していなくてもコンサルテーションしてよい．歩行能喪失時点から急速に進行する例もあるため，歩行能喪失となる前に患児と家族には側弯症の自然経過についての説明，手術という選択肢が存在することについての情報提供が必要である．同時に手術を希望しない場合については保存的治療についての情報提供も必要である（CQ 4-2 参照）．

2）手術合併症の発生について

　DMDに伴う側弯症の矯正固定術における周術期および術後合併症の報告は多く，発生率は軽度のものも含めると最高で68％と報告するものもある[18]（エビデンスレベル4）．呼吸不全が最も頻度が高く，一時的もしくは軽度のものはほとんどの患者で起こるとされる[19,20]（エビデンスレベル4）．その他報告されている主なものは，心停止，不整脈，心ブロック，大量出血，術後肺炎，胸水貯留，血胸，気胸，脊髄損傷，腸穿孔，膀胱機能不全，尿路感染，感染，インプラントの破損，脱転，インプラントのゆるみ，偽関節，骨折，褥瘡，硬膜損傷，深部静脈血栓症などである[2,9,10,21~24]（エビデンスレベル4）．また，側弯変形がより重度の患者ほど合併症の発生頻度が高いと報告されている[7,17,19]（エビデンスレベル4）．さらに，いくつかの研究で1.4

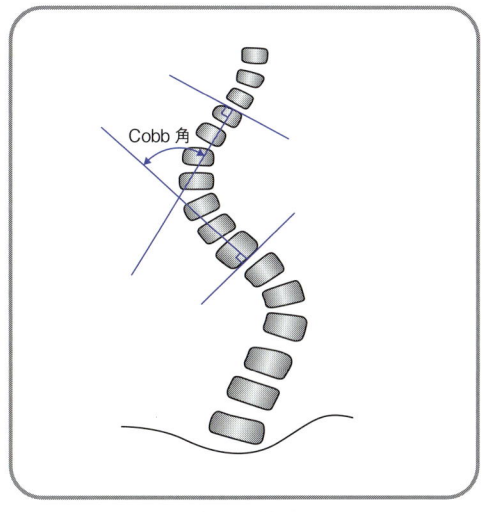

図1　Cobb角の計測の仕方
　弯曲の上位の終椎（傾斜が最大の頭側椎体）椎体上縁および下位の終椎（傾斜が最大の尾側椎体）下縁に接線を引き，これにそれぞれ垂線を立てる．その垂線が交わってできる角度をCobb角といい，側弯変形の指標とする．
　（Cobb JR. Outline for the study of scoliosis. Am Acad Orthop Surg Instr Course Lect. 1948; 5: 261-275. より）

〜5％の周術期死亡や，少数の術中死亡も報告されている．しかし，死因は詳細に確認されておらず不明であり，術前検査からも予測ができないとしている[1,2,10,24]（エビデンスレベル4）．このように，矯正固定術は得られる効果も多いが，リスクの高い治療法であることを十分に説明する必要がある．

［推奨を臨床に用いる際の注意点］
手術を考慮・希望する患者については早期に専門的な脊椎外科医への受診を促すようにする．

［参考：神経筋原性側弯症に対する矯正固定術の実施実績のある施設］
岩手医科大学整形外科
新潟脊椎外科センター
北里大学整形外科
神奈川県立こども医療センター整形外科
慶應義塾大学整形外科
浜松医科大学整形外科
名城病院整形外科
滋賀県立小児保健医療センター整形外科
神戸大学整形外科
神戸医療センター整形外科
大阪大学整形外科
福岡市立こども病院整形外科

文献

1) Cervellati S, Bettini N, Moscato M, et al. Surgical treatment of spinal deformities in Duchenne muscular dystrophy: a long term follow-up study. Eur Spine J. 2004; **13**: 441–448.
2) Heller KD, Wirtz DC, Siebert CH, et al. Spinal stabilization in Duchenne muscular dystrophy: principles of treatment and record of 31 operative treated cases. J Pediatr Orthop B. 2001; **10**: 18–24.
3) Kinali M, Messina S, Mercuri E, et al. Management of scoliosis in Duchenne muscular dystrophy: a large 10-year retrospective study. Dev Med Child Neurol. 2006; **48**: 513–518.
4) Oda T, Shimizu N, Yonenobu K, et al. Longitudinal study of spinal deformity in Duchenne muscular dystrophy. J Pediatr Orthop. 1993; **13**: 478–488.
5) Siegel IM. Spinal stabilization in Duchenne muscular dystrophy: rationale and method. Muscle Nerve. 1982; **5**: 417–418.
6) Smith AD, Koreska J, Moseley CF. Progression of scoliosis in Duchenne muscular dystrophy. J Bone Joint Surg Am. 1989; **71**: 1066–1074.
7) Sussman MD. Advantage of early spinal stabilization and fusion in patients with Duchenne muscular dystrophy. J Pediatr Orthop. 1984; **4**: 532–537.
8) Miller F, Moseley CF, Koreska J, et al. Pulmonary function and scoliosis in Duchenne dystrophy. J Pediatr Orthop. 1988; **8**: 133–137.
9) Marsh A, Edge G, Lehovsky J. Spinal fusion in patients with Duchenne's muscular dystrophy and a low forced vital capacity. Eur Spine J. 2003; **12**: 507–512.
10) Harper CM, Ambler G, Edge G. The prognostic value of pre-operative predicted forced vital capacity in corrective spinal surgery for Duchenne's muscular dystrophy. Anaesthesia. 2004; **59**: 1160–1162.
11) Kennedy JD, Staples AJ, Brook PD, et al. Effect of spinal surgery on lung function in Duchenne muscular dystrophy. Thorax. 1995; **50**: 1173–1178.
12) Miller RG, Chalmers AC, Dao H, et al. The effect of spine fusion on respiratory function in Duchenne mus-

cular dystrophy. Neurology. 1991; **41**: 38–40.
13) Takaso M, Nakazawa T, Imura T, et al. Surgical management of severe scoliosis with high risk pulmonary dysfunction in Duchenne muscular dystrophy: patient function, quality of life and satisfaction. Int Orthop. 2010; **34**: 695–702.
14) Wollinsky KH, Weiss C, Gelowicz-Maurer M, et al. [Preoperative risk assessment of children with Duchenne muscular dystrophy and relevance for anesthesia and intra- and postoperative course]. Med Klin (Munich) 1996; **91** (Suppl 2): 34–37.
15) Schmidt GN, Burmeister MA, Lilje C, et al. Acute heart failure during spinal surgery in a boy with Duchenne muscular dystrophy. Br J Anaesth. 2003; **90**: 800–804.
16) Rideau Y, Glorion B, Delaubier A, et al. The treatment of scoliosis in Duchenne muscular dystrophy. Muscle Nerve. 1984; **7**: 281–286.
17) Sussman MD. Treatment of scoliosis in Duchenne muscular dystrophy. Dev Med Child Neurol. 1985; **27**: 522–524.
18) Modi HN, Suh SW, Yang JH, et al. Surgical complications in neuromuscular scoliosis operated with posterior- only approach using pedicle screw fixation. Scoliosis. 2009; **4**: 11.
19) Bentley G, Haddad F, Bull TM, et al. The treatment of scoliosis in muscular dystrophy using modified Luque and Harrington-Luque instrumentation. J Bone Joint Surg Br. 2001; **83**: 22–28.
20) Chong HS, Moon ES, Kim HS, et al. Comparison between operated muscular dystrophy and spinal muscular atrophy patients in terms of radiological, pulmonary and functional outcomes. Asian Spine J. 2010; **4**: 82–88.
21) Galasko CS, Delaney C, Morris P. Spinal stabilisation in Duchenne muscular dystrophy. J Bone Joint Surg Br. 1992; **74**: 210–214.
22) Galasko CS, Williamson JB, Delaney CM. Lung function in Duchenne muscular dystrophy. Eur Spine J. 1995; **4**: 263–267.
23) Brook PD, Kennedy JD, Stern LM, et al. Spinal fusion in Duchenne's muscular dystrophy. J Pediatr Orthop. 1996; **16**: 324–331.
24) Gaine WJ, Lim J, Stephenson W, et al. Progression of scoliosis after spinal fusion in Duchenne's muscular dystrophy. J Bone Joint Surg Br. 2004; **86**: 550–555.

採択文献　112
議決結果　可 23　否 0　要修正 2

Clinical Question 8-4　　　8．整形外科的治療

下肢拘縮手術の適応や効果は何か

推奨

❶下肢拘縮手術は長期の可動域改善効果が否定的なため，標準的な治療としては推奨しない（グレードC，エビデンスレベル1）．

❷手術の適応としては，下肢の変形が褥瘡，潰瘍，疼痛や靴の不適合などの障害を引き起こした場合，側弯症への影響，座位保持や移乗動作などADLへの悪影響，治療上必要な肢位の保持困難などの問題を生じた場合があげられる．再発や術後の筋力低下の可能性について十分な説明を行い同意が得られた場合のみ手術的治療を考慮する（グレードB，エビデンスレベル4）．

背景・目的

デュシェンヌ型筋ジストロフィー（Duchenne muscular dystrophy：DMD）では幼少期から両下肢の関節拘縮がみられ徐々に進行する．特に足関節における内反尖足は立位歩行に大きく影響するため臨床上問題となる．尖足に対する治療として下肢拘縮手術が試みられたが，最近実施数は減少傾向にある．

解説・エビデンス

歩行能力を維持するためには立位保持能力を保つ必要があり[1]（エビデンスレベル5），立位保持を安定するには下肢拘縮，特に内反尖足が問題となる[2]（エビデンスレベル5）．1970年代から1990年代の報告によれば，手術に適切なリハビリテーションや装具療法を併用することにより，歩行可能期間の延長を得ることが可能であった[3]（エビデンスレベル5）．

1990年代には下肢股関節〜足関節までの多関節拘縮に対し，歩行可能期間中の早期Rideau手術についてのランダム化比較試験が行われた．一時的に歩行期間が延長する例があるものの長期には再発するなど機能が増悪することもあり下肢手術には慎重な意見がみられた[4]（エビデンスレベル2）．アキレス腱延長単独あるいは後脛骨筋腱延長併用では1〜2年で再発の危険があり[5]（エビデンスレベル5），後脛骨筋腱移行術を加えて背屈筋力を強化するなどの術式の工夫や[6]（エビデンスレベル4），術後の装具装着および後療法の重要性[7]（エビデンスレベル5）が強調された．わが国でも同様に手術例で拘縮は改善し歩行可能期間が1〜2年延長したがその後拘縮が再発した[8,9]（エビデンスレベル5）．

2000年代には，単に解剖学的見地から拘縮という要素を論ずるのみならず，機能的見地から歩行全体に対する検討が行われている．DMDでは股関節伸展筋と足関節背屈筋で優位に筋力が低下することが歩行能損失の一次予測因子であることが論じられている[10]（エビデンスレベル4）．他にも3次元動作解析[11]（エビデンスレベル4）やモーメント計測[12]（エビデンスレベル

4），筋組成分析[13]（エビデンスレベル3）など新しい手法を用いて，早期発見と予防に対するアプローチが検討されつつある．異常歩行を分類し治療効果判定に用いる試みや[14]（エビデンスレベル4），早期発見早期介入の試み[15]（エビデンスレベル4），健康小児との比較検討[16]（エビデンスレベル4）などが報告されている．このような歩行の質の検討の結果，徐々に増悪する多発関節拘縮は，筋力低下に抗い歩行能力を維持するための機能的代償として出現する[17]（エビデンスレベル4）という考察が新たに加えられた．関節の固定により立位歩行時の安定性が向上し，少ない筋力を有効な推進力へ変換することが可能である．この観点からは手術的治療により関節拘縮を解除することの必要性は低いと考えられる．

近年行われているステロイド治療は，拘縮に対してアキレス腱延長術を必要とする確率を変化させない，つまり尖足予防効果はないとされ[18]（エビデンスレベル4），ステロイド使用の有無と手術適応には関連がないと考えられる．

最新の他疾患を含むメタアナリシスでは，手術的治療による可動域改善効果についてエビデンスは否定されている[19]（エビデンスレベル1）．しかし前述のように，褥瘡，潰瘍，疼痛や靴の不適合などの障害の存在，座位保持や移乗動作などADLへの悪影響，治療上必要な肢位の保持困難など[20]（エビデンスレベル4），側弯症[21]（エビデンスレベル5）や股関節[22]（エビデンスレベル4）への影響があるなど，問題となる変形に対しては，手術的治療による効果が一時的であれ期待される．再発の問題や手術による機能損失などを十分考慮したうえで，利益が損失を上回る事が予測される場合には，十分なインフォームドコンセントを得たうえで手術的治療を考慮してもよいと考えられる[23]（エビデンスレベル4）．

文献

1) Siegel IM. Pathomechanics of stance in Duchenne muscular dystrophy. Arch Phys Med Rehabil. 1972; **53**: 403–406.
2) Siegel IM. Maintenance of ambulation in Duchenne muscular dystrophy: the role of the orthopedic surgeon. Clin Pediatr (Phila). 1980; **19**: 383–388.
3) Bach JR, McKeon J. Orthopedic surgery and rehabilitation for the prolongation of brace-free ambulation of patients with Duchenne muscular dystrophy. Am J Phys Med Rehabil. 1991; **70**: 323–331.
4) Manzur AY, Hyde SA, Rodillo E, et al. A randomized controlled trial of early surgery in Duchenne muscular dystrophy. Neuromuscul Disord. 1992; **2**: 379–387.
5) Greene WB. Transfer versus lengthening of the posterior tibial tendon in Duchenne's muscular dystrophy. Foot Ankle. 1992; **13**: 526–531.
6) Vignos PJ, Wagner MB, Karlinchak B, et al. Evaluation of a program for long-term treatment of Duchenne muscular dystrophy: experience at the University Hospitals of Cleveland. J Bone Joint Surg Am. 1996; **78**: 1844–1852.
7) Seeger BR, Caudrey DJ, Little JD. Progression of equinus deformity in Duchenne muscular dystrophy. Arch Phys Med Rehabil. 1985; **66**: 286–288.
8) 姜 進，鍋島隆治，平林伸治，ほか．Duchenne muscular dystrophyの下肢拘縮変形に対する外科治療経験．厚生省精神・神経疾患研究委託費研究報告書 筋ジストロフィーの臨床病態と遺伝相談及び疫学に関する研究—平成4年度．1993: p312–315．
9) 山田史朗，大竹 進，岩谷道生，ほか．Duchenne型筋ジストロフィーの下肢手術の経験—Glorion-Rideau変法の3例—．日本小児整形外科学会雑誌．2000; **9**: 97–101．
10) Bakker JP, De Groot IJ, Beelen A, et al. Predictive factors of cessation of ambulation in patients with Duchenne muscular dystrophy. Am J Phys Med Rehabil. 2002; **81**: 906–912.
11) D'Angelo MG, Berti M, Piccinini L, et al. Gait pattern in Duchenne muscular dystrophy. Gait Posture. 2009; **29**: 36–41.
12) Gaudreault N, Gravel D, Nadeau S. Evaluation of plantar flexion contracture contribution during the gait of children with Duchenne muscular dystrophy. J Electromyogr Kinesiol. 2009; **19**: e180–e186.

13) Skalsky AJ, Han JJ, Abresch RT, et al. Assessment of regional body composition with dual-energy X-ray absorptiometry in Duchenne muscular dystrophy: correlation of regional lean mass and quantitative strength. Muscle Nerve. 2009; **39**: 647–651.
14) Sienko TS, Buckon CE, Nicorici A, et al. Classification of the gait patterns of boys with Duchenne muscular dystrophy and their relationship to function. J Child Neurol. 2010; **25**: 1103–1109.
15) Doglio L, Pavan E, Pernigotti I, et al. Early signs of gait deviation in Duchenne muscular dystrophy. Eur J Phys Rehabil Med. 2011; **47**: 587–594.
16) Ganea R, Jeannet PY, Paraschiv-Ionescu A, et al. Gait assessment in children with duchenne muscular dystrophy during long-distance walking. J Child Neurol. 2012; **27**: 30–38.
17) Gaudreault N, Gravel D, Nadeau S, et al. Gait patterns comparison of children with Duchenne muscular dystrophy to those of control subjects considering the effect of gait velocity. Gait Posture. 2010; **32**: 342–347.
18) Dooley JM, Gordon KE, MacSween JM. Impact of steroids on surgical experiences of patients with duchenne muscular dystrophy. Pediatr Neurol. 2010; **43**: 173–176.
19) Rose KJ, Burns J, Wheeler DM, et al. Interventions for increasing ankle range of motion in patients with neuromuscular disease. Cochrane Database Syst Rev. 2010; (2): CD006973.
20) Hsu JD, Jackson R. Treatment of symptomatic foot and ankle deformities in the nonambulatory neuromuscular patient. Foot Ankle. 1985; **5**: 238–244.
21) Goertzen M, Baltzer A, Voit T. Clinical results of early orthopaedic management in Duchenne muscular dystrophy. Neuropediatrics. 1995; **26**: 257–259.
22) Chan KG, Galasko CS, Delaney C. Hip subluxation and dislocation in Duchenne muscular dystrophy. J Pediatr Orthop B. 2001; **10**: 219–225.
23) Williams EA, Read L, Ellis A, et al. The management of equinus deformity in Duchenne muscular dystrophy. J Bone Joint Surg Br. 1984; **66**: 546–550.

採択文献　51
議決結果　可 25　否 0　要修正 0

Clinical Question 8-5　　8. 整形外科的治療

骨折の予防はどのようにしたらよいか

推奨

❶ 歩行能喪失により骨脆弱性が進行した場合、軽微な外力で骨折する例が存在するため、体位交換や移乗などの介助時には常に愛護的動作を心がけることが重要である（グレードB，エビデンスレベル5）．

❷ カルシウム、ビタミンD（特に血中のビタミンD濃度の低下例では）およびビタミンKは小児、成人ともに骨密度増加効果があり、骨代謝改善の観点から勧められる（グレードB，エビデンスレベル4）．ビスホスホネート製剤は成人の骨密度低下例に有効である（グレードB，エビデンスレベル4）．

背景・目的

デュシェンヌ型筋ジストロフィー（Duchenne muscular dystrophy：DMD）についての骨折予防の知見は乏しいが骨密度は低値であることが確認されている．骨密度低値は骨折の強い危険因子のひとつであるため以下に述べる対応が必要である．

解説・エビデンス

DMDでは骨折の治癒機転は正常とされる[1]（エビデンスレベル4）．骨折をきたす要因として、外的要因（環境、外力など）および内的要因（骨脆弱性、ステロイド治療の副作用など）があげられる．骨脆弱性については疾患による不動と筋力低下の影響が大きいと考えられる．それぞれの要因への対策が有用である．

1) 外的要因への対応

DMDの上下肢骨折は、歩行可能者が転倒するか、車椅子使用者が転落または移乗介助時に受傷することが多く、主に下肢骨折を罹患しやすい．上肢の骨折は短下肢装具（knee-ankle-foot orthosis：KAFO）使用者に多い．骨折を罹患した2割の患者において、ADLが低下する[1]（エビデンスレベル4）．

大腿骨骨折の検討では転落が原因として多い．歩行可能者ではギプス治療、非歩行者では短期間の軽い固定で除痛を得た．非歩行者では骨折転位はほとんどみられなかった．骨折の治癒過程は正常であった[2]（エビデンスレベル5）．

わが国の症例集積研究において単一医療機関入院患者の21年間の後方視調査により128例中19例26骨折がみられた．骨折の原因として転倒転落のほか、リハビリテーションや体位交換、移乗などの被介助時の問題があげられたが、受傷原因の不明の場合もあった．さらに、転位が起こりにくく疼痛の訴えが少ないため骨折発生が数日間発覚しなかった事例が存在した[3]（エビ

デンスレベル4).

2) 内的要因への対応

①ステロイド未治療者の骨代謝

DMDでは筋力が小児期から一般小児に比し低値を示し,骨の十分な成長を阻害し低身長と低骨代謝状態を呈する[4](エビデンスレベル5).わが国の症例検討では中手骨骨密度は荷重の影響が少なく比較的進行期まで手の運動が可能なため年齢とともに増加し,骨吸収マーカーは11〜12歳頃の骨の成長期と活動性が低下する成人以降の27〜28歳頃に増加する二峰性を示し[5](エビデンスレベル4),年齢と病期により低骨密度に至る病態が異なることが示唆された.

②ステロイド治療者の骨代謝

DMDの骨密度は同年代平均値より低値を示しステロイド治療者ではさらに低値を示した.ステロイド使用有無に伴う骨密度の差は脊椎でのみ有意であり,累積投与量依存性であった[6](エビデンスレベル4).海外のステロイド治療症例の集積研究において骨代謝マーカーは形成,吸収とも低下しており,低骨代謝回転型の骨密度低値を示した[7](エビデンスレベル4).

③ステロイドに関連した骨折

DMD患者のステロイド使用について,治療群(連日投与)75例(16.9±5.6歳,6.1〜30.5歳)と非治療群68例(14.4±8.1歳,1.1〜39.6歳)を3年間追跡した症例集積研究において,9歳以上の症例を検討した結果,骨折は治療群で多く(治療群38.7% vs.非治療群26.5%),年間発生率はそれぞれ治療群0.08% vs.非治療群0.03%であった.部位は治療群では84.9%が下肢骨折であるのに対し,非治療群では上肢骨折と下肢骨折がほぼ同率であった(治療群52.5% vs.非治療群47.2%).椎体骨折は非治療群には発生せず治療群32%にみられた.歩行可能期間中の骨折罹患は治療群50.94%,非治療群62.75%,骨折を機に歩行能力を喪失した症例は治療群で40.7%,非治療群3.1%だった[8](エビデンスレベル4).

8年間の追跡研究にて,下肢骨折はステロイド治療の有無に関係なく25%程度に,椎体骨折はステロイド治療群においてのみ20%に発生した.歩行可能期間中の骨折は治療群で77%,未治療群で58%であった[9](エビデンスレベル4).

④低骨密度状態に対する治療

DMD単独の研究において,ビタミンDとカルシウム併用[10](エビデンスレベル4)およびビタミンDとビタミンKの併用[11](エビデンスレベル5)により骨密度が増加した.ステロイド治療中の患者に対し,ビスホスホネート製剤であるアレンドロネートの使用にて1〜2年は骨密度が維持または増加し,投与期間中に大きな副作用はみられなかった[12](エビデンスレベル5).また週1回製剤においても同様であった[13](エビデンスレベル4).他疾患を含むステロイド治療中の小児患者を対象にしたビスホスホネート製剤の無作為比較試験では短期には骨密度増加のエビデンスが得られている[14](エビデンスレベル2)が,長期効果については不明である.

[推奨を臨床に用いる際の注意点]

骨脆弱性骨折において問題となる骨強度は,骨密度と骨質により規定される[a,b].DMDにみられる骨皮質の菲薄化と長管骨径の増大は,強度を保つことを目的とした生理的変化であり低骨密度者に共通し疾患特異的ではない.骨密度増加は必ずしも骨折予防効果に直結するとは限らないことにも注意が必要である[c].

成人のステロイド性骨粗鬆症についてはビスホスホネートが第一選択薬である[a].しかし,ス

テロイド性骨粗鬆症では骨吸収が抑制され低骨代謝回転となる傾向が指摘されている．低骨代謝回転型では骨密度低下に比し骨質の劣化が優位であり，骨折を経験していても骨密度は正常範囲であることも多い．DMDでは病期や年齢，治療により骨代謝動態が変化するため，安易に骨密度のみを骨折予防の指標とするのではなく，身体症状や骨代謝マーカーなどを参考にし，骨代謝治療薬の薬理作用を十分考慮する必要がある[d,e]．

骨代謝マーカーの一覧を表1に示す[b]．尿中クレアチニンによる補正を要し，全身の骨格筋量の影響を受ける項目がある点は注意を要する．

骨代謝については閉経前後女性を対象としたエビデンスが蓄積されつつあるが，いまだ不明な点も多く，DMDにおいても今後も継続して知見を収集する必要がある．薬物治療による骨折予防効果の検証には長期的な情報収集が必要であり，多施設共同研究など更なる研究の成果が期待される．

表1 骨代謝マーカー一覧

	マーカーの種類	略語	検体	測定法	保険適用の注意点	腎機能の影響	食事の影響	尿中クレアチニンの影響
骨形成マーカー	オステオカルシン	OC	血清	IRMA	intactOC：未承認	(+)		
			血清	ECLIA	N-Nid OC：未承認			
	骨型アルカリホスファターゼ	BAP	血清	EIA		(−)	(−)	
			血清	CLEIA		(−)	(−)	
	I型プロコラーゲン-N-プロペプチド	P1NP	血清	RIA	intact P1NP	(−)	(−)	
			血清	ECLIA	total P1NP：未承認	(−)	(−)	
骨吸収マーカー	ピリジノリン	PYD	尿	HPLC	未承認	(+)	(+)	
	デオキシピリジノリン	DPD	尿	HPLC・EIA・CLEIA	HPLC：未承認	(+)	(+)	(+)
	I型コラーゲン架橋N-テロペプチド	NTX	血清			(+)		
			尿	EIA・CLEIA	CLEIA（尿）：未承認	(+)	(+)	(+)
	I型コラーゲン架橋C-テロペプチド	CTX	血清・血漿	EIA・ECLIA	ECLIA（血清）：未承認・開発中	(+)		
			尿	EIA・ECLIA		(+)	(+)	(+)
	酒石酸抵抗性酸ホスファターゼ-5b	TRACP-5b	血清・血漿	EIA		(−)	(−)	
骨マトリックス関連マーカー	低カルボキシル化オステオカルシン	ucOC	血清	ECLIA	ビタミンK₂の治療選択・経過観察目的で承認		(−)	
	ペントシジン	−	血漿・尿	HPLC	未承認，一部の腎機能低下疾患で承認	(+)		
			血漿・尿	EIA	未承認・開発中			
	ホモシステイン	HCY	血漿・尿	HPLC・酵素CLIA	未承認，心疾患，ホモシスチン尿症，葉酸・ビタミンB₁₂欠乏症で承認			

RIA：radio immunoassay, IRMA：immunoradiometric assay, EIA：enzyme immunoassay, CLEIA：chemiluminescent enzyme immunoassay, ECLIA：electrochemiluminescent immunoassay

文献

1) McDonald DG, Kinali M, Gallagher AC, et al. Fracture prevalence in Duchenne muscular dystrophy. Dev Med Child Neurol. 2002; **44**: 695–698.
2) Hsu JD, Garcia-Ariz M. Fracture of the femur in the Duchenne muscular dystrophy patient. J Pediatr Orthop. 1981; **1**: 203–207.
3) 畑野栄治，升田慶三，三好和雄，ほか．Duchenne 型筋ジストロフィー症患者の骨折―主として原因について―．総合リハビリテーション．1987; **15**: 41–45.
4) Nagel BH, Mortier W, Elmlinger M, et al. Short stature in Duchenne muscular dystrophy: a study of 34 patients. Acta Paediatr. 1999; **88**: 62–65.
5) 永田明子，斉藤峰輝，神里尚美，ほか．Duchenne 型筋ジストロフィー患者における廃用性骨萎縮を反映する骨代謝マーカーの検討．国療沖縄病院医学雑誌．1997; **18**: 68–71.
6) Bianchi ML, Mazzanti A, Galbiati E, et al. Bone mineral density and bone metabolism in Duchenne muscular dystrophy. Osteoporos Int. 2003; **14**: 761–767.
7) Söderpalm AC, Magnusson P, Ahlander AC, et al. Bone markers and bone mineral density in Duchenne muscular dystrophy. J Musculoskelet Neuronal Interact. 2008; **8**: 24.
8) King WM, Ruttencutter R, Nagaraja HN, et al. Orthopedic outcomes of long-term daily corticosteroid treatment in Duchenne muscular dystrophy. Neurology. 2007; **68**: 1607–1613.
9) Houde S, Filiatrault M, Fournier A, et al. Deflazacort use in Duchenne muscular dystrophy: an 8-year follow-up. Pediatr Neurol. 2008; **38**: 200–206.
10) Bianchi ML, Morandi L, Andreucci E, et al. Low bone density and bone metabolism alterations in Duchenne muscular dystrophy: response to calcium and vitamin D treatment. Osteoporos Int. 2011; **22**: 529–539.
11) 大澤真木子，中野和俊，岩松利至，ほか．筋ジストロフィーの遺伝相談法及び病態に基づく治療法の開発に関する研究―筋ジストロフィーにおける骨代謝障害に対する活性型 vitamin D3，K2 併用投与の検討―．厚生省精神・神経疾患研究委託費による研究報告集―平成 12 年度，2002: p21.
12) Hawker GA, Ridout R, Harris VA, et al. Alendronate in the treatment of low bone mass in steroid-treated boys with Duchennes muscular dystrophy. Arch Phys Med Rehabil. 2005; **86**: 284–288.
13) Apkon S, Coll J. Use of weekly alendronate to treat osteoporosis in boys with muscular dystrophy. Am J Phys Med Rehabil. 2008; **87**: 139–143.
14) Ward L, Tricco AC, Phuong P, et al. Bisphosphonate therapy for children and adolescents with secondary osteoporosis. Cochrane Database Syst Rev. 2007; (4): CD005324.

【参考資料】
a) 骨粗鬆症の予防と治療ガイドライン作成委員会（日本骨粗鬆症学会，日本骨代謝学会，骨粗鬆症財団）．骨粗鬆症の予防とガイドライン 2011 年版，ライフサイエンス出版，東京，2011.
b) 日本骨粗鬆学会．骨代謝マーカー検討委員会．骨粗鬆症診療における骨代謝マーカーの適正使用ガイドライン 2012 年版．Osteoporosis Japan 2012; **20**（別冊）
c) Seeman E. Bone quality: the material and structural basis of bone strength. J Bone Miner Metab. 2008; **26**: 1–8.
d) Soen S. [Glucocorticoid-induced osteoporosis : treatment update]. Clin Calcium. 2012; **22**: 229–235.
e) Weinstein RS. Clinical practice. Glucocorticoid-induced bone disease. N Engl J Med. 2011; **365**: 62–70.

採択分類　48
議決結果　可 23　否 0　要修正 2

Clinical Question 8-6　　　　　　　　8．整形外科的治療

骨折治療における注意点は何か

推奨

❶骨折治療においては一般的な骨脆弱性骨折と同様に，骨折タイプ，骨脆弱性の程度，ADL，QOLなどを考慮して治療法を選択する（グレードB，エビデンスレベル4）．

❷骨折の可能性を示唆する皮下血腫や腫脹が局所にみられる場合，単純X線撮影や断層撮影，超音波検査，CT，MRなど，何らかの画像診断を用いて積極的に骨折の有無を確認する（グレードB，エビデンスレベル4）．

背景・目的

　デュシェンヌ型筋ジストロフィー（Duchenne muscular dystrophy：DMD）患者でみられる骨折では，筋力低下により転位が少なく外表から変形が確認しづらい．また，筋スパスムを起こしにくく疼痛が軽度なため，発見が遅れる場合がある．

解説・エビデンス

　骨折の治癒機転に問題はないとされ[1]（エビデンスレベル4），[2]（エビデンスレベル5），一般の骨脆弱性骨折と同様に，骨折タイプ，骨脆弱性の程度，ADL，QOLなどを考慮して治療法を選択する．文献上はほとんどが保存治療を行っている[1]（エビデンスレベル4），[3]（エビデンスレベル5）．これは転位が少ないため手術が不要な場合が多く，また骨脆弱性により手術リスクのほうが大きいためと思われる．

　内固定，外固定とも治療の際にはDMD患者が元来関節拘縮をきたしやすい点に十分留意するべきである．適切な早期リハビリテーション介入が望まれる．

　わが国の症例集積研究において単一医療機関入院患者の21年間の後方視調査により128例中19例26骨折がみられた．骨折の原因として転倒転落のほか，リハビリテーションや体位交換，移乗などの被介助時の問題があげられたが，受傷原因の不明の場合もあった．さらに，骨折があっても筋力が低いために転位が起こりにくく疼痛の訴えが少ないため，骨折発生が数日間発覚しなかった事例が存在した[4]（エビデンスレベル4）．皮下血腫や腫脹が局所にみられる場合は，不顕性骨折の存在が示唆されるため，単純X線撮影や断層撮影，超音波検査，CT，MRIなど，何らかの画像診断を用いて積極的に骨折の有無を確認する必要がある．

[推奨を臨床に用いる際の注意点]

　骨折の一般的治療については，従来行われてきた外固定や観血的整復内固定の他に，超音波骨折治療の有用性が確認されており，わが国でもすでに手術後の四肢骨折や難治性骨折に対し保険上の認可がなされている[a]．また，薬物療法や再生医療も展開される余地があり[b]，今後の

研究の進歩とともに DMD の骨折に対しても新たな治療戦略が創出されることを期待する．

文献

1) Hsu JD, Garcia-Ariz M. Fracture of the femur in the Duchenne muscular dystrophy patient. J Pediatr Orthop. 1981; **1**: 203–207.
2) 藤本輝世子，山形恵子，関谷明子．筋ジストロフィー症にみる骨折の治療．東京女子医科大学雑誌．1983; **53**: 525–527.
3) 升田慶三，畑野栄治，ほか．筋ジストロフィー症患者の骨折について．厚生省神経疾患研究委託費研究報告書 筋ジストロフィー症の療護に関する臨床および心理学的研究—昭和60年度．1986: p4–6.
4) 畑野栄治，升田慶三，三好和雄，ほか．Duchenne 型筋ジストロフィー症患者の骨折—主として原因について—．総合リハビリテーション．1987; **15**: 41–45.

【参考資料】
a) Snyder BM, Conley J, Koval KJ. Does low-intensity pulsed ultrasound reduce time to fracture healing? a meta-analysis. Am J Orthop (Belle Mead NJ). 2012; **41**: E12–E19.
b) Pietrogrande L, Raimondo E, Fossali A, et al. Biological and pharmacological factors influencing the fracture healing. Aging Clin Exp Res. 2011; **23** (2 Suppl): 65–68.

採択文献　21
議決結果　可 25　否 0　要修正 0

9. 麻酔・鎮静

Clinical Question 9-1

9. 麻酔・鎮静

全身麻酔や鎮静を行ううえで全身管理や呼吸管理上注意すべき点は何か

推奨

1. 術前に心臓機能と呼吸機能の評価を行い，最善の状態となるように治療内容の調整を行う（グレードA，エビデンスレベル4）．
2. 使用する麻酔薬の種類に注意する（グレードB，エビデンスレベル4）．
3. 鎮静処置は，十分なモニタリングと安全対策のもとに行う（グレードA，エビデンスレベル4）．
4. 術後も栄養評価を行って最適な栄養状態とし，嚥下障害に対処する（グレードB，エビデンスレベル4）．

背景・目的

デュシェンヌ型筋ジストロフィー（Duchenne muscular dystrophy：DMD）患者は，進行に伴って生じる心臓機能と呼吸機能の障害などにより，全身麻酔や鎮静の処置に際してリスクが増加する[1]．一方，近年の集学的治療によって，DMD患者の生命予後は改善し，処置を必要とする症例が増えてきている[1]．全身麻酔や鎮静を受けるDMD患者のケアの指針を示すことと，患者と家族に情報を提供することが本CQ設定の目的である．

解説・エビデンス

DMD患者は，病気の進行に伴い呼吸機能障害を呈するようになるため，鎮静や全身麻酔により合併症のリスクが高まる．このため，鎮静または全身麻酔の処置を行う前に，経皮的酸素飽和度（percutaneous oxygen saturation：SpO_2），努力性肺活量（forced vital capacity：FVC），咳のピークフロー（peak cough flow：PCF），最大呼気圧（maximum expiratory pressure：MEP）を測定し，麻酔科や呼吸器科からコンサルテーションを受ける必要がある[1]（エビデンスレベル4）．SpO_2<95％である場合には，炭酸ガス分圧を測定する必要がある[1]．FVC<50％はリスクの増大，FVC<30％は高リスクであることを意味するので，非侵襲的換気療法（non-invasive positive pressure ventilation：NPPV）の術前トレーニングを考慮する[1,2]（エビデンスレベル4）．PCF<270L/min あるいはMEP<60cmH₂Oの場合には，有効な咳を出せないリスクがあるので，機械による咳介助（mechanical in-exsufflation：MI-E）などの術前トレーニングを行う[1,3,4]（エビデンスレベル4）．リスクの高い例には，術後，抜管から直接NPPVを行うなどの呼吸補助を考える[1]．術後の無気肺や肺炎にも注意が必要である．

同様に，心臓機能障害を伴う例では，周術期の低酸素血症などにより，心臓に有害事象が及ぶリスクが高まるため，術前に専門医による臨床評価を行い，治療の内容を最適な状態にしておく[1,5]（エビデンスレベル4）．心臓機能に関するリスクの判断は手術の侵襲によっても異なり，

術前の心電図や心エコーの検査結果が正常でも術中に急性心不全を発症することもある[6]（エビデンスレベル4）ため，専門医のコンサルテーションを得るべきである[1]．

使用薬剤が特定されていないが，DMD 200家系，444麻酔に関するアンケート調査で，全身麻酔に際して心停止が生じた頻度は正常小児人口の1：1,000～3,000に対してDMDでは1：33だったとの報告がある[7]（エビデンスレベル4）．ここでは，横紋筋融解や心停止などの重篤な合併症を生じたのは吸入麻酔薬とサクシニルコリンを使用した未診断の幼い小児に限られたと報告されている．筋疾患が疑われる患者では，術前に確定診断がなされたうえで，心肺機能の保たれている時期に手術を設定し，安全な麻酔管理を行うことも考慮することが重要である[1]．

最近では，DMD患者に対する全身麻酔として，静脈麻酔薬を使用する傾向にある．サクシニルコリンをはじめとする脱分極性筋弛緩剤によって，横紋筋融解や悪性高熱様の合併症を生じるとの報告があるので，脱分極性筋弛緩薬の使用は避けたほうがよい[1,8]（エビデンスレベル4）．非脱分極性筋弛緩薬でDMDに特異的な合併症が生じるとのエビデンスはないが，神経筋ブロックからの回復が遅れるとの報告があるので，使用する場合には十分注意する[9,10]（エビデンスレベル3）．また，ハロタン・インフルラン・セボフルランなどの吸入麻酔薬により，高熱・横紋筋融解のリスクが増加し，高カリウム血症や心停止を生じるとの報告があるので，吸入麻酔薬の使用は避けたほうがよい[1,11]（エビデンスレベル4）．

術前の栄養状態を良好な状態にすることは大切であるが，術後においても，栄養不良による病状悪化例があるので，栄養評価による栄養状態の最適化と嚥下障害への対処が必要である[1,12]（エビデンスレベル4）．

鎮静に際しては，十分なモニタリングと安全対策が必要である[1]．鎮静に用いる薬剤は，小児に関するエビデンスが乏しく，呼吸抑制や心毒性を有する薬剤もあるので，心臓機能や呼吸機能の低下がみられるDMD患者への投与には注意が必要である．ミダゾラムは，呼吸および循環動態の連続的な観察が行える状況においてのみ使用し，蘇生措置に必要な物品を用意しておく．チオペンタールナトリウムおよびチアミラールナトリウムは，重症心不全患者への投与は禁忌であり，筋ジストロフィー患者には慎重に投与することとされている．ジアゼパムは，呼吸抑制や舌根沈下による気道の閉塞が注意点として指摘されているので，呼吸状態についての経時的な観察が必要と考えられる（エキスパートオピニオン）．

[推奨を臨床に用いる際の注意点]
鎮静や全身麻酔の実施にあたっては，麻酔や手術の必要性，リスクを十分に説明し，患者と家族の同意を得る必要がある．

文献

1) Birnkrant DJ, Panitch HB, Benditt JO, et al. American College of Chest Physicians consensus statement on the respiratory and related management of patients with Duchenne muscular dystrophy undergoing anesthesia or sedation. Chest. 2007; **132**: 1977–1986.
2) Harper CM, Ambler G, Edge G. The prognostic value of pre-operative predicted forced vital capacity in corrective spinal surgery for Duchenne's muscular dystrophy. Anaesthesia. 2004; **59**: 1160–1162.
3) Bach JR, Saporito LR. Criteria for extubation and tracheostomy tube removal for patients with ventilatory failure: a different approach to weaning. Chest. 1996; **110**: 1566–1571.
4) Bach JR, Ishikawa Y, Kim H. Prevention of pulmonary morbidity for patients with Duchenne muscular dystrophy. Chest. 1997; **112**: 1024–1028.

5) American Academy of Pediatrics Section on Cardiology and Cardiac Surgery. Cardiovascular health supervision for individuals affected by Duchenne or Becker muscular dystrophy. Pediatrics. 2005; **116**: 1569–1573.
6) Schmidt GN, Burmeister MA, Lilje C, et al. Acute heart failure during spinal surgery in a boy with Duchenne muscular dystrophy. Br J Anaesth. 2003; **90**: 800–804.
7) Breucking E, Reimnitz P, Schara, et al. Anesthetic complications: the incidence of severe anesthetic complications in patients and families with progressive muscular dystrophy of the Duchenne and Becker types. Anaesthesist. 2000; **49**: 187–195.
8) Larsen UT, Juhl B, Hein-Sörensen O, et al. Complications during anaesthesia in patients with Duchenne's muscular dystrophy (a retrospective study). Can J Anaesth. 1989; **36**: 418–422.
9) Schmidt J, Muenster T, Wick S, et al. Onset and duration of mivacurium-induced neuromuscular block in patients with Duchenne muscular dystrophy. Br J Anaesth. 2005; **95**: 769–772.
10) Wick S, Muenster T, Schmidt J, et al. Onset and duration of rocuronium-induced neuromuscular blockade in patients with Duchenne muscular dystrophy. Anesthesiology. 2005; **102**: 915–919.
11) Yemen TA, McClain C. Muscular dystrophy, anesthesia and the safety of inhalational agents revisited; again. Paediatr Anaesth. 2006; **16**: 105–108.
12) Iannaccone ST, Owens H, Scott J, et al. Postoperative malnutrition in Duchenne muscular dystrophy. J Child Neurol. 2003; **18**: 17–20.

【参考資料】
a) 日本麻酔学会．麻酔薬および麻酔関連薬使用ガイドライン．第3版第2訂．2012．

採択文献　18
議決結果　可21　否0　要修正0

Clinical Question 9-2　　9．麻酔・鎮静

局所麻酔を行ううえで注意すべき点は何か

推奨

❶局所麻酔に関して，疾患特有の合併症を生じるとのエビデンスはない．一般的注意事項に従って，局所麻酔を実施するべきである（グレードB，エキスパートオピニオン）．

背景・目的

近年，集学的治療によってデュシェンヌ型筋ジストロフィー（Duchenne muscular dystrophy：DMD）患者の生命予後は改善し，処置を必要とする症例が増えてきている．DMD患者のケアに携わる臨床医に局所麻酔を実施するに際して配慮すべき点を助言することと，患者と家族に局所麻酔に関する情報を提供するのが，本CQ設定の目的である．

解説・エビデンス

検索し得た範囲で，局所麻酔薬によりDMD特有の合併症を生じるとの報告はない．後ろ向き研究により，DMD患者に対して局所麻酔を施行した例を調べた報告では，局所麻酔による合併症は認められなかった[1]（エビデンスレベル4）．また，DMD小児に対するブピバカインを用いた硬膜外麻酔における血行動態に関する検討で，副作用や薬物血中濃度に問題はなく，一般の小児と同様，安全に使用できたとの報告がある[2]（エビデンスレベル3）．

DMD患者に対する局所麻酔は，一般的な注意事項に従って実施すべきである．局所麻酔薬によるアレルギー反応はまれだが，アナフィラキシー反応が発生した場合には生命にかかわるので，注意が必要である．アドレナリンなどの血管収縮薬を添加することにより，投与部位の血管収縮・作用時間の延長などの効果が得られるが，手指などの終末動脈の付近，側副血行路に乏しい部位では循環障害を生じる可能性があり使用を避ける．また，心不全例では動悸や不整脈を誘発する場合があるので注意する．

局所麻酔における急性中毒は，血管内への薬液誤投与や過量投与が原因となるので，血液の逆流がないことを確認し，ゆっくりと投与する．局所麻酔薬が筋肉内に誤投与されると，筋細胞の壊死が生じるので，筋生検においては，注意する（エキスパートオピニオン）．

［推奨を臨床に用いる際の注意点］
局所麻酔により処置を行う際に，鎮静の必要がある場合は，CQ 9-1を参照されたい．

文献

1) Larsen UT, Juhl B, Hein-Sörensen O, et al. Complications during anaesthesia in patients with Duchenne's muscular dystrophy (a retrospective study). Can J Anaesth. 1989; **36**: 418–422.
2) Murat I, Esteve C, Montay G, et al. Pharmacokinetics and cardiovascular effects of bupivacaine during epidural anesthesia in children with Duchenne muscular dystrophy. Anesthesiology. 1987; **67**: 249–252.

【参考資料】
a) 花岡一雄, ほか. 臨床麻酔学全書. 真興交易医書出版部, 東京, 2002.
b) Miller RD. Miller's Anesthesia, 6th Ed, Elsevir, 2004.

採択文献　14
議決結果　可 21　否 0　要修正 0

10. 食にかかわるケア

Clinical Question 10-1　　10．食にかかわるケア

栄養管理で注意する点は何か

推奨

❶食事量の減少や偏食により，低栄養や栄養素の不足を起こすことがあるので，定期的に摂取量の確認や栄養状態の評価が必要である（グレード B，エビデンスレベル 4）．

■ 背景・目的

　栄養管理は様々な治療の基盤となり重要である．デュシェンヌ型筋ジストロフィー（Duchenne muscular dystrophy：DMD）は，栄養を貯蔵する役割である骨格筋が著明に減少し，栄養素の摂取量の過不足による影響を受けやすい．栄養状態の悪化は，身体機能の低下を招き，さらに摂取量を減少させる悪循環に陥りやすい．栄養の過剰・不足を早期に把握し，包括的・継続的な栄養管理を行うことが望ましい．

■ 解説・エビデンス

　障害度の高いDMD患者ほどエネルギーおよび蛋白質摂取量が少ない傾向にある[1]（エビデンスレベル 4）．換気能低下による食欲低下は，摂取量減少の要因のひとつと考えられる．また，嚥下機能障害が要因となり，摂取量減少に至る場合がある（CQ 10-4 参照）．偏食は，低栄養や特定の栄養素の摂取不足を助長する．

　DMDの低栄養は特異的な症状に乏しいため，定期的に摂取量の確認や栄養状態の把握を行い，早期に栄養素の摂取不足や低栄養の可能性を診断することが必要である．外来受診時，自宅や学校における食事摂取状況を，患者と家族から定期的に聴取する．入院治療中には食事の摂食量を把握することに加え，入院前の在宅における食事状況を確認する．食事量把握にあたっては，管理栄養士と連携を図り，摂取量の減少や特定の栄養素の不足がないか確認することを勧める．栄養状態の評価は，体重や体組成（CQ 10-2 参照），骨密度，血液検査（CQ 3-2 参照）などで行う．エネルギーや蛋白質などの摂取不足は，低アルブミン血症や体重減少を引き起こす場合がある[1,2]（エビデンスレベル 4）．血液中のアルブミン，プレアルブミンは，栄養指標として有用である[3]（エビデンスレベル 4）．

　DMDで定期的な摂取量の評価が必要な栄養素は，蛋白質，カルシウム，ビタミンD，鉄である（必要なエネルギー摂取量についてはCQ 10-2 参照）．DMDでは体重あたりの蛋白質摂取量が健常者のそれを上回っていても低アミノ酸血症を呈することが多く，蛋白質の必要量が増加している可能性が指摘されている[4〜6]（エビデンスレベル 4）．蛋白質の必要量は，エネルギー摂取量の充足の程度に大きく影響を受けるため，エネルギー摂取量の不足しているDMD患者は，蛋白質不足を起こしやすいと考えられる．蛋白質の摂取量を増加させ，低アミノ酸血症が改善

した報告もある[5]．蛋白質摂取量の増加には，ヨーグルトやチーズなど乳製品を間食に取り入れるなどの方法がある．

骨折・骨粗鬆症の予防や，ステロイド治療の副作用を考慮し，食事からのビタミンD，ビタミンK，カルシウムの摂取が十分になされるよう注意する（CQ 8-5参照）．日本人の食事摂取基準[a]に示されている各年代における，カルシウムの推奨量とビタミンDおよびビタミンKの目安量を参考に，食事から不足なく摂取できるようにする．日本で行われた食事調査では，入院しているDMD患者は，鉄の摂取量が日本人の食事摂取基準に示された基準値の85％程度に低下していることが報告されている[7]（エビデンスレベル4）．蛋白質の総摂取量が少ない場合，鉄が不足する傾向にあり，筋肉に蓄えられるその他栄養素の欠乏にも注意が必要である．

これらの不足しやすい栄養素の摂取には，まず，食事内容の改善が必要である．それには，幼少期から患者や患者の家族に定期的な食育も含めた栄養指導が必要である．摂取量の確保が困難なときには，補食・補助食品（濃厚流動食・サプリメントなど）を追加することを検討[8]（エビデンスレベル5）する．食事摂取量の確保には，呼吸不全への対応，摂食・嚥下機能の評価およびそれに合わせた食物形態の調整（CQ 10-4, 10-5参照）など，多職種と連携した包括的な栄養サポートが重要である．

食品成分であるクレアチンをサプリメントとして短期および中期に投与するとDMD患者の筋力を増加させることが示されている[9]（エビデンスレベル1）．しかし，長期的な効果や安全性についてはさらなる検討が必要と思われる．その他に，Lアルギニン，分岐鎖アミノ酸，ロイシン，グルタミンなどのアミノ酸，緑茶抽出物，ポリフェノール化合物，ビタミンE，CoQ_{10}などの有効性が検討されているが，多量に摂取した際の効果と安全性について，明確な結論は出ていない．

[推奨を臨床に用いる際の注意点]
いずれの栄養素においても，摂取量不足の補正だけではなく，摂取過剰に注意し，栄養バランスの偏りがないように栄養管理する必要がある．

文献

1) 平野久美子，坂本吉正，板垣泰子．Duchenne型筋ジストロフィー児におけるエネルギーおよび蛋白質摂取量の実態と栄養状態との関連．日本小児科学会雑誌．1987; 91: 1333–1340.
2) 小原 仁，冨手保典，工藤真明，ほか．成人のDuchenne型筋ジストロフィー患者におけるエネルギー充足率と栄養指標との関係の検討．医療．2011; 65: 517–523.
3) Shimizu-Fujiwara M, Komaki H, Nakagawa E, et al. Decreased resting energy expenditure in patients with Duchenne muscular dystrophy. Brain Dev. 2012; 34: 206–212.
4) Okada K, Manabe S, Sakamoto S, et al. Protein and energy metabolism in patients with progressive muscular dystrophy. J Nutr Sci Vitaminol (Tokyo). 1992; 38: 141–154.
5) 新山喜昭，大中政治，坂本貞一，ほか．PMD患者に対する大豆たん白質ペプチド（SPT-5）含有ゼリーの補足効果．厚生省神経疾患研究委託費研究報告書 筋ジストロフィー症の療養と看護に関する臨床的，心理学的研究—平成元年度．1990: p196–198.
6) 松家 豊，新居さつき，藤原育代，ほか．PMD患者の栄養摂取量—D型患者とLG型患者の比較—．厚生省神経疾患研究委託費研究報告書 筋ジストロフィー症の療護に関する臨床および心理学的研究—昭和59年度．1985: p271–274.
7) 小長谷正明，宮崎とし子，池田 薫，ほか．筋ジストロフィー（PMD）エネルギー所要量の一試案—全国食事摂取量調査との比較—．厚生労働省精神・神経疾患研究委託費 筋ジストロフィーの療養と自立支援のシステム構築に関する研究 総括研究報告書—平成17–19年度．2008: p289–292.
8) Bushby K, Finkel R, Birnkrant DJ, et al. Diagnosis and management of Duchenne muscular dystrophy,

part 2: implementation of multidisciplinary care. Lancet Neurol. 2010; **9**: 177–189.
9) Kley RA, Tarnopolsky MA, Vorgerd M. Creatine for treating muscle disorders. Cochrane Database Syst Rev. 2011; (2): CD004760

【参考資料】
a) 日本人の食事摂取基準日本人の食事摂取基準〈2010年版〉厚生労働省「日本人の食事摂取基準」策定検討会報告書

採択文献　73
議決結果　可17　否0　要修正4

Clinical Question 10-2　　10．食にかかわるケア

理想的な体重コントロールのための食事はどのようなものか

推奨

❶肥満は，身体活動量の低下，基礎代謝量の低下，ステロイド治療，エネルギー摂取量の過剰など多要因によって生じる．摂取エネルギーの見直し，食習慣の是正，栄養バランスの改善のため，幼少期から患者や患者の家族に栄養指導を行う（グレードB，エビデンスレベル4）．

❷るいそうは，代謝量の亢進（呼吸機能の低下時など），摂取量の減少，嚥下機能障害など多要因によって生じる．味付けや食物形態などの調理の工夫や，補食・補助食品などを利用した頻回食によりエネルギーと蛋白質の摂取量を増加させる（グレードB，エビデンスレベル4）．

❸食事量や食事内容が適正かどうかは，定期的に体重（可能ならば身長も）測定し，年齢，体重の変化，病気の進行，治療内容を考慮したうえで判断する（グレードB，エビデンスレベル4）．

❹肥満やるいそうの判定は，年齢や測定の可否などを考慮して，体格指数（body mass index：BMI），体脂肪量の評価，健常人の成長曲線との比較など複数の指標を参考にすることが望ましい（グレードB，エビデンスレベル4）．

背景・目的

デュシェンヌ型筋ジストロフィー（Duchenne muscular dystrophy：DMD）の肥満は，身体の負担や運動性の低下，睡眠時無呼吸症候群（CQ 6-1参照）などの原因になりうる．また，るいそうは，上腸間膜動脈症候群・急性胃拡張・イレウス（CQ 10-9参照）などの原因になりうる．DMDにおける体重管理は，栄養状態の有用な指標であるとともに，合併症管理，各種治療薬の投与量決定，そしてステロイド治療の副作用を考慮するうえで重要である．

解説・エビデンス

1）肥満

DMDの出生時の身長・体重は正常であり[1]（エビデンスレベル4），体重が増加傾向になる時期は，7歳および13歳とされる[2]（エビデンスレベル3）．肥満の原因として，骨格筋の減少による基礎代謝量の低下[3,4]（エビデンスレベル4）や身体活動量の減少[5]（エビデンスレベル3）が考えられている．また，ステロイド治療中はその副作用として肥満が生じうる（CQ 5-3参照）．

肥満の予防には，幼少期から患者や患者家族に食育を含めた栄養指導が必要である．肥満の改善には管理栄養士が介入し，日常の食事量や食事内容だけでなく，清涼飲料を飲む量や菓子類の間食頻度，インスタント食品などの摂取頻度など，食習慣全般を見直すことが望ましい．

● 159 ●

2）るいそう

　DMD は食事の摂取量の減少が原因でるいそうになる場合がある（CQ 10-1 参照）．そして，思春期の一時的な基礎代謝量増加[6]（エビデンスレベル 4）や呼吸不全状態での自発呼吸によるエネルギー消費量の増加[7]（エビデンスレベル 4）が，エネルギー摂取量の不足を助長する．通常，エネルギー摂取量が不足した場合，筋肉内のグリコーゲンを利用するが，DMD では筋萎縮のためグリコーゲン貯蔵能力が低下しており，グリコーゲンが枯渇し，体蛋白質の異化亢進やケトーシスを起こしやすい．

　るいそうになってから食事摂取量を増加させるのは困難なことが多く，味付けや嚥下機能にあった食物形態の工夫など，早期対応が重要である．食事回数を 1 日 4～6 回に増やす頻回食を勧め，高エネルギー・高蛋白質の補助食品の活用も考慮する．栄養状態回復のためには，経口摂取にこだわり過ぎることなく，必要に応じて経管栄養を検討する（CQ 10-6, 10-7 参照）．なお，急激な体重減少の治療として炭水化物を多く含んだ中心静脈栄養を過剰に投与すると，血中の炭酸ガス分圧が上昇し，人工呼吸器管理の患者であっても呼吸状態が悪化した症例が報告されており，注意が必要である[8]（エビデンスレベル 4）．

3）適正な体重の管理

　DMD は 13 歳頃まで健常児と同程度の身長発育があり[9]（エビデンスレベル 4），この年代までは健常児の身長体重成長曲線（日本小児内分泌学会・日本成長学会）を参考とした体重管理が可能である．身長と体重を定期的に測定し，体重増加を伴わない身長の伸びや過剰な体重増加を早期に発見する必要がある[10～12]（エビデンスレベル 4）．

　歩行能喪失時期には，側弯や拘縮による変形のため身長測定が困難になることが多い．一般に，成長障害がある患者は上肢長・脛骨長・膝高などで身長の代用をする[b]．経時的に体重をモニターすることが重要である．DMD の体脂肪量・筋肉量は，成長や疾患の進行度により大きく変化するため，適切な体重管理には通常の栄養評価指標に加え（CQ 10-1 参照），身体組成を含む複数の評価法を組み合わせることが望ましい（エキスパートオピニオン）．

［推奨を臨床に用いる際の注意点］

　小児では，一時点の身体測定のみで評価するのではなく，成長の経過を考慮することが重要である．特に DMD では，エネルギー摂取量や消費量の増減があるため，早期から継続的な経過観察を行い，成長および疾患進行に合わせて栄養計画を見直すことが必要である．

文献

1) Nagel BH, Mortier W, Elmlinger M, et al. Short stature in Duchenne muscular dystrophy: a study of 34 patients. Acta Paediatr. 1999; **88**: 62–65.
2) Willig TN, Carlier L, Legrand M, et al. Nutritional assessment in Duchenne muscular dystrophy. Dev Med Child Neurol. 1993; **35**: 1074–1082.
3) Shimizu-Fujiwara M, Komaki H, Nakagawa E, et al. Decreased resting energy expenditure in patients with Duchenne muscular dystrophy. Brain Dev. 2012; **34**: 206–212.
4) Hankard R, Gottrand F, Turck D, et al. Resting energy expenditure and energy substrate utilization in children with Duchenne muscular dystrophy. Pediatr Res. 1996; **40**: 29–33.
5) Rapaport D, Colletto GM, Vainzof M, et al. Short stature in Duchenne muscular dystrophy. Growth Regul. 1991; **1**: 11–15.
6) Satomura S, Yokota I, Tatara K, et al. Paradoxical weight loss with extra energy expenditure at brown adi-

pose tissue in adolescent patients with Duchenne muscular dystrophy. Metabolism. 2001; **50**: 1181–1185.
7) 南　良二，野中道夫，石川悠加，ほか．筋ジストロフィー患者のQOLの向上に関する総合的研究—NIPPV患者におけるエネルギー消費量の評価—呼気ガス分析の知見を含めて—．厚生省精神・神経疾患研究委託費による研究報告集—平成9年度．1998: p261.
8) Matsumura T, Saito T, Miyai I, et al. [Excess caloric intake induced severe hypercapnia in a patient with Duchenne muscular dystrophy on noninvansive positive pressure ventilation]. Rinsho Shinkeigaku. 1998; **38**: 822–825.
9) 木村　恒，浅井和子，中堤信子．Duchenne型筋ジストロフィーの標準体位とエネルギー所要量〈共同研究〉．厚生省精神・神経疾患研究委託費研究報告書 筋ジストロフィーの療養と看護に関する臨床的，社会学的研究—平成5年度．1994: p203–208.
10) Davidson ZE, Truby H. A review of nutrition in Duchenne muscular dystrophy. J Hum Nutr Diet. 2009; **22**: 383–393.
11) Bushby K, Finkel R, Birnkrant DJ, et al. Diagnosis and management of Duchenne muscular dystrophy, part 2: implementation of multidisciplinary care. Lancet Neurol. 2010; **9**: 177–189.
12) Sejerson T, Bushby K. Standards of care for Duchenne muscular dystrophy: brief TREAT-NMD recommendations. Adv Exp Med Biol. 2009; **652**: 13–21.

【参考資料】
a) 平成23年度厚生労働科学研究費補助金「乳幼児身体発育調査の統計学的解析とその手法及び利活用に関する研究」（研究代表者　横山徹爾）
b) Stewart L, Mckaig N, Dunlop C, et al. Guidelines on Dietetic Assessment and Monitoring of Children with Special Needs and Faltering Growth, British Dietetic Association, Birmingham, 2006.

採択文献　86
議決結果　可20　否1　要修正0

Clinical Question 10-3　　10．食にかかわるケア

どのような歯科学的な問題があり，治療上留意すべき点は何か

推奨

❶ 歯並びや，噛み合わせの異常，特に開咬の発現頻度が高く，咀嚼機能が低下する（エビデンスレベル 4）．

❷ 乳歯が永久歯に生え替わりを始めたら，適宜，口腔保健に留意し，一般的な歯科治療の実施を考慮する（グレード B，エビデンスレベル 5）．

❸ 治療中の体位に制限がある場合や健常者よりも多くの吸引が必要な場合があり，事前に患者の嚥下機能・呼吸機能・心機能について，歯科主治医に情報提供する（グレード B，エキスパートオピニオン）．

■ 背景・目的

　デュシェンヌ型筋ジストロフィー（Duchenne muscular dystrophy：DMD）では嚥下機能障害が現れる前から咀嚼機能の低下が現れることが多く，その原因として，歯並びの異常（歯列不正）や下顎前突による噛み合わせの異常（不正咬合），咬筋の筋力低下，巨舌などが考えられている．このような歯科的な問題のために，食べることができる食物が制限されることもある．患者の食の楽しみを維持するためにも歯科学的問題に関心を持つ必要がある．

■ 解説・エビデンス

　DMD 患者の不正咬合は，永久歯が生え揃う第二大臼歯萌出完了期以後 80％[1]（エビデンスレベル 4）に発現する．なかでも開咬は，乳歯と永久歯が混在する混合歯列期（7～12 歳）から DMD 患者の 35.3％にみられ，永久歯列期になると 76.5％に発現する[2]（エビデンスレベル 4）．開咬の範囲は様々で，前歯だけではなく，臼歯部に及ぶ DMD 患者もいる[1,3]（エビデンスレベル 4）．また，DMD では咬筋の筋力低下もあり，第一大臼歯部での最大咬合力は健常者の 15.5～30.2％程度に低下する[4,5]（エビデンスレベル 4）．この状態に開咬による咬合面積の低下が加わると咀嚼機能はさらに低下する[6,7]（エビデンスレベル 4）．開咬が現れる混合歯列期（7～12 歳）から口腔管理の受け入れ態勢を整え，咀嚼機能の低下には食物形態の調整で対応することが望ましい[8]（エビデンスレベル 5）（CQ 10-5 参照）．

　DMD 患者の口腔保健についての報告はない．しかし，DMD 患者の歯科健康管理として，混合歯列期（7～12 歳）から永久歯の齲蝕の予防を目的にブラッシングの定着化を図り，永久歯列完成前期（13～15 歳）には歯肉炎の予防を目的に定期口腔診査の確立とブラッシングの励行，不正咬合促進因子の除去を行う．そして，永久歯列完成期（16～26 歳）には定期口腔診査を強化し，ブラッシングなどの口腔清掃方法の改善指導と補助者による口腔清掃の強化，定期的なスケーリングを行うことを考慮する[9]（エビデンスレベル 5）．

歯科治療を依頼する場合，患者の嚥下機能・呼吸機能・心機能の情報だけでなく，治療の間，保持できる体位や開口障害についても情報提供することが望ましい．呼吸機能が低下している患者は，唾液や処置時の水の吸引を確実に行うように依頼し，誤嚥によって呼吸不全が悪化しないように注意喚起する必要がある[10]．また，舌咽頭呼吸がある患者は歯科治療中にも舌を動かす必要があるため，時々休みを取りながら治療を行うように依頼する[10]（エキスパートオピニオン）．局所麻酔が必要な処置についてはCQ 9-2を参照されたい．

[推奨を臨床に用いる際の注意点]
　DMD患者の歯科治療は，年齢とともに低下する日常生活動作，巨舌，開口障害により困難になるリスクが高い．歯科疾患の予防に努め，一般的歯科治療が可能なうちに対応することが重要である．

文献

1) 長谷川満男．進行性筋ジストロフィー症患者の顎顔面頭蓋に見られる経年的変化について．新潟歯学会誌．1989; **19**: 119–145.
2) Matsumoto S, Morinushi T, Ogura T. Time dependent changes of variables associated with malocclusion in patients with Duchenne muscular dystrophy. J Clin Pediatr Dent. 2002; **27**: 53–61.
3) Morel-Verdebout C, Botteron S, Kiliaridis S. Dentofacial characteristics of growing patients with Duchenne muscular dystrophy: a morphological study. Eur J Orthod. 2007; **29**: 500–507.
4) 浜田泰三，川添和幸，今田和秀，ほか．進行性筋ジストロフィー患者（児）の最大咬合圧．広大歯誌．1975; **7**: 67–69.
5) Ueki K, Nakagawa K, Yamamoto E. Bite force and maxillofacial morphology in patients with Duchenne–type muscular dystrophy. J Oral Maxillofac Surg. 2007; **65**: 34–39.
6) 浜田泰三，今田和秀，小林　誠，ほか．進行性筋ジストロフィー患者（児）の咀嚼値について．広大歯誌．1976; **8**: 61–64.
7) 佐々木俊明．筋ジストロフィーの口腔・顎顔面領域の機能について．医療．2007; **61**: 652–657.
8) 森主宜延，松本晋一，塩野幸一．進行性筋ジストロフィー症患者（Duchenne 型）の咀嚼機能評価に基づく歯科健康管理の体系化の検討．小児歯科学雑誌．1985; **23**: 885–896.
9) 松本晋一，森主宜延，大野英夫．Duchenne 型筋ジストロフィー症患者の口腔所見と歯科健康管理計画の提案．小児歯科学雑誌．1984; **22**: 67–75.
10) 松村　剛．筋ジストロフィーの臨床現場における歯科学的問題．医療．2007; **61**: 781–785.

採択文献　41
議決結果　可 20　否 0　要修正 1

Clinical Question 10-4　　10．食にかかわるケア

嚥下機能評価はいつからどのように行うか

> **推奨**
> ❶患者の自覚や摂食状況に注意し，10歳代半ばから定期的に嚥下機能評価を行うことが望ましい（グレードB，エビデンスレベル4）．
> ❷嚥下機能評価には，嚥下機能の問診や反復唾液嚥下テストが有用である（グレードB，エビデンスレベル4）．

■ 背景・目的

　デュシェンヌ型筋ジストロフィー（Duchenne muscular dystrophy：DMD）患者の生命予後の改善によって，嚥下機能障害を原因とした誤嚥性肺炎や食物の気道閉塞による窒息，摂食量低下による体重減少が臨床的な問題になっている．DMDの嚥下機能障害は，呼吸不全や心不全よりもあとになって顕在化してくることが多いものの，若年齢から存在していることがあり，非侵襲的陽圧換気療法の導入にも影響しうる．早い時期から嚥下機能に関心を払うことが重要である．

■ 解説・エビデンス

1）嚥下機能評価のタイミング

　DMDの嚥下機能の変化を経時的に評価した報告はなく，検査を行う頻度についてのエビデンスはない．しかし，嚥下造影検査による検討では，DMDは10歳代から咀嚼や口腔から咽頭への食物の送り込みに異常が現れ，14歳以降は食物が気道に侵入することがある．そして，20歳以上では咽頭収縮が悪く，嚥下後に食物が咽頭に残留する頻度が高くなる[1〜3]（エビデンスレベル4）．臨床的にも，10歳代半ばから咽頭での食物の詰まり感を訴えることが多く，この頃から食事時間が長くなり，また，体重減少が現れる患者がいる[2,3]（エビデンスレベル4）．DMDの嚥下機能評価は，患者の自覚や摂食状況に注意し，10歳代半ばから定期的に行うことが望ましい[4]（エビデンスレベル4）．

　呼吸障害が進行している患者は，嚥下機能も障害されていることが多く，年齢にかかわらず定期的に嚥下機能を評価することが望ましい[5,6]（エビデンスレベル4）．

2）嚥下機能評価の方法

　DMDにおいても，詳細な嚥下機能の評価は嚥下造影検査が有用である[4,7,8]（エビデンスレベル4）．しかし，嚥下造影検査はDMD患者の嚥下機能評価として必須ではなく，摂食状況の評価や摂食・嚥下障害のスクリーニング法から嚥下機能を評価することができる[3〜5,9]（エビデンスレベル4）．

表1 嚥下に関する問診表

(口腔相)
1. 話をするときに鼻に空気が抜ける感じがする.
2. 食事中に食物が鼻に逆流する.
3. 食事のとき，口のなかにいつまでも食物が残っている，あるいは口から漏れる.
(咽頭相)
4. 食事のとき，咳込んだりむせたりする.
5. 食事のとき，食物がのどにつまる感じがする.
6. 食事のあと，食物がのどに残っている感じがする.
7. しわがれ声である.
8. 夜中，臥床時に咳込む.
(食道相)
9. 食事のあと，胸やけがする.
10. 食事のとき，またはあとに，胃酸が口に上がってくる感じがする（口の中が苦い，または酸っぱい）.
11. 食事中または食後の嘔吐.
回答：1．なし，まれ，2．たまに（週1回以下），3．しばしば（週2回以上）

(文献4より)

　DMDは嚥下障害を自覚していることが多く[10]（エビデンスレベル4），具体的な症状を問診することは有用である[4]（表1）．問診では障害が嚥下の経路のどの部位で起こっているか（嚥下運動の相），そしてその頻度はどの程度かを把握し，食物形態や摂食時の姿勢を工夫することが望ましい（CQ 10-5参照）（エキスパートオピニオン）．

　臨床的には，食事の後，食物がのどに残っている感じがする患者や湿性嗄声がある患者は，食物が梨状窩に残留していることや喉頭侵入していることが多い[4]（エビデンスレベル4）．また，本人が訴えなくても，飲み込みにくそうにしている患者は嚥下機能の異常を合併していることがある[11]（エビデンスレベル5）

　嚥下障害のスクリーニング法として一般的な反復唾液嚥下テスト（repetitive saliva swallowing test：RSST）は，検者が人差指で患者の舌骨，中指で甲状軟骨を触知しながら，患者に空嚥下の繰り返しを指示する簡便な検査で，喉頭隆起が中指を越える動きが30秒間に3回以上惹起された場合，正常と判定される[a]．一横指以下の喉頭挙上を回数に含めても，RSSTで喉頭挙上回数が3回未満のDMD患者は，嚥下造影検査で咽頭に食物の残留を認めることが多い．また，喉頭挙上時に喉頭隆起が検者の1横指を越えない嚥下を繰り返しても，咽頭残留の解消に有効ではない．反復唾液嚥下テストは咽頭相における食物通過の障害を評価する方法として有用である[5]．

[推奨を臨床に用いる際の注意点]

　嚥下造影検査を実施できる環境にある患者は，嚥下造影検査を実施することで確実に嚥下機能を評価できる．DMD患者は定期的に嚥下機能を評価する必要があり，嚥下造影検査を実施する際には，最小限の被曝になるように配慮する．

文献

1) Nozaki S, Umaki Y, Sugishita S, et al. Videofluorographic assessment of swallowing function in patients with Duchenne muscular dystrophy. Rinsho Shinkeigaku. 2007; **47**: 407–412.
2) Pane M, Vasta I, Messina S, et al. Feeding problems and weight gain in Duchenne muscular dystrophy.

Eur J Paediatr Neurol. 2006; **10**: 231–236.
3) Aloysius A, Born P, Kinali M, et al. Swallowing difficulties in Duchenne muscular dystrophy: indications for feeding assessment and outcome of videofluroscopic swallow studies. Eur J Paediatr Neurol. 2008; **12**: 239–245.
4) Hanayama K, Liu M, Higuchi Y, et al. Dysphagia in patients with Duchenne muscular dystrophy evaluated with a questionnaire and videofluorography. Disabil Rehabil. 2008; **30**: 517–522.
5) 池澤真紀, 川上途行, 千葉康弘, ほか. Duchenne 型筋ジストロフィーにおける反復唾液嚥下テストの有用性に関する検討. 総合リハビリテーション. 2012; **40**: 157–161.
6) 小長谷正明, 服部成子, 宮崎とし子, ほか. 筋ジストロフィー患者のケアシステムに関する総合的研究―筋ジストロフィー患者の摂食についての検討―. 厚生省精神・神経疾患研究委託費による研究報告集―平成 11 年度. 2000: p292.
7) Shinonaga C, Fukuda M, Suzuki Y, et al. Evaluation of swallowing function in Duchenne muscular dystrophy. Dev Med Child Neurol. 2008; **50**: 478–480.
8) Umemoto G, Furuya H, Kitashima A, et al. Dysphagia in Duchenne muscular dystrophy versus myotonic dystrophy type 1. Muscle Nerve. 2012; **46**: 490–495.
9) Archer SK, Garrod R, Hart N, et al. Dysphagia in Duchenne muscular dystrophy assessed by validated questionnaire. Int J Lang Commun Disord. 2013; **48**: 240–246.
10) Jaffe KM, McDonald CM, Ingman E, et al. Symptoms of upper gastrointestinal dysfunction in Duchenne muscular dystrophy: case-control study. Arch Phys Med Rehabil. 1990; **71**: 742–744.
11) 河原仁志, 斎田泰子. 筋ジストロフィー患者のケアシステムに関する総合的研究―筋ジストロフィー患者の食事中の SpO2 の低下と嚥下造影検査による異常の検討―. 厚生省精神・神経疾患研究委託費による研究報告集―平成 11 年度. 2000: p247.

【参考資料】
a) 日本摂食・嚥下リハビリテーション学会医療検討委員会. 摂食・嚥下障害の評価（簡易版）日本摂食・嚥下リハビリテーション学会医療検討委員会案. 日摂食嚥下リハ会誌. 2011; 15: 96–101.

採択文献　14
議決結果　可 18　否 1　要修正 2

Clinical Question 10-5　　10. 食にかかわるケア

食物形態の工夫はいつからどのように行うか

推奨

❶ 咀嚼の異常や嚥下困難感があれば，10歳代からでも軟らかく，飲み込みやすい食物形態を考慮する（グレードB，エビデンスレベル5）．

❷ 10歳代後半からは，摂食量を維持し，誤嚥を予防することを目的に，本人の嚥下困難感の自覚や嗜好，嚥下機能，運動機能障害度を勘案した食物形態の工夫が望ましい（グレードB，エビデンスレベル5）．

背景・目的

　デュシェンヌ型筋ジストロフィー（Duchenne muscular dystrophy：DMD）は食事摂取量が減ることが多く，嚥下機能障害に対応させて食物形態を変更し，必要量の食事を安全に摂取できるように工夫する．

解説・エビデンス

1）食物形態の工夫のタイミング

　10歳代でも咀嚼の異常や口腔から咽頭への食物の送り込みに困難感があるDMD患者がおり，10歳代後半には，のどのつまり感やのどに食物が残った感じを訴える患者が多くなる．嚥下困難感がある患者には，患者の嚥下機能に合わせて食物形態の変更を行うことが望ましい（エキスパートオピニオン）（CQ 10-4 参照）．

　臥位で食事している患者は，咽頭から食道での食物の輸送に重力の影響が少なく，食物が残留しやすくなる．体幹の変形を考慮しつつ，できるだけ上体を起こし，食べやすい姿勢，そして食べやすい食物形態に調整することが望ましい（エキスパートオピニオン）．

　呼吸障害が進行している患者は嚥下機能も障害されていることが多く，食物形態の調整が必要になる場合がある [1,2]（エビデンスレベル4）．

2）食物形態の工夫方法

　嚥下機能障害がある患者が食べやすい食物は，①密度が均一，②適度に粘性があり，食塊形成しやすい，③変形しやすく，口腔や咽頭を滑らかに通過する，④べたつかずのど越しがよい食品である [a,b]．一方，食べづらい食物は，弾力性のある肉類，繊維質の多い野菜，汁物の中の具，水分が少なくパサつきやすいもの，凝集性が強いものなどである [2~4]（エビデンスレベル5）．

　口腔相に異常がある場合，軟らかく，密度が均一な食物形態にする．また，一口量は少なめにするほうが飲み込みやすい [a,b]．咀嚼の異常は歯科学的な問題でも咀嚼筋の機能低下でも起こりうるため，必要に応じて歯科にコンサルトする（CQ 10-3 参照）．

咽頭相に異常がある場合，べたつかず，滑らかに咽頭を通過する食物にする[a,b]（エビデンスレベル5）．飲水で咳き込んだり，食事中にむせたりする場合は，増粘剤を使って液体にとろみをつける．とろみは，口腔や咽頭での食物の散らばりを防ぎ，咽頭での液体の通過速度を遅くし，誤嚥の予防になる（エキスパートオピニオン）．

食事には「食の楽しみ」の要素があるため，患者の嗜好にあった食事にすることで，食事摂取量を増加できる場合がある[4]．患者の嗜好に合った食事を提供する場合でも，必要な栄養素を摂取できるように栄養管理には注意する（CQ 10-1 参照）．

[推奨を臨床に用いる際の注意点]
とろみを強くしすぎると，粘性が上がり，凝集性も強くなるため，嚥下後ののどのつまり感が強くなる患者がいる．食物がのどにつまる感じがする患者は嚥下を繰り返すことが多く，食事中の疲労にも注意し，十分量摂取できるように食物形態を調整する必要がある．また，とろみの程度は，増粘剤を添加してからの時間や食物の温度，そして，唾液と混じることによっても変化することに注意する．

文献

1) 和田彩子，川上途行，池澤真紀，ほか．Duchenne 型筋ジストロフィー患者における呼吸器使用状況と摂食嚥下障害との関係．J Clin Rehabil. 2011; 20: 292-296.
2) 小長谷正明，服部成子，宮崎とし子，ほか．筋ジストロフィー患者のケアシステムに関する総合的研究―筋ジストロフィー患者の摂食についての検討―．厚生省精神・神経疾患研究委託費による研究報告集―平成11年度．2000: p292.
3) 河原仁志，斎田泰子．筋ジストロフィー患者のケアシステムに関する総合的研究―筋ジストロフィー患者の食事中のSpO2の低下と嚥下造影検査による異常の検討―．厚生省精神・神経疾患研究委託費による研究報告集平成11年度．2000: p247.
4) 姜　進，三輪孝士，岡　由美子，ほか．嚥下困難な患者の喫食量検討と向上への試み．厚生省精神・神経疾患研究委託費研究報告書 筋ジストロフィーの療養と看護に関する臨床的,社会学的研究―平成5年度，1994: p237-239.

【参考資料】
a) 厚生労働省精神・神経委託費筋ジストロフィーの療育と自立支援のシステム構築に関する研究栄養・体力分科会．筋ジストロフィーの食育とレシピ．ヒカリプランニング，2007 [cited 2013]. Available from: http://www.hosp.go.jp/~toneyama/50/recipe.pdf（最終アクセス日 2014年1月9日）
b) 福永英敏，河原仁志．筋ジストロフィー患者さんのための楽しい食事．診断と治療社，東京，2002: p.1-28.

採択文献　30
議決結果　可21　否0　要修正0

Clinical Question 10-6　　10．食にかかわるケア

経管栄養管理上の注意点はあるか

推奨

❶経鼻胃管の挿入後は，誤挿入による重篤な合併症を避けるため，胃管挿入手技実施後は胃部の聴診のみならず，胃内容物のチューブ内への逆流を確認する（グレード A，エビデンスレベル 5）．チューブ内の逆流が確認できないときは，経鼻胃管・胃瘻のいずれの場合でも，画像検査で確認することが望ましい（グレード B，エビデンスレベル 5）．
❷栄養剤などの注入中は胃食道逆流の予防のため，姿勢保持が可能であれば，背もたれを上げる（グレード B，エビデンスレベル 5）．
❸経管栄養療法では，経鼻胃管の脱落に留意する（グレード A，エビデンスレベル 5）．
❹長期間，経管栄養療法を行っている患者は，微量元素などの欠乏に注意する必要がある（グレード A，エビデンスレベル 5）．

背景・目的

　原則として静脈経腸栄養のガイドライン ASPEN2012 [a]，および，JSPEN2006 [b] に従うが，デュシェンヌ型筋ジストロフィー（Duchenne muscular dystrophy：DMD）の臨床の実情に合わせて合理的な方法を行う．
　①経鼻胃管の交換に際しては，胃内容の逆流が確認できないときは，X線撮影による位置確認が推奨される．また，胃瘻チューブ（胃瘻カテーテル）の交換の手技料として，「J043-4 胃瘻カテーテル交換法 200点」が定められているが，X線撮影や内視鏡などの画像診断を用いた場合のみ算定可能である [c]．
　②経管栄養時の体位は，禁忌がない限り背もたれを 30°できれば 45°挙上することを ASPEN2009 では推奨しているが，DMDの臨床現場で，特に進行例において，背もたれを 30°挙上することが困難な場合もまれでなく，患者の状態に合わせた対応を行う．
　③長期経管栄養療法により，特に 1日 1,000 kcal 以下の場合，亜鉛欠乏による皮膚炎，銅欠乏による貧血・好中球減少，セレン欠乏による心筋症・不整脈（2013年3月時点で血清セレンの測定は保険適用外）が知られている．カルニチンの低下による低血糖が知られており，特にピボキシル基を含む抗生物質（セフカペン，セフジトレン，セフテラム，テビペネム）やバルプロ酸ナトリウムを使用しているときには，カルニチンの低下をきたしやすく注意が必要である（2013年3月時点で血清カルニチンの測定は保険適用外）．
　④咳嗽や嘔吐により経鼻胃管が抜けることは少なくない．体位交換などのときも抜けないように注意が必要である．経管栄養の管理について，在宅指導のひとつとして行う（CQ 6-11 参照）．

文献

【参考資料】
a) 静脈経腸栄養ガイドライン ASPEN2012
b) 静脈経腸栄養ガイドライン JSPEN2006
c) 厚生労働省保健局医療課長発行　平成 20 年 3 月 5 日保医発第 0305001 号

採択文献
議決結果　可 21　否 0　要修正 0

Clinical Question 10-7   10．食にかかわるケア

胃瘻造設の適切な時期や注意点はあるか

推奨

❶十分量を摂食できずにるいそうが進行する場合，あるいは嚥下障害が重度の場合には，患者の意思を尊重したうえで，経鼻胃管による経管栄養や胃瘻造設などを検討する（グレードB，エビデンスレベル4）．

❷呼吸障害，心機能障害や栄養障害が悪化すると，胃瘻造設中の合併症や胃瘻造設後の管理に問題が生じる可能性があることに留意し，早めに胃瘻造設を検討する（グレードB，エビデンスレベル5）．

背景・目的

高齢者を中心に胃瘻造設術は広く行われているが，デュシェンヌ型筋ジストロフィー（Duchenne muscular dystrophy：DMD）においてもその数は増えてきており[1]，考慮されるべき治療法のひとつである．胃瘻造設術を考慮する場合，患者と家族の意思を十分に尊重しなければならない[a]．胃瘻造設術の希望がある場合はリスクの少ない時期に行うことも選択できるように，呼吸障害や心機能障害が進行する以前から胃瘻についての情報を提供することが望ましい．一方で，現状は進行期になって胃瘻造設術が行われることも多く，その際のリスクの説明を十分に行う．

解説・エビデンス

1）胃瘻増設の適切な時期

十分量を摂食できずにるいそうが進行する場合，経管栄養（胃瘻または経鼻胃管）を導入することで，栄養状態の改善が期待できる．特に胃瘻の場合は，無理のない範囲で経口摂取を継続し，不足分を胃瘻栄養で補うというように，経口摂取と胃瘻栄養の併用も可能である．経管栄養の導入に際しては，患者と家族と医療者が十分な話し合いを持ち，経管栄養療法以外の選択肢（経口摂取を続けること，または中心静脈栄養療法を行うこと）も示され，患者と家族の意思が十分に尊重されなければならない[a]．

胃瘻と経鼻胃管を比較すると，従来，経鼻胃管では，唾液分泌の亢進，咳嗽反射の抑制，喉頭・咽頭の損傷，胃食道逆流などから誤嚥のリスクが高いとする健常者を対象とした研究[b]や，胃瘻と経鼻胃管で誤嚥性肺炎の発生率に差はないが身体拘束率や患者満足度で胃瘻が優れているとする報告[2]がある．また，経鼻胃管の場合，非侵襲的陽圧換気療法（non-invasive positive pressure ventilation：NPPV）のマスクからのリークの原因になりやすいが胃瘻ではその心配はない．以上のように，DMD患者においても胃瘻は十分なメリットがある（エビデンスレベル4）．

しかし，個々のDMD患者を取り巻く医療環境は様々である．DMDの診療に慣れていない医

療機関に胃瘻造設を依頼する場合，依頼先の医療機関と綿密な情報交換が必要である．

2）胃瘻増設時の注意点

　DMDに対して胃瘻造設を行った際に，重大な合併症はなかったとする報告[3]もあるが，Mizuno[4]により，腹壁と胃壁の離開による腹膜炎の症例，呼吸障害による死亡例の報告がある．これらの症例はいずれもDMDの進行期での胃瘻造設であった．また，側弯症が進行すると肋骨下に胃が隠れてしまい，胃瘻造設が困難になる場合がある．DMDの進行期（終日呼吸管理を要す時期や心機能障害が進んだ時期）では周術期の呼吸や循環が不安定になりやすいこと，胃内視鏡を使用するため，NPPVを使用した状態での胃瘻造設術の呼吸管理に難渋することがある[5]ことに十分配慮する必要がある．よって，胃瘻造設術は，合併症発生のリスクを低減するために症状が進行する以前に行うことが望ましいと考えられるが，どの時点が適切であるかという根拠はまだない（エビデンスレベル5）（CQ 9-1，9-2参照）．

文献

1) Saito T, Tatara K. Database of Wards for Patients with Muscular Dystrophy in Japan, Muscular Dystrophy ISBN 978-953-51-0603-6, 2012
2) Baeten C, Hoefnagels J. Feeding via nasogastoric tube or percutaneus endoscopic gastrostomy: a comparison. Scand J Gastroenterol Suppl. 1992; **194**: 95–98.
3) Martigne L, Seguy D, Pellegrini N, et al. Efficacy and tolerance of gastrostomy feeding in Duchenne muscular dystrophy. Clin Nutr. 2010; **29**: 60–64.
4) Mizuno T, Komaki H, Sasaki M, et al. Efficacy and tolerance of gastrostomy feeding in Japanese muscular dystrophy patients. Brain Dev. 2012; **34**: 756–762.
5) Pope JF, Birnkrant DJ, Martin JE, et al. Noninvasive ventilation during percutaneous gastrostomy placement in Duchenne muscular dystrophy. Pediatr Pulmonol. 1997; **23**: 468–471.

【参考資料】
a) 日本老年医学会．高齢者ケアの意思決定プロセスに関するガイドライン―人工的水分・栄養補給の導入を中心として．2012.
b) 西　将則，武原　格，猪飼哲夫，ほか．経鼻経管栄養チューブが嚥下に与える影響―嚥下回数，食塊残留・逆流への影響―．リハビリテーション医学．2006; **43**: 243–248.

採択文献
議決結果　可21　否0　要修正0

Clinical Question 10-8　　10. 食にかかわるケア

便秘の治療はどのように行うか

> **推奨**
>
> ❶適切な食事や排便習慣をつける生活指導を行い，必要に応じて塩類下剤や大腸刺激性下剤の投与を行う．排便が呼吸状態や循環動態に影響を及ぼすことを考慮し，呼吸不全や心筋障害を有する進行例ではスムーズな排泄を促す介助が必要である（グレードB，エキスパートオピニオン）．

■ 背景・目的

　運動機能障害が進行するにつれ便秘をきたしやすくなる．デュシェンヌ型筋ジストロフィー（Duchenne muscular dystrophy：DMD）患者にとっては，排便行為は身体に与える負担が大きいため，呼吸不全や心筋障害を有する進行例に対しては排泄時の配慮が必要となる．

■ 解説・エビデンス

　DMD患者は，症状が進行すると便秘をきたしやすくなる．Paneらの質問紙による調査では，18歳未満では67名中9名（13.4％）が便秘を有していたのに対し，18歳以上では51名中34名（67％）であった[1]（エビデンスレベル4）．その要因としては，長期臥床，腹筋の筋力低下，腸管平滑筋の障害などが推定される．また，大腸の通過時間が延長することも報告されている[2]（エビデンスレベル4）．
　治療としては，まず適切な食事や排便習慣をつける生活指導を行うことが第一である．食事内容としては，なるべく繊維成分の多いものを摂取するよう心掛ける．便意の有無にかかわらずトイレに誘導し排便習慣を確立させるようにすることや，必要以上に便意を我慢させないことを指導する．薬物療法としては，塩類下剤や大腸刺激性下剤の投与を行う（エキスパートオピニオン）．ただし緩下剤の乱用は慎むべきである．
　DMD患者は，食事，排便，入浴などの日常生活動作が心肺に与える負担が大きく，特に排便前後は血圧・心拍数の急激な変動をきたしやすく排便失神や様々な心血管イベントをきたす危険が大きい．DMD患者の浣腸時における重篤な心合併症が報告されており注意を要する[a]．また，慢性呼吸不全患者では排便中に酸素飽和度が低下することが報告されている[b]．そのため，呼吸不全や心筋障害を有するDMD進行例では，SpO_2のモニターを考慮するとともに，より負担が少なくスムーズな排泄ができるような腹部マッサージ，温罨法，体位調節，人工呼吸器を装着しての排便などの方法が必要である（エキスパートオピニオン）．

[推奨を臨床に用いる際の注意点]
　個々の症例の年齢，運動機能障害度，心肺機能障害，知能程度に応じて対応する．

文献

1) Pane M, Vasta I, Messina S, et al. Feeding problems and weight gain in Duchenne muscular dystrophy. Eur J Paediatr. Neurol. 2006: **10**; 231–236.
2) Gottrand F, Guillonneau I, Carpentier A. Segmental colonic transit time in Duchenne muscular dystrophy. Arch Dis Child. 1991; **66**: 10.

【参考資料】
a) 鈴木奈都子，宮川雄一，櫻井牧人，ほか．浣腸を施行中に心肺停止となったDuchenne型筋ジストロフィー（DMD）の2例．日本小児科学会雑誌．2011; **115**: 1591.（会議録）
b) Delmastro M, Santoro C, Nava S. Respiratory changes during defecation in patients with chronic respiratory failure. Eur Respir J. 2004; **23**: 617–619.

採択文献　2
議決結果　可20　否0　要修正1

Clinical Question 10-9

10. 食にかかわるケア

上腸間膜動脈症候群・急性胃拡張・イレウスの予防法はあるか

推奨

① デュシェンヌ型筋ジストロフィー（Duchenne muscular dystrophy：DMD）では急性胃拡張を合併しやすく，食物形態，食事摂取量に注意が必要である（グレードB，エキスパートオピニオン）．

② 急性胃拡張の一部は上腸間膜動脈症候群によるものと考えられ，急激なるいそう，成長期における体重増加を伴わない身長の増加，長期臥床などが原因であり，脊柱前弯の強い例で起こりやすい．予防のためには体重増加が有効である（グレードB，エビデンスレベル5）．

③ イレウスの予防には排便コントロールが重要である（グレードB，エキスパートオピニオン）．

背景・目的

DMDの消化管合併症として上腸間膜動脈症候群・急性胃拡張・イレウスが知られている．

解説・エビデンス

DMD患者は急性胃拡張を合併しやすい[1,2]（エビデンスレベル5）．生理検査においては胃排出能が低下すること，胃電図に異常がみられること[3]（エビデンスレベル5），また病理組織学的には胃平滑筋の変性が報告されている[4]（エビデンスレベル5）．栄養摂取に伴って代謝が亢進し，それに見合う血流・酸素需要を，呼吸不全，循環不全などにより満たせなくなることが急性胃拡張の主要因と考えられる．そのため，なるべく消化しやすい食事内容や食物形態を工夫すること，一度に食べ過ぎないなど食事摂取方法や量に注意が必要である（エキスパートオピニオン）．非侵襲的人工呼吸療法における呑気も誘因のひとつにあげられる[a]．症状は，強い腹部膨満感が主で，嘔吐がみられることもある．

急性胃拡張のうち一部は上腸間膜動脈症候群と考えられる．これは後腹部を横走する十二指腸水平部が上腸間膜動脈と大動脈あるいは椎体との間で絞扼され通過障害をきたす病態であり，急激なるいそう，成長期における体重増加を伴わない身長の増加，長期臥床などが原因であると考えられている[b]．DMDでは脊柱前弯の強い例で起こりやすいとされる．急性期には絶食，胃管による胃内容吸引，除圧，補液，体位変換などの治療を行う．予防には中心静脈栄養などにより体重を増加させることが有効である[5,6]（エビデンスレベル5）．これは十二指腸周囲の緩衝物質としての脂肪組織を増加させることが治療につながるためと考えられる．重症例において，胃空腸吻合が有効であった例が報告されている[7]（エビデンスレベル5）[a]．イレウスの予防のために，食事や排便習慣の指導，緩下剤投与による排便コントロールが重要である．

[推奨を臨床に用いる際の注意点]
必要に応じて消化器専門医と連携して対応する.

文献

1) Bensen ES, Jaffe KM, Tarr PI. Acute gastric dilatation in Duchenne muscular dystrophy: a case report and review of the literature. Arch Phys Med Rehabil. 1996; **77**: 512–514.
2) Chung BC, Park HJ, Yoon SB, et al. Acute gastroparesis in Duchenne's muscular dystrophy. Yonsei Med J. 1988; **39**: 175–179.
3) Stark P, Maves C, Wertz RA. Acute gastric dilatation as a manifestation of Duchenne's muscular dystrophy. Rofo. 1988; **149**: 554.
4) Leon SH, Schuffler MD, Kettler M, et al. Chronic intestinal pseudoobstruction as a complication of Duchenne's muscular dystrophy. Gastroenterology. 1986; **90**: 455–459.
5) 吉野 英, 桑原武夫, 山崎元義, ほか. Duchenne 型筋ジストロフィーの合併症—上腸間膜動脈症候群を合併した 3 例について—. 神経内科. 1990; **32**: 373–378.
6) 川井 充, 新谷盟子, 市川弥生子, ほか. Duchenne 型筋ジストロフィーにおける麻痺性イレウスの治療法としての中心静脈栄養. 医療. 1995; **49**: 1046–1049.
7) 境澤隆夫, 中山 中, 大野康成, ほか. Duchenne 型筋ジストロフィーに併発した上腸間膜動脈症候群に対し胃空腸吻合術が有効であった 1 例. 日本臨床外科学会雑誌. 2007; **68**: 1966–1969.

【参考資料】
a) 石川悠加 (編著). 非侵襲的人工呼吸療法ケアマニュアル—神経筋疾患のための—. 日本プランニングセンター, 松戸, 2004: p.148–149.
b) 大村健二. 上腸間膜動脈症候群. 日本臨床別冊「腹膜・後腹膜・腸間膜・大網・小網・横隔膜症候群」, 日本臨牀社, 大阪, 1996: p215–218.

採択文献　12
議決結果　可 21　否 0　要修正 0

11. 心理社会的ケア

Clinical Question 11-1　　　　11．心理社会的ケア

精神遅滞，発達障害は合併するか

推奨

❶約 1/3 の患者は精神遅滞を合併する．定期受診時には精神発達に関する評価を心がけ，必要があれば専門医との連携を考慮する(グレード B，エビデンスレベル 4)．
❷発達障害を合併しうる．発達障害としては，自閉症，注意欠陥/多動性障害，学習障害などが報告されている．定期受診の際には，患者の育児，日常の行動，交友関係，学習理解度などの面において，家族が問題を感じていないかを確認し，必要があれば専門医との連携を考慮する(グレード B，エビデンスレベル 4)．

■ 背景・目的

　デュシェンヌ型筋ジストロフィー(Duchenne muscular dystrophy：DMD)に合併する精神遅滞(mental retardation：MR)は，古くは運動障害による教育の機会の減少といった二次的な障害とみなされていたが，現在では，原因蛋白であるジストロフィンが中枢神経でも発現していることが確認され[1] (エビデンスレベル 4)，MR は DMD に伴う中枢神経でのジストロフィンの機能不全による症状のひとつと考えられている．
　DMD は，筋力低下が目立つため，精神発達の遅れに着目されることが少なく，MR を合併すること自体，あまり知られていない．実際に，車椅子の時間が長くなり，少人数での対応が多くなると，学校も家族も勉強が遅れていることに問題意識を持たない場合がある．しかし，生命予後の改善に伴い，成人以降の生活の質を考えると，小児期に必要な教育を受け，持てる力を十分に伸ばすことが大切である．そのためにもまず，精神発達に関心を持つことが重要である．
　DMD では精神遅滞だけでなく，発達障害も合併することが報告されている．発達障害としてここでは，自閉症，注意欠陥/多動性障害，学習障害について解説する．このような障害を合併する患者は，学校生活，日常生活において，問題を起こしやすく，家族，学校関係者からアドバイスを求められる場合が多いので，精神遅滞と発達障害を併せた CQ を作成した．

■ 解説・エビデンス

1) 精神遅滞について
　標準化された知能テストでは，一般人は平均知能指数(IQ)が 100 になるように設定されているが，DMD の患者では平均 IQ が 80 前後で，言語性能力が低い傾向であると報告されている．IQ 70 未満を MR とすると，DMD 患者の約 1/3 が MR に分類される[2〜7] (エビデンスレベル 4)．あくまでも平均の IQ が 80 前後になるということであり，個々の患者の IQ を知るには知能検査が必要である．

MRの診断においては，現時点までの精神発達をまず聴取するとよい．具体的には発語の遅れ，2語文の遅れなどがある場合には，MRの合併を疑う．MRの診断，知能検査の結果は，家族が学校を選ぶ際の資料になる場合もある．

2）発達障害について

DMDにおける自閉症の合併率は，米国の一地域では，一般人口あたりの有病率は1,000人中1.6人に対して，DMD 158例中6例（約3.8％）であったと報告されている[8]（エビデンスレベル3）．日本では1施設内での検討で，DMD 129例中12例（9.3％）に自閉症の合併があったと報告されている[9]（エビデンスレベル4）．

全例調査ではないので，正確な合併率は不明であるが，6例の報告で，自閉症や注意欠陥/多動性障害の合併報告がある[10,12〜15]（エビデンスレベル4）．

自閉症は社会性の発達と興味関心の広がりに問題があり，3歳までに症状がみられる．社会性の発達の問題としては，人見知りがとぼしい，言葉の遅れ，オウム返しの応答，視線が合いにくいといったことで相談を受けることが多い．興味関心の広がりの問題としては，特定の動きを続けることが好きであったり，限られた物にのみ関心を持ったり，それができないと癇癪を起こしやすいといった問題で相談を受けることが多い．これらの問題で相談を受けた場合には自閉症を疑う．

注意欠陥/多動性障害は就学前の保育園や幼稚園では，順番を待っていられない，落ち着きがないといった問題行動によって相談を受けることがある．就学後では，授業中に座っていることができない，先生の話の途中で発言してしまうといった問題行動で相談を受けることが多い．これらの問題で相談を受けた場合には注意欠陥/多動性障害を疑う．

知能指数は正常であるが，あるタイプの学習が苦手という，いわゆる学習障害の範疇に入る症例の報告がある[11]（エビデンスレベル5）．学習障害は全般的な知能には遅れはないものの，読み，書き，算数といった，特定の技能が苦手なタイプと定義されている．就学後に，音読が上手にならない，作文となると何を書いてよいのかわからない，数の概念が育たないといった問題で相談される場合に，学習障害を疑うとよい．

これらの診断にはDiagnostic and Statistical Manual of Mental Disorders (DSM)-IVやInternational Classification of Disease (ICD)-10を使用する．家族からの情報だけでなく，保育園，幼稚園，学校関係者などの意見も大切である．

診断された場合には，家族の希望，同意があれば，学校などに情報を提供する．また，患者の特性を踏まえた対応法を指導する．

[推奨を臨床に用いる際の注意点]

家族にとっては，将来歩けなくなる疾患であることを受け止めるだけでも大変なことである．MRを合併している患者では，精神発達にも影響が出ているということも併せて理解しなくてはならない．精神的な負担を考慮しながら，説明をする必要がある．

知能検査を行う時期に関しては一定の見解がない．医者も家族もともに精神発達の遅れに気づいていれば，その時点で行う．医者は気になっているが，家族は気にしていない場合には対応が難しい．そのような場合，DMDに精神遅滞が合併しうることを説明し，具体的に，たとえば発語が遅れている場合には，「話せる言葉は増えてきていますか」など，家族が，患者の遅れに気づきやすい観察項目を指示するなどして，精神発達に関心を寄せてもらう必要がある．

発達障害の症状は多様であり，必ずしも家族が問題だと受け止めているとは限らない．診断を進めるにあたっては，患者の状態，家族の状態をよく把握しながら行う必要がある．また，診断基準，法律によって，発達障害としてどういう障害を含むか，またその障害をどのように命名するかも統一されていないので注意が必要である．

文献

1) Lidov HG, Byers TJ, Watkins SC, et al. Localization of dystrophin to postsynaptic regions of central nervous system cortical neurons. Nature. 1990; **348**: 725–728.
2) Marsh GG, Munsat TL. Evidence of early impairment of verbal intelligence in Duchenne muscular dystrophy. Arch Dis Child. 1974; **49**: 118–122.
3) Smith RA, Sibert JR, Harper PS. Early development of boys with Duchenne muscular dystrophy. Dev Med Child Neurol. 1990; **32**: 519–527.
4) Marini A, Lorusso ML, D'Angelo MG, et al. Evaluation of narrative abilities in patients suffering from Duchenne Muscular Dystrophy. Brain Lang. 2007; **102**: 1–12.
5) Leibowitz D, Dubowitz V. Intellect and behaviour in Duchenne muscular dystrophy. Dev Med Child Neurol. 1981; **23**: 577–590.
6) Dorman C, Hurley AD, D'Avignon J. Language and learning disorders of older boys with Duchenne muscular dystrophy. Dev Med Child Neurol. 1988; **30**: 316–327.
7) Hinton VJ, Fee RJ, Goldstein EM, et al. Verbal and memory skills in males with Duchenne muscular dystrophy. Dev Med Child Neurol. 2007; **49**: 123–128.
8) Wu JY, Kuban KC, Allred E, et al. Association of Duchenne muscular dystrophy with autism spectrum disorder. J Child Neurol. 2005; **20**: 790–795.
9) 中村有里, 宮崎良樹, 熊谷俊幸, ほか. ジストロフィノパチーの多様な中枢神経症状について—臨床的および遺伝子学的検討—. 脳と発達. 2008; **40**: 10–14.
10) 熊谷俊幸, 三浦清邦, 大木隆史, ほか. Duchenne 型及び Becker 型筋ジストロフィーの中枢神経症状. 脳と発達. 2001; **33**: 480–486.
11) 白石一浩. 長期入院している Duchenne muscular dystrophy 患者に合併した精神疾患の検討. 小児保健研究. 2012; **71**: 575–581.
12) Hendriksen JG, Vles JS. Neuropsychiatric disorders in males with duchenne muscular dystrophy: frequency rate of attention-deficit hyperactivity disorder (ADHD), autism spectrum disorder, and obsessive--compulsive disorder. J Child Neurol. 2008; **23**: 477–481.
13) Hinton VJ, Cyrulnik SE, Fee RJ, et al. Association of autistic spectrum disorders with dystrophinopathies. Pediatr Neurol. 2009; **41**: 339–346.
14) Komoto J, Usui S, Otsuki S, et al. Infantile autism and Duchenne muscular dystrophy. J Autism Dev Disord. 1984; **14**: 191–195.
15) Erturk O, Bilguvar K, Korkmaz B, et al. A patient with Duchenne muscular dystrophy and autism demonstrates a hemizygous deletion affecting Dystrophin. Am J Med Genet A. 2010; **152A**: 1039–1042.

採択文献　50
議決結果　可 21　否 0　要修正 0

Clinical Question 11-2
11．心理社会的ケア

子育て，教育上で配慮すべきことは何か

> **推奨**
>
> ❶患者および家族の希望と同意のもとに，教育機関や福祉機関と連携して年齢や症状進行に応じた支援を行う．就学時には，教育機関との相談を勧める（グレードB，エビデンスレベル5）．

背景・目的

患者本人および家族は，症状の進行とともに様々な問題に直面する．特に診断・告知時，就学時，義務教育終了後の進路決定時は，患者および家族の葛藤が大きい時期である．子育ての各段階に応じた助言や介入が必要である．また学校は，子どもの社会生活の中心であり，発達に大きな影響を与える場である．適切な教育環境をつくっていくためには，医療と教育機関との積極的な連携が欠かせない．

解説・エビデンス

この分野については，個々の症例に対する検討が中心であり，エビデンスを示す文献はなかった．特に子育て・教育上での配慮が必要な，診断・告知時，就学時，学校生活，義務教育の終了後について概説する．

1) 診断・告知時

就学前の幼児期に，確定診断されることが多い．診断の告知が家族に与えるストレスは大きく，診断や今後の経過について家族の理解や受容の度合いに合わせてわかりやすく説明するよう心がける（CQ 2-2 参照）[a]．定期的な病院受診を継続してつながりを保ち，子育ての状況を把握していくことが望ましい．幼稚園や保育園では，起立困難や易転倒に対して安全面に配慮してもらうよう勧める．

2) 就学時

通常の小学校・中学校の「特別支援学級」，「通常の学級」，「通級による指導（通常の学級での授業に加えて，障害に応じた特別指導を受ける）」または「特別支援学校」の選択肢がある[b]．通常の学校の利点として，地元の友達とともに生活できる点があげられる．「特別支援学校」の利点として，障害に応じた少人数での指導，専門性の高い教員，障害に配慮した施設，通学手段などの支援体制の充実があげられる[b]．「特別支援学級」では，「特別支援学校」と同様に少人数での教育が行われる．また特別支援教育に関する支援員による補助を受けられる場合もある．発達障害や精神遅滞を合併している患者では，特に配慮が必要であると考える．家族には，地

域の通常の小・中学校や特別支援教育の現状についての情報収集や，特別支援教育コーディネーターをはじめとして教育機関との相談を勧める．

3）学校生活

特に小学校低学年から高学年に至る数年間は，運動機能低下が進行し，車椅子が必要になるなど変化の多い時期である．症状の進行に応じた柔軟な対応を得るには，学校との積極的な連携が欠かせない．学校に医学的情報を提供する場合には，患者や家族の希望と同意のもとに行うよう心がける．必要以上に情報提供を拒否する場合，家族内や，家族と学校との信頼関係に問題がないかなどに配慮する．

学校生活では，①環境整備，②学習内容，特に体育や学校行事参加，③介助や医療的ケアが主な問題として報告されている[1,2]（エビデンスレベル3）．通常の学校の多くは，バリアフリーになっていないのが現状である．安心して学校生活を送るために，移動やトイレに支障が少ない安全な環境づくりが重要である．体育や学校行事は，安全性に配慮しつつ，集団生活を経験できるようにすることが望ましい．また，将来の社会参加に向けて役立つ場合もあるため，コンピュータの活用も勧める．医療的ケアについては，学校と相談するよう勧める．

4）義務教育の終了後

呼吸障害や心障害の程度，在宅か・入院かによってもライフスタイルは変化する．高校・大学進学や就職には，患者の自主性が求められると考える．将来の自立や社会参加を見据えた早期からの意識啓発や環境調整を心がける．

[推奨を臨床に用いる際の注意点]
学校への医学的情報の提供は，患者や家族の希望と同意のもとに行う．

文献

1) 多田羅勝義，河原仁志，山本昌邦，ほか．地域の小・中・高等学校へ通う筋ジストロフィー児童生徒の現状．厚生労働省精神・神経疾患研究委託費研究報告書 筋ジストロフィー患者のケアシステムに関する総合的研究—平成11〜13年度，2002: p378–381.
2) 長尾秀夫．神経筋疾患をもった子どもが在籍する通常の学校への医学的・教育的支援のあり方—神経筋疾患児の担任へのアンケート調査か—．脳と発達．2001; **33**: 307–313.

【参考資料】
a) 国立成育医療センター．慢性疾患を抱えた子どもと家族への心のケアガイドライン
b) 文部科学省ホームページ http://www.mext.go.jp/a_menu/shotou/tokubetu/main.htm （最終アクセス日 2014年1月9日）

採択文献 12
議決結果 可20 否0 要修正1

Clinical Question 11-3
11. 心理社会的ケア

DMDではどのような補助制度・サービスが利用できるか

推奨

❶ 医療費助成として，身体障害者手帳（肢体不自由），自立支援医療制度による助成，地域によっては小児慢性特定疾患医療費助成，難病医療費等助成制度を受けることができる．また，障害福祉サービス，医療保険を利用しての訪問看護，在宅人工呼吸療法の場合，在宅人工呼吸器使用特定疾患患者訪問看護治療研究事業の対象となりうる（グレードB，エキスパートオピニオン）．

背景・目的

デュシェンヌ型筋ジストロフィー（Duchenne muscular dystrophy：DMD）は2013年3月の時点では特定疾患に認定されておらず，難治性疾患克服研究事業の公費助成の対象になっていない．進行に伴い，専門医療や環境整備の必要性が増していくなかで，年齢や重症度に応じて利用可能な補助制度，サービスに関する情報を患者と家族に提供する必要がある．複雑な手続きが必要ではあるが，行政側に地域での患者の存在を伝える目的でも重要である．下記に利用可能な公的補助の条件と窓口に関して記載した．福祉サービスは利用者が申請してはじめて受けることができるようになり，また個人の条件によって受けられるサービスも異なる．適宜，福祉事務所や社会福祉士に個別に相談することが望ましい．

解説・エビデンス

1）医療費の助成

「肢体不自由」による身体障害者手帳を取得することができる．状態により，「呼吸器機能障害」「心臓機能障害」「そしゃく機能障害」の身体障害者手帳を取得することも可能な場合もある．手帳を取得することで，医療費の助成，補助具の交付・修理，日常生活用具の給付，移動支援（駐車禁止の対象除外，JR運賃の割引，航空運賃の割引，有料道路の割引，タクシー運賃の割引など），税金の免除（所得税，住民税，贈与税，自動車税，軽自動車・自動車取得税などの税金の控除・減免）などのサービスを享受できることがある．その他，各都道府県により定められたサービス内容を受けられることがある．身体障害者手帳は指定医のみが診断書を作成できる．申請窓口は住民票のある市区町村の福祉事務所である．

身体障害者手帳の障害程度が重度の場合，各都道府県によって医療費の助成制度が設けられている．各都道府県により，該当となる障害の程度や自己負担の割合が異なるため，住民票のある市区町村窓口へ相談する必要がある．都道府県ごとの制度であり，その自治体以外の医療機関にかかった場合は償還払いとなることが多い．

一部の都道府県においては，小児慢性特定疾患医療費助成を受けることができる．新規申請

は18歳未満，継続は20歳未満が対象である．申請には主治医作成の意見書を必要とする．医療券に記載された疾病を治療するために受ける診療・調剤・訪問看護・補助具にかかる医療保険の自己負担分，入院時食事療養費標準負担額（助成の対象とならない疾病あり）の助成を受けられることがある．生計中心者の所得に応じた自己負担額となるが，重症患者に認定された場合，自己負担額はない．

　申請窓口は，市区町村ごとに保健所または福祉事務所である．有効期間は原則として，受理された日の月の初日から1年間となっている．

　一部の都道府県においては，難病医療費等助成制度を受けることができる．条件として，医療保険に加入していることが必要である．生計中心者の所得額に応じた自己負担額が決められている．重症患者に認定された場合，自己負担額はない．

　申請には，主治医が記載した臨床調査個人票が必要であり，申請窓口は各市区町村により，保健所または福祉事務所となる．有効期間は，原則として申請が受理された日より1年間となる．

　自立支援医療制度の対象となり得る．従来の育成医療，更生医療，精神通院医療が自立支援医療制度へ体系が移行された．

①育成医療では，18歳未満の児童のうち，身体上の障害を有する児童，または現存する疾患を放置した場合に将来障害を後遺すると認められる児童であり，手術などによって確実なる治療効果が期待し得る者が対象となる．

②更生医療では，身体障害者手帳を有する満18歳以上のもののうち，確実な治療効果が期待し得る者が該当する．

　側弯症に対し手術適応となった場合など，指定医療機関においてこの制度を利用することができる．

2) 福祉サービス・訪問看護

　市区町村により必要と認められた場合，障害福祉サービスを受けることができる．障害者総合支援法のサービスを障害福祉サービスといい，その内容は介護給付と訓練給付などに分かれる．利用者が申請したいサービスを選び，住民票のある市区町村福祉事務所に相談，障害福祉サービス支給を申請する．市区町村は聞き取り調査などのうえ，支給の必要があると認めた場合に支給決定をする．利用者は支給決定を受け，受給者証の交付後，サービス提供事業者・施設と直接契約を結びサービスを受ける．原則として，費用の1割を負担し，世帯の収入に応じて月額負担上限額が定められる．

①介護給付には，居宅介護，重度訪問看護，行動援護，重度障害者等包括支援，児童デイサービス，短期入所（ショートステイ），療養介護，障害者支援施設での夜間ケアなど，共同生活介護が含まれる．

②訓練等給付には，自立訓練，就労移行支援，共同生活援助などが含まれる．

　継続して療養を受ける必要がある状態にある場合，医療保険を利用しての訪問看護を受けることができる．主治医からの訪問看護指示書が必要である．病状の観察，人工呼吸管理，胃瘻・気管カニューレ交換，褥瘡予防・処置などが行われるが，各訪問看護ステーションにより内容が異なる．費用は医療保険の自己負担分であり，保険制度上，週3回が限度である．ただし，特定の疾病に関しては週4回以上可能である．

　難病医療費等助成対象疾患に該当している場合，在宅人工呼吸器使用特定疾患患者訪問看護治療研究事業の対象となる．難病医療費等助成対象疾患に該当しており，人工呼吸器を使用し

ながら在宅療養している者で，主治医が診療報酬の回数を超える訪問看護が必要であると認めるものに対して適応となる．患者一人あたり年間260回が限度である．

[推奨を臨床に用いる際の注意点]
　年齢や重症度に応じて利用可能な補助制度，サービスに関する情報を患者と家族に提供する必要がある．福祉サービスは利用者が申請してはじめて受けることができるものであり，患者の状態，地域によって違いがあるため，福祉事務所や社会福祉士に個別に相談することが望ましい．

文献

【参考資料】
　a）　埜中征哉（監），小牧宏文（編）．小児筋疾患診療ハンドブック．診断と治療社，東京，2009: p39–44．

採択文献　17
議決結果　可17　否0　要修正4

『デュシェンヌ型筋ジストロフィー診療ガイドライン』検索式

分類のうち「(その他合併症) 栄養」のみ別検索したため,他の分類と分けて記載した.

●Cochrane

	検索式	検索結果（件）	分類
#1	MeSH descriptor Muscular Dystrophy, Duchenne, this term only		筋ジス全体
#2	(muscul* or muscl*) near/4 dystroph*		
#3	duchenne* or becker* or (dmd not edmd) or bmd		
#4	(#2 and #3)		
#5	MeSH descriptor Muscular Dystrophies, this term only		
#6	MeSH descriptor Distal Myopathies, this term only		
#7	MeSH descriptor Glycogen Storage Disease Type VII, this term only		
#8	MeSH descriptor Muscular Dystrophies, Limb-Girdle explode all trees		
#9	MeSH descriptor Muscular Dystrophy, Emery-Dreifuss, this term only		
#10	MeSH descriptor Muscular Dystrophy, Facioscapulohumeral, this term only		
#11	MeSH descriptor Muscular Dystrophy, Oculopharyngeal, this term only		
#12	MeSH descriptor Myotonic Dystrophy, this term only		
#13	glycogen* near/3 storag* near/4 (vii or 7)		
#14	(limb near girdle) or (emery near dreifuss) or facioscapulohume* or oculopharyng* or (myotonic* near dystroph*)		
#15	(#2 or #5)		
#16	(#6 or #7 or #8 or #9 or #10 or #11 or #12 or #13 or #14)		
#17	(#15 not #16)		
#18	(#1 or #4 or #17)	275	
#19	(diagnos* or counsel* or (informed near consent*) or carrier* or germline* or risk*):ti		診断・告知・遺伝カウンセリング・出生前診断・保因者・検査・機能評価
#20	MeSH descriptor Muscular Dystrophies, this term only with qualifiers: di,ra,ri,us		
#21	MeSH descriptor Muscular Dystrophy, Duchenne, this term only with qualifiers: di,ra,ri,us		
#22	MeSH descriptor Diagnostic Techniques and Procedures explode all trees		
#23	MeSH descriptor Abortion, Induced explode all trees		
#24	(#19 or #20 or #21 or #22 or #23)		
#25	(#18 and #24)	95	
#26	MeSH descriptor Muscular Dystrophies, this term only with qualifier: rh		リハビリ
#27	MeSH descriptor Muscular Dystrophy, Duchenne, this term only with qualifier: rh		
#28	MeSH descriptor Rehabilitation explode all trees		
#29	MeSH descriptor Physical Therapy Modalities explode all trees		
#30	MeSH descriptor Sports explode all trees		
#31	MeSH descriptor orthopedic Equipment explode all trees		
#32	MeSH descriptor Occupational Therapy explode all trees		
#33	MeSH descriptor Self-Help Devices explode all trees		
#34	MeSH descriptor Environment, Controlled explode all trees		
#35	MeSH descriptor Equipment Design explode all trees		
#36	MeSH descriptor Biomechanics explode all trees		
#37	MeSH descriptor Biomedical Engineering explode all trees		
#38	MeSH descriptor Robotics explode all trees		
#39	(rehabili* or training*):ti		
#40	MeSH descriptor Exercise explode all trees		
#41	(#26 or #27 or #28 or #29 or #30 or #31 or #32 or #33 or #34 or #35 or #36 or #37 or #38 or #39 or #40)		
#42	(#18 and #41)	43	

	検索式	検索結果（件）	分類
#43	MeSH descriptor Steroids explode all trees		ステロイド
#44	MeSH descriptor Adrenal Cortex Hormones explode all trees		
#45	MeSH descriptor Vaccines explode all trees		
#46	MeSH descriptor Alendronate explode all trees		
#47	steroid* or glucocorticoid* or *predniso* or betame* or vaccin* or alendron*		
#48	(#43 or #44 or #45 or #46 or #47)		
#49	(#18 and #48)	74	
#50	hmv* or disaster*		呼吸ケア・在宅人口呼吸療法・災害対策
#51	oxygen* nera/4 (inhalat* or therap*)		
#52	(respiratory or pulmonary of breath*):ti		
#53	MeSH descriptor Respiration explode all trees		
#54	MeSH descriptor Respiratory Therapy explode all trees		
#55	MeSH descriptor Respiratory Function Tests explode all trees		
#56	MeSH descriptor Respiratory Insufficiency explode all trees		
#57	MeSH descriptor Home Care Services explode all trees		
#58	MeSH descriptor Respiration Disorders explode all trees		
#59	(#50 or #51 or #52 or #53 or #54 or #55 or #56 or #57 or #58)		
#60	(#18 and #59)	37	
#61	MeSH descriptor Echocardiography explode all trees		心筋障害
#62	MeSH descriptor Electrocardiography explode all trees		
#63	MeSH descriptor Heart Failure explode all trees		
#64	MeSH descriptor Cardiomyopathies explode all trees		
#65	MeSH descriptor Arrhythmias, Cardiac explode all trees		
#66	MeSH descriptor Anti-Arrhythmia Agents explode all trees		
#67	MeSH descriptor Natriuretic Peptides explode all trees		
#68	MeSH descriptor Angiotensin-Converting Enzyme Inhibitors explode all trees		
#69	MeSH descriptor Diuretics explode all trees		
#70	MeSH descriptor Aldosterone Antagonists explode all trees		
#71	MeSH descriptor Cardiac Pacing, Artificial explode all trees		
#72	MeSH descriptor Pacemaker, Artificial explode all trees		
#73	MeSH descriptor Cardiotonic Agents explode all trees		
#74	(cardiomyopa* or myocardiopa* or cardiac* or heart*):ti		
#75	MeSH descriptor Thiazides explode all trees		
#76	MeSH descriptor Angiotensin Receptor Antagonists explode all trees		
#77	(#61 or #62 or #63 or #64 or #65 or #66 or #67 or #68 or #69 or #70 or #71 or #72 or #73 or #74 or #75 or #76)		
#78	(#18 and #77)	26	
#79	(orthopedi* or orthopaedi* or surger* or surgi* or operat*):ti		整形外科的対処
#80	MeSH descriptor Surgical Procedures, Operative explode all trees		
#81	MeSH descriptor Muscular Dystrophies, this term only with qualifier: su		
#82	MeSH descriptor Muscular Dystrophy, Duchenne, this term only with qualifier: su		
#83	MeSH descriptor Fractures, Bone explode all trees with qualifiers: th,su,dt,pc		
#84	MeSH descriptor Bone Diseases, Metabolic explode all trees		
#85	bone near/3 atroph*		
#86	(#79 or #80 or #81 or #82 or #83 or #84 or #85)		
#87	(#18 and #86)	24	
#88	MeSH descriptor Digestive System Diseases explode all trees		（その他合併症）消化管
#89	MeSH descriptor Signs and Symptoms, Digestive explode all trees		
#90	MeSH descriptor Gastrointestinal Motility explode all trees		
#91	(*gastric* or *gastro* or bile* or bilia* or defect* or constipat* or hemorrhoid* or dehydrat* or anhydrat*):ti		
#92	(#88 or #89 or #90 or #91)		
#93	(#18 and #92)	6	

	検索式	検索結果（件）	分類
#94	MeSH descriptor Nutrition Disorders explode all trees		（その他合併症）栄養管理
#95	MeSH descriptor Nutrition Processes explode all trees		
#96	MeSH descriptor Nutritional Physiological Phenomena explode all trees		
#97	MeSH descriptor Nutrition Assessment explode all trees		
#98	MeSH descriptor Nutritional Support explode all trees		
#99	MeSH descriptor Nutrition Therapy explode all trees		
#100	MeSH descriptor Eating Disorders explode all trees		
#101	MeSH descriptor Energy Metabolism explode all trees		
#102	MeSH descriptor Weight Loss explode all trees		
#103	MeSH descriptor Energy Intake explode all trees		
#104	MeSH descriptor Muscular Dystrophies, this term only with qualifier: dh		
#105	MeSH descriptor Muscular Dystrophy, Duchenne, this term only with qualifier: dh		
#106	(nutrit* or diet* or energy* or malnutrit*):ti		
#107	(#94 or #95 or #96 or #97 or #98 or #99 or #100 or #101 or #102 or #103 or #104 or #105 or #106)		
#108	(#18 and #107)	10	
#109	MeSH descriptor Deglutition Disorders explode all trees		（その他合併症）嚥下機能
#110	MeSH descriptor Deglutition explode all trees		
#111	MeSH descriptor Swallows explode all trees		
#112	(deglut* or swallow* or videofluoro* or oropharyn* or laryngopharyn*)		
#113	(#109 or #110 or #111 or #112)		
#114	(#18 and #113)	2	
#115	MeSH descriptor Dentistry explode all trees		（その他合併症）歯科学的問題
#116	MeSH descriptor Tooth Diseases explode all trees		
#117	MeSH descriptor oral Hygiene explode all trees		
#118	MeSH descriptor Dental Physiological Phenomena explode all trees		
#119	(dental* or tooth* or teeth* or masticat* or malalignmen* or orthodont* or bite* or craniofac* or maxillofac* or orofac*)		
#120	(#115 or #116 or #117 or #118 or #119)		
#121	(#18 and #120)	18	
#122	MeSH descriptor Mental Disorders explode all trees		子育て・教育
#123	MeSH descriptor Intellectual Disability explode all trees		
#124	MeSH descriptor Communication Disorders explode all trees		
#125	MeSH descriptor Growth Disorders explode all trees		
#126	MeSH descriptor Child Rearing explode all trees		
#127	(educat* or nurtur* or school* or learning*)		
#128	(#122 or #123 or #124 or #125 or #126 or #127)		
#129	(#18 and #128)	38	
#130	(clinical* or patient*) near/3 (course* or process* or histor*)		総論
#131	(outcome* or prognos* or follow*):ti		
#132	MeSH descriptor Prognosis, this term only		
#133	(#18 and (#130 or #131 or #132))	17	

＜（その他合併症）栄養＞

	検索式	検索結果（件）	分類
#1	MeSH descriptor Muscular Dystrophy, Duchenne, this term only		筋ジス全体
#2	(muscul* or muscl*) near/4 dystroph*		
#3	duchenne* or becker* or (dmd not edmd) or bmd		
#4	(#2 and #3)		
#5	MeSH descriptor Muscular Dystrophies, this term only		
#6	MeSH descriptor Distal Myopathies, this term only		
#7	MeSH descriptor Glycogen Storage Disease Type VII, this term only		
#8	MeSH descriptor Muscular Dystrophies, Limb-Girdle explode all trees		
#9	MeSH descriptor Muscular Dystrophy, Emery-Dreifuss, this term only		
#10	MeSH descriptor Muscular Dystrophy, Facioscapulohumeral, this term only		
#11	MeSH descriptor Muscular Dystrophy, Oculopharyngeal, this term only		
#12	MeSH descriptor Myotonic Dystrophy, this term only		
#13	glycogen* near/3 storag* near/4 (vii or 7)		
#14	(limb near girdle) or (emery near dreifuss) or facioscapulohume* or oculopharyng* or (myotonic* near dystroph*)		
#15	(#2 or #5)		
#16	(#6 or #7 or #8 or #9 or #10 or #11 or #12 or #13 or #14)		
#17	(#15 and not #16)		
#18	(#1 or #4 or #17)	281	
#19	MeSH descriptor Nutrition Disorders explode all trees		（その他合併症）栄養
#20	MeSH descriptor Nutrition Processes explode all trees		
#21	MeSH descriptor Nutritional Physiological Phenomena explode all trees		
#22	MeSH descriptor Nutrition Assessment explode all trees		
#23	MeSH descriptor Nutritional Support explode all trees		
#24	MeSH descriptor Nutrition Therapy explode all trees		
#25	MeSH descriptor Eating Disorders explode all trees		
#26	MeSH descriptor Energy Metabolism explode all trees		
#27	MeSH descriptor Weight Loss explode all trees		
#28	MeSH descriptor Energy Intake explode all trees		
#29	MeSH descriptor Muscular Dystrophies, this term only with qualifier: dh		
#30	MeSH descriptor Muscular Dystrophy, Duchenne, this term only with qualifier: dh		
#31	MeSH descriptor Nutritional Status explode all trees		
#32	MeSH descriptor Nutritional Sciences explode all trees		
#33	MeSH descriptor Nutritional Requirements explode all trees		
#34	MeSH descriptor Malnutrition explode all trees		
#35	MeSH descriptor Obesity explode all trees		
#36	MeSH descriptor Food explode all trees		
#37	MeSH descriptor Diet Therapy explode all trees		
#38	MeSH descriptor Basal Metabolism explode all trees		
#39	MeSH descriptor Skinfold Thickness explode all trees		
#40	MeSH descriptor Appetite explode all trees		
#41	MeSH descriptor Micronutrients explode all trees		
#42	MeSH descriptor Vitamins explode all trees		
#43	MeSH descriptor Proteins explode all trees		
#44	MeSH descriptor Amino Acids explode all trees		
#45	MeSH descriptor Calorimetry explode all trees		
#46	MeSH descriptor Fats explode all trees		
#47	MeSH descriptor Metabolism explode all trees		
#48	MeSH descriptor Feeding Methods explode all trees		
#49	MeSH descriptor Feeding Behavior explode all trees		
#50	(nutrit* or diet* or energy* or malnutrit*):ti		
#51	nutrition* or Malnutrition* or Obesit* or Food* or (Diet near Therap*) or Metaboli* or (Skinfold near Thick*) or Appetit* or Micronutrient* or Vitamin*		
#52	Protein* or (Amino near/2 Acid*) or (diet near Therap*) or (diet* near education*) or intake* or feeding* or (energy near intake*) or fat* or LBM or (body near weight*) or (Body near Height*) or (fat near free near mass)		
#53	(#19 or #20 or #21 or #22 or #23 or #24 or #25 or #26 or #27 or #28 or #29 or #30 or #31 or #32 or #33 or #34 or #35 or #36 or #37 or #38 or #39 or #40 or #41 or #42 or #43 or #44 or #45 or #46 or #47 or #48 or #49 or #50 or #51 or #52)		
#54	(#18 and #53)	121	

●MEDLINE

	検索式	検索結果（件）	分類
S1	MUSCULAR DYSTROPHIES! OR (MUSCUL? OR MUSCL?)(3N)DYSTROPH? OR DUCHENNE? OR DYSTROPHINOPATH?		筋ジス全体
S2	S1/ENG+S1*LA=JAPANESE		
S3	S2/HUMAN		
S4	S2 NOT ANIMALS/DE		
S5	S3+S4		
S6	DT=REVIEW? OR REVIEW?/TI		
S7	S5 NOT S6		
S8	DT=META-ANALYSIS OR META ANALYSIS OR (META(1W)ANALY? OR METAANAL?)/TI OR SYSTEMATIC REVIEW! OR SYSTEMATIC(1W)REVIEW?/TI OR DT=PRACTICE GUIDELINE OR PRACTICE GUIDELINES AS TOPIC!		
S9	S5*S8		
S10	S7+S9	16905	
S11	MUSCULAR DYSTROPHIES!(L)(DI OR RA OR RI OR US)		診断・告知・遺伝カウンセリング・出生前診断・保因者・検査・機能評価
S12	DIAGNOS? OR TEST? OR 'DIAGNOSTIC TECHNIQUES AND PROCEDURES'! OR FUNCTION?(3N)(ASSES? OR EVALUAT? OR SCREEN? OR ESTIMAT? OR SCOR? OR GRAD? OR CLASSIF? OR RATE?? OR RATING?)		
S13	(CK OR CPK OR CREATIN? OR MYOGLOBIN? OR (MUSCUL? OR MUSCL?)(3N)HEMOGLOBIN?)/TI		
S14	(ANP OR BNP OR NATRIURETIC()PEPTIDE? OR PROBNP OR CTNT? OR TROPONIN? OR CYSTATIN? OR PINP OR TRACP()5B? OR TARTRATE?()RESISTANT(3N)PHOSPHATASE? OR INTELLIGEN?(2W)SCALE? OR QOL OR MDQOL OR SEQOL OR WISC OR WAIS OR PARS)/TI		
S15	PRENATAL?(3N)(DIAGNOSIS? OR TEST?) OR PREIMPLANT?(3N)GENETIC?(3N)TEST? OR AMNIOCENT? OR CHORIONIC?(3N)VILLI?(3N)SAMPL?		
S16	(NONINVASIV? OR NON()INVASIV?)(3N)(FETAL? OR PRENATAL?)(3N)DIAGNOS?		
S17	(UMBILI? OR CORD OR MATERNAL)(3N)(BLOOD OR PLASMA OR SERUM) OR FETAL()CELL OR CELL()FREE(3N)DNA OR CFFDNA		
S18	SEX(3N)DETERMIN? OR (CHROMOSOM? OR GENE OR GENETIC? OR CARRIER?)(3N)(ANALYSIS? OR TEST? OR DIAGNOS?)		
S19	GERMLINE? OR GERM()CELL(3N)MOSAICI?		
S20	PATIENT?(3N)(ANNOUNC? OR NOTIF? OR NOTIC? OR DISCLOS? OR TELL? OR INFORM?) OR COUNSEL? OR CARRIER? OR INFORMED()CONSENT? OR (ETHICAL? OR LEGAL? OR SOCIAL?)(3N)(ISSUE? OR CONCERN?) OR ELSI		
S21	RISK?(4N)(GENETIC? OR GENERAT? OR PASSAGE? OR PERIPARTU? OR PERINATAL? OR PREGNAN? OR REPRODUCT? OR FETUS? OR TRIMESTER? OR OCCUR? OR DEVELOP? OR RECURREN? OR RELAPS?) OR AT()RISK?		
S22	FAMILY()PLAN? OR ABORTION, INDUCED! OR (INDUCE? OR ARTIFICIAL?)(3N)(ABORTION? OR TERMINATION?)		
S23	S12:S22		
S24	S10*(S11/MAJ+S23/MAJ+S23/TI+S11*S23)*(S1/MAJ+DYSTROPH?/TI)	3542	
S25	REHABILI?/TI OR TRAINING?/TI OR REHABILITATION! OR RH/DE		リハビリ
S26	PHYSICAL THERAPY MODALITIES!		
S27	EXERCISE!		
S28	SPORTS!		
S29	ORTHOPEDIC EQUIPMENT!		
S30	OCCUPATIONAL THERAPY!		
S31	SELF-HELP DEVICES!		
S32	ENVIRONMENT, CONTROLLED!		
S33	ROBOTICS! OR EQUIPMENT DESIGN! OR BIOMECHANICS! OR BIOMEDICAL ENGINEERING!		
S34	HEART(3N)LOAD? OR EXERCISE?(3N)(RESTRICT? OR CARDIOPULMONARY OR TRAINING?) OR WALKING?) OR (MUSCUL? OR MUSCL?)(3N)(STRENGTH? OR PAIN? OR POWER? OR DAMAGE?)		
S35	OVERWORK? OR OVER()WORK? OR SPORTS? OR OVERUSE? OR OVER()USE? OR MALUSE?		
S36	FATIGUE? OR VO2MAX OR VO2()MAX OR (OCCUPATIONAL? OR PHYSICAL? OR SPEECH?)()THERAPY?		

	検索式	検索結果（件）	分類
S37	RANGE(3N)MOTION? OR EQUINE? OR CONTRACTURE?		
S38	ORTHOSIS? OR ORTHOSES? OR BRACE? OR BRACING? OR CORSET? OR HEAD(3N)(GUARD? OR GIRE? OR BELT?) OR GAIT? OR STANDUP? OR STAND()UP		
S39	ENVIRONMEN?(3N)(CONTROL? OR EQUIPMENT? OR IMPROV? OR ARRANGE? OR CONSIDERAT? OR LIVING? OR RESIDENT?)		
S40	WHEELCHAIR? OR WHEEL?()CHAIR? OR STICK? OR WALKING?(3N)(FRAME? OR CHAIR? OR AID?) OR NURSE()CALL? OR (UPPER()LIMB OR HAND)(3N) FUNCTION		
S41	BFO OR BALANCED()FOREARM? OR PORTABLE()SPRING?()BALANCE? OR PSB OR IT()DEVICE? OR IT(3N)(TECHNOLOG? OR ASSISTAN?) OR SHB OR LLB		
S42	LIFT? OR HANDRAIL? OR (HAND? OR ARM?)()RAIL? OR ROBOT?		
S43	SOCIAL?()INTERACT? OR COMMUNICAT? OR QOL OR "QUALITY OF LIFE" OR "ACTIVITIES OF DAILY LIVING" OR ADL		
S44	WORKING? OR STUDYING? OR EMPLOY?		
S45	S25:S44		
S46	S10*S45		
S47	S46*(S45/DE OR S45/TI)*(S1/MAJ+DYSTROPH?/TI)	979	
S48	STEROIDS! OR STEROID? OR ADRENAL CORTEX HORMONES! OR GLUCOCORTICOID? OR CORTICOSTEROID? OR PREDNISOLON? OR PREDNISON? OR BETAMETASON? OR DEXAMETHASON? OR METHYLPREDNISOLON?		ステロイド
S49	VACCIN? OR ALENDRONATE! OR ALENDRON?		
S50	S10*(S48+S49)	569	
S51	(RESPIRAT? OR BREATH?)(3N)(CARE? OR CARIN?)/TI OR HMV/TI OR HOME?(3N)MECHANIC?(3N)VENTILA?/TI OR DISASTER? OR (RESPIRATORY? OR RISK)(3N)(MANAGE? OR CARE?)		呼吸ケア・在宅人口呼吸療法・災害対策
S52	RESPIRATORY THERAPY! OR RESPIRATORY FUNCTION TESTS! OR RESPIRATORY INSUFFICIENCY!/MAJ		
S53	HOME CARE SERVICES!		
S54	(RESPIRATORY? OR BREATH? OR PULMONARY?)/TI OR RESPIRATION DISORDERS!		
S55	OXYGEN?(3N)(INHALAT? OR THERAPY?) OR DYSPNE? OR TRACHEOSTOM? OR INTUBAT? OR TRACH?(4N)(FISTUL? OR BLEED?) OR VENTILATOR?(3N)PNEUMONI? OR VENTILAT?		
S56	(SAS AND SLEEP) OR SLEEP?(3N)APNEA? OR HYPOVENTILAT? OR SPIROGRA? OR SPO2 OR ETCO2 OR PTCO2 OR MAXIM?(3N) INSUFFLAT?(3N)CAPACIT? OR PEAK(2N)COUGH(3N)FLOW? OR RESPIRAT?(4N)(MIC OR PCF) OR ARTERIAL(2N)BLOOD(1W)GAS? OR NIV OR TIV OR TPPV OR CPF OR FVC OR MIC OR VC OR MEP OR MIP		
S57	RESPIRATION!		
S58	S51:S57		
S59	S10*S58		
S60	S10*(S1/MAJ+DYSTROPH?/TI)*(S58/DE+S58/TI)	628	
S61	ECHOCARDIOGRAPHY! OR ECHO/TI OR ECHOCARDIOGRAPH? OR ELECTROCARDIOGRAPHY! OR ELECTROCARDIOGRA? OR ECG OR (Q OR R OR T)()WAVE OR ULTRASONIC?()CARDIOGRAP? OR TISSUE()DOPPLER? OR STRAIN? OR UCG OR HOLTER		心筋障害
S62	NUCLEAR()CARDIOLOG? OR CARDIAC?(3N)SCINTIGRA? OR SPECT OR MYOCARD?(3N)CT OR POOL()SCINTIGRA?		
S63	VENTRICUL?(3N)PREMATUR?(3N)(BEAT? OR CONTRACT?) OR HEART() RATE? ? OR TEI()INDEX? OR MYOCARDI?(3N)PERFORMANCE?(3N)INDEX?		
S64	HEART FAILURE! OR (HEART OR CARDIAC)(3N)(FAILUR? OR INSUFFICIEN? OR DYSFUNCT? OR DAMAGE? OR FUNCTION? OR HYPOFUNCT?)		
S65	CARDIOMYOPATHIES! OR (MYOCARD? OR CARDIOMYO?)/TI		
S66	ARRHYTHMIAS, CARDIAC! OR ARRHYTHMI? OR TACHYCARDI? OR TACHYARRHYTHMI? OR BRADYCARDI? OR BRADYARRHYTHMI? OR MEXILETIN? OR AMIODARON? OR ANTIARRHYTHMI? OR ANTI() ARRHYTHMI? OR ANTI-ARRHYTHMIA AGENTS!		
S67	NATRIURETIC()PEPTIDE? OR NATRIURETIC PEPTIDES!		

	検索式	検索結果（件）	分類
S68	ANGIOTENSIN-CONVERTING ENZYME INHIBITORS! OR ENALAPRIL? OR CAPTOPRIL? OR LISINOPRIL? OR PERINDPRIL? OR TRANDOLAPRIL? OR PERINDOPRIL?		
S69	ADRENERGIC BETA-1 RECEPTOR ANTAGONISTS! OR BETA()(BLOCK? OR INHIBITOR? OR ANTAGONI?) OR METOPROLOL? OR CARVEDILOL? OR BISOPROLOL?		
S70	CARDIOTONIC AGENTS! OR CARDIOTONIC? OR DIGITALIS? OR DIGOXIN? OR DIGITOXIN? OR PIMOBENDAN?		
S71	DIURETICS! OR DIURETIC? OR FUROSEMID? OR TORASEMID? OR THIAZIDES! OR THIAZIDE?		
S72	ALDOSTERONE ANTAGONISTS! OR ALDOSTERON?(3N)(BLOCK? OR INHIBIT? OR ANTAGONI?) OR SPIRONOLACTON? OR EPLERENON?		
S73	CARDIAC PACING, ARTIFICIAL! OR PACEMAKER, ARTIFICIAL! OR CRT OR RESYNCHRONIZ? OR PACING?		
S74	VENTRICULAR?(3N)ASSIST? OR ARTIFICIAL?(2N)HEART?		
S75	S61:S74		
S76	S10*S75		
S77	S76*(S1/MAJ+DYSTROPH?/TI)*(S75/DE+S75/TI)	1346	
S78	ORTHOPEDI? OR ORTHOPAEDI? OR SURGER? OR OPERAT? OR SURGICAL PROCEDURES, OPERATIVE!		整形外科的対処・麻酔・鎮静
S79	MUSCULAR DYSTROPHIES!(L)SU/MAJ		
S80	FRACTURES, BONE!(L)(TH OR SU OR DT OR PC)		
S81	BONE DISEASES, METABOLIC! OR OSTEOPOROS? OR BONE? ?(3N) ATROPH?		
S82	S78:S81		
S83	S10*S82		
S84	S83*(S1/MAJ+DYSTROPH?/TI)*(S82/DE+S82/TI)	1462	
S85	CONSTIPAT? OR "SIGNS AND SYMPTOMS, DIGESTIVE"! OR ILEUS! OR MEGACOLON! OR GERD OR GASTROESOPHAG?(3N)REFLUX? OR CHOLELITHIASIS! OR CHOLELITHIAS? OR HEMORRHOID?		（その他合併症）消化管
S86	GASTRIC DILATATION! OR INTESTINAL OBSTRUCTION! OR SUPERIOR MESENTERIC ARTERY SYNDROME!		
S87	(DEHYDRAT? OR ANHYDRAT? OR OVEREAT? OR EXCESS(2N)EAT?)(3N) (PREVENT? OR PROPHYL?)		
S88	(BILE? OR BILIAR?)(3N)INFECT? OR DEFECAT? OR DEFECATION!		
S89	(GASTRIC? OR GASTRO?)(3N)(DYSFUNCT? OR HYPOFUNCT? OR IMPAIR? OR FAILUR? OR INSUFFICIEN?)		
S90	GASTROINTESTINAL MOTILITY! OR (DIGESTIVE? OR GASTROINTESTI?)(3N) PRESSURE? OR BOUGIE OR DEGASS?		
S91	DIGESTIVE SYSTEM DISEASES!(L)(ET+CO)		
S92	S85:S91		
S93	S10*S92	258	
S94	NUTRITION DISORDERS! OR NUTRITION PROCESSES!		（その他合併症）栄養管理
S95	NUTRITIONAL PHYSIOLOGICAL PHENOMENA! OR NUTRITION ASSESSMENT! OR NUTRITIONAL SUPPORT! OR NUTRITION THERAPY!		
S96	(DIET OR NUTRIT?)()THERAPY? OR DH/DE OR EATING DISORDERS!		
S97	(NUTRIT? OR MALNUTRIT? OR UNDERNUTRIT? OR MALNOURISH? OR ENERGY? OR WEIGHT? OR APPETIT? OR FAT? ?)		
S98	FOOD? OR OBESIT? OR BODY()WEIGHT? OR BODY()HEIGHT? OR METABOLISM? OR SKINFOLD? OR MACRONUTRIENT?		
S99	(DIETARY? OR NUTRIT?)(3N)EDUCAT? OR NST OR FFM OR FM OR LEAN() BODY		
S100	(AMINO()ACID? OR VITAMIN? OR CALORIME?)		
S101	WEIGHT LOSS! OR ENERGY INTAKE! OR EATING DISORDERS! OR ENERGY METABOLISM!		
S102	TUBE()FEEDING? OR GASTROSTOM? OR GASTROSOM? OR GASTROSTOM? OR HYPERALIMENT?		
S103	S94:S102		
S104	S10*S103		
S105	S104*(S1/MAJ+DYSTROPH?/TI)*(S103/DE+S103/TI)	4074	

	検索式	検索結果（件）	分類
S106	DEGLUTITION DISORDERS! OR DEGLUTITION! OR SWALLOWS! OR ASPIRAT? OR ASPHYXI?		（その他合併症）嚥下
S107	FEEDING? OR VIDEOFLUORO? OR (LARYNGOPHARYNG? OR OROPHARYNG? OR ESOPHAG? OR UPPER()GASTROINTES?)(3N)(DYSFUNCT? OR IMPAIR? OR FAILUR? OR HYPOFUNCT? OR FUNCT?)		
S108	S10*(S106+S107)	248	
S109	DENTAL PHYSIOLOGICAL PHENOMENA! OR DENTISTRY! OR MASTICAT? OR MACROGLOSSI? OR (DENTAL? OR TEETH? OR TOOTH? OR APERTOGNATHI? OR MALALIGNMEN? OR ORTHODONTIC? OR ORAL?)		（その他合併症）歯科学的問題
S110	TOOTH DISEASES! OR MALOCCLUSION? OR (OPEN OR CROSS)(2N)BITE? OR OCCLUSION?(3N)(DENTAL? OR ABNORMAL? OR REVERSED?) OR MASTICATORY? OR DYSMASESI? OR ORAL()CARE? OR ORAL HYGIENE!		
S111	OCCLUS? OR MALOCCLUS? OR STOMATOGNATHIC?		
S112	CRANIOFAC? OR MAXILLOFACIAL? OR OROFACIAL? OR DENTOFACIAL? OR MASTICATORY? OR (LIP OR BITE)()FORCE		
S113	S109:S112		
S114	S10*S113	396	
S115	'MENTAL DISORDERS DIAGNOSED IN CHILDHOOD'! OR INTELLECTUAL DISABILITY! OR COMMUNICATION DISORDERS!		子育て・教育
S116	GROWTH DISORDERS!		
S117	EDUCAT? OR CHILD REARING! OR CHILD?(3N)(REAR? OR RAIS?) OR NURTUR? OR PARENT?(3N)(CARE? OR CARI?) OR SCHOOL? OR LEARNING?		
S118	INTELLECTUAL DISABILITY!		
S119	S115:S118		
S120	S10*S119	650	
S121	(CLINICAL? OR PATIENT?)(3N)(COURSE? OR PROCESS? OR HISTOR?) OR OUTCOME? OR PROGNOS? OR FOLLOW?		総論
S122	S10*(S121/DE+S121/TI)		
S123	S122*(S1/MAJ+DYSTROPH?/TI)	716	

<（その他合併症）栄養>

	検索式	検索結果（件）	分類
S1	MUSCULAR DYSTROPHY, DUCHENNE/DF		筋ジス全体
S2	(MUSCUL? OR MUSCL?)(4N)DYSTROPH?		
S3	DUCHENNE? OR BECKER? OR (DMD NOT EDMD) OR BMD		
S4	S2*S3		
S5	MUSCULAR DYSTROPHIES/DF		
S6	DISTAL MYOPATHIES/DF		
S7	GLYCOGEN STORAGE DISEASE TYPE VII/DF		
S8	MUSCULAR DYSTROPHIES, LIMB-GIRDLE!		
S9	MUSCULAR DYSTROPHY, EMERY-DREIFUSS/DF		
S10	MUSCULAR DYSTROPHY, FACIOSCAPULOHUMERAL/DF		
S11	MUSCULAR DYSTROPHY, OCULOPHARYNGEAL/DF		
S12	MYOTONIC DYSTROPHY/DF		
S13	GLYCOGEN?(3N)STORAG?(4N)(VII OR 7)		
S14	(LIMB()GIRDLE OR EMERY()DREIFUSS OR FACIOSCAPULOHUME? OR OCULOPHARYNG? OR MYOTONIC?()DYSTROPH?)		
S15	S2 OR S5		
S16	S6 OR S7 OR S8 OR S9 OR S10 OR S11 OR S12 OR S13 OR S14		
S17	S15 NOT S16		
S18	S1 OR S4 OR S17		
S19	S18/ENG+S18*LA=JAPANESE		
S20	S19/HUMAN		
S21	S19 NOT ANIMALS/DE		
S22	S20+S21		
S23	DT=REVIEW? OR REVIEW?/TI		
S24	S22 NOT S23		
S25	DT=META-ANALYSIS OR META ANALYSIS OR (META(1W)ANALY? OR METAANAL?)/TI OR SYSTEMATIC REVIEW! OR SYSTEMATIC(1W)REVIEW?/TI OR DT=PRACTICE GUIDELINE OR PRACTICE GUIDELINES AS TOPIC!		
S26	S22*S25		
S27	(S24+S26) AND UP=19500101:20120331	10444	
S28	NUTRITION DISORDERS! OR NUTRITION PROCESSES!		（その他合併症）栄養
S29	NUTRITIONAL PHYSIOLOGICAL PHENOMENA! OR NUTRITION ASSESSMENT! OR NUTRITIONAL SUPPORT! OR NUTRITION THERAPY!		
S30	(DIET OR NUTRIT?)()THERAPY? OR DH/DE OR EATING DISORDERS!		
S31	(NUTRIT? OR MALNUTRIT? OR UNDERNUTRIT? OR MALNOURISH? OR ENERGY? OR WEIGHT? OR APPETIT? OR FAT? ?)		
S32	FOOD? OR OBESIT? OR BODY()WEIGHT? OR BODY()HEIGHT? OR METABOLISM? OR SKINFOLD? OR MACRONUTRIENT?		
S33	(DIETARY? OR NUTRIT?)(3N)EDUCAT? OR NST OR FFM OR FM OR LEAN()BODY		
S34	(AMINO()ACID? OR VITAMIN? OR CALORIME?)		
S35	WEIGHT LOSS! OR ENERGY INTAKE! OR EATING DISORDERS! OR ENERGY METABOLISM!		
S36	TUBE()FEEDING? OR GASTROSTOM? OR GASTROSOM? OR GASTROSTOM? OR HYPERALIMENT?		
S37	(NUTRITION? OR NUTRITIONAL STATUS! OR NUTRITION DISORDERS! OR NUTRITIONAL SCIENCES! OR NUTRITIONAL REQUIREMENTS! OR NUTRITIONAL SUPPORT! OR MALNUTRITION! OR MALNUTRITION? OR OBESITY! OR OBESIT? OR FOOD! OR FOOD? OR DIET THERAPY! OR DIET()THERAP? OR METABOLISM! OR METABOLI? OR BASAL METABOLISM! OR SKINFOLD THICKNESS! OR SKINFOLD()THICK? OR APPETITE! OR MICRONUTRIENTS! OR MICRONUTRIENT? OR VITAMINS! OR VITAMIN? OR PROTEINS! OR PROTEIN? OR AMINO ACIDS! OR AMINO(2N)ACID? OR CALORIMETRY! OR DIET()THERAP? OR DIET?()EDUCATION? OR INTAKE? OR FEEDING METHODS! OR FEEDING BEHAVIOR! OR FEEDING? OR ENERGY()INTAKE? OR FATS! OR FAT? OR FAT()FREE()MASS OR LEAN()BODY()MASS OR LBM OR BODY()WEIGHT? OR BODY()HEIGHT? OR APPETIT?)		
S38	S28:S36		
S39	S28:S37		
S40	S27*S39	5498	

●医中誌

	検索式	検索結果（件）	分類
#1	筋ジストロフィー-Duchenne型/TH		筋ジス全体
#2	デュシェンヌ/AL or ドゥシェンヌ/AL or ドゥシャンヌ/AL or ドシャンヌ/AL or デシャンヌ/AL or デュシャンヌ/AL or duchenne/AL or ベッカー/AL or becker/AL or (DMD/AL not EDMD/AL) or BMD/AL		
#3	(dystroph/TA or 筋ジス/TA) and #2		
#4	@筋ジストロフィー/TH or dystroph/TA or 筋ジス/TA		
#5	筋緊張性ジストロフィー/TH or 筋ジストロフィー-Emery-Dreifuss型/TH or 筋ジストロフィー-眼咽頭筋/TH or 筋ジストロフィー-顔面肩甲上腕型/TH or 筋ジストロフィー-肢帯型/TH or 筋疾患-遠位型/TH or 糖原病VII型/TH		
#6	筋緊張/TA or 筋強直/TA or "myotonic dystroph"/TA or 顔面肩甲上腕/TA or FSHD/TA or "facioscapulohumeral muscular"/TA or 先天性筋ジス/TA or "congenital muscular"/TA or CMD/TA or 福山型/TA or 眼咽頭筋/TA or 肢帯型/TA or 遠位型/TA or EDMD/TA or (エメリ/TA and (ドレフュス/TA or ドレフュシュ/TA)) or Emery-Dreifuss/TA or "Emery Dreifuss"/TA or 糖原病VII/TA or 糖原病VII/TA		
#7	#4 not (#5 or #6)		
#8	#1 or #3 or #7		
#9	#8 not (CK=動物,ラット,マウス,ハムスター,モルモット,イヌ,ネコ,ウシ,ウマ,ブタ,ヒツジ,サル,ウサギ,ニワトリ,鶏胚,カエル)		
#10	#8 and CK=ヒト		
#11	#9 or #10		
#12	#11 and (PT=原著論文)	6,198	
#13	#12 and (SH=診断的利用,診断,画像診断,X線診断,放射性核種診断,超音波診断)		診断・検査・機能評価・告知・遺伝相談・カウンセリング・保因者
#14	診断/TI or 検査/TI or 機能評価/TI		
#15	#12 and #14		
#16	#12 and (臍帯血/TA or 母体血/TA or 胎児細胞/TA or 胎児DNA/TA)		
#17	#12 and (キャリア/TA or キャリヤ/TA or CARRIER/TA or 保因者/TA)		
#18	#12 and (告知/TA or コンセント/TA or 遺伝相談/TA or カウンセリング/TA or COUNSERING/TA or リスク/TA or RISK/TA or 危険因子/TA)		
#19	#12 and 倫理/TA		
#20	#13 or #15 or #16 or #17 or #18 or #19	942	
#21	リハビリ/TA or rehabili/TA or リハビリテーション/TH or SH=リハビリテーション or スポーツ医学/TH		リハビリ
#22	(理学療法/TH or 理学療法/AL)		
#23	training/TA or トレーニング/TA or 訓練/TA		
#24	運動療法/TH or 作業療法/TH or 運動負荷/TA or 運動制限/TA or 筋力増強訓練/TA		
#25	オーバーワーク/TA or OVERWORK/TA or 関節可動域/TA		
#26	装具療法/TA or 下肢装具/TH or 体幹装具/TA or 体幹コルセット/TA or 補装具/TA or 福祉用具/TA		
#27	環境制御装置/TH or 環境整備/TA or 補装具/TH or ロボット/TA or 歩行器/TA or 保護帽/TA		
#28	コミュニケーションエイド/TH or 車椅子/TH		
#29	マン-マシンシステム/TH		
#30	ユーザーインターフェース/TH		
#31	ユーザーインターフェース/TH or ロボット工学/TH		
#32	#21 or #22 or #23 or #24 or #25 or #26 or #27 or #28 or #29 or #30 or #31		
#33	#12 and #32	661	
#34	BETAMETHASONE/TH or DEXAMETHASONE/TH or ベタメタ/TA or デキサメタ/TA		ステロイド
#35	alendronic/AL or acids/TH or alendron/TA or アレンドロ/TA or 予防接種/TH or ワクチン/TH or ワクチン/TA or VACCINE/TA		
#36	GLUCOCORTICOIDS/TH or プレドニ/TA or PREDONI/TA or ステロイド/TA or steroid/TA		
#37	#34 or #35 or #36		
#38	#12 and #37	56	

		検索式	検索結果(件)	分類
#39	災害対策/TH or 災害/TA			呼吸ケア・在宅人工呼吸療法・災害対策
#40	在宅人工呼吸療法/TH or 人工呼吸/TH			
#41	呼吸/TI or 気管/TI or 気道/TI			
#42	酸素投与/TA or 酸素療法/TA or 酸素吸入療法/TH			
#43	呼吸リハ/TA or 呼吸筋/TA or 呼吸管理/TA or 気管切開術/TH or 呼吸理学療法/TH			
#44	#39 or #40 or #41 or #42 or #43			
#45	#12 and #44		735	
#46	心臓疾患/TH or 心不全/TA or 心筋/TA or 心機能/TA or 不整脈/TH or 不整脈/TA			心筋障害
#47	期外収縮/TA or 心電図/TH or 心エコー図/TH or 心臓超音波/TA or 心エコー/TA			
#48	Angiotensin II Type 1 Receptor Blockers/TH			
#49	Angiotensin-Converting Enzyme Inhibitors/TH			
#50	Adrenergic Beta-Antagonists/TH			
#51	Aldosterone Antagonists/TH			
#52	強心剤/TH or 利尿剤/TH or 抗不整脈剤/TH			
#53	ナトリウム利尿ペプチド/TH			
#54	心臓補助機器/TH or 人工心臓ペーシング/TH			
#55	心臓再同期療法/TA or PACING/TA or ペーシング/TA or ペースメーカー/TA or 補助人工心臓/TA			
#56	徐脈/TA or 頻脈/TA			
#57	#46 or #47 or #48 or #49 or #50 or #51 or #52 or #53 or #54 or #55 or #56			
#58	#12 and #57		602	
#59	SH= 外科的療法 or 外科/TI or 術/TI			整形外科的対処・麻酔・沈静
#60	麻酔/TH or 麻酔/TA or 骨折/TH or 骨折/TA or 骨疾患 - 代謝性/TH or 代謝性骨/TA or 骨萎縮/TA or 骨アトロフィ/TA			
#61	骨粗鬆症/TH or osteoporo/TA or 骨粗鬆/TA			
#62	#59 or #60 or #61			
#63	#12 and #62		267	
#64	消化器疾患/TH or 消化器系過程/TH			(その他合併症) 消化管
#65	便秘/TA or 排便/TA or 胃拡張/TA or 上腸間膜症候群/TA or 巨大結腸/TA			
#66	イレウス/TA or 腸閉塞/TA			
#67	脱水/TA or 過食/TA or 温罨/TA or 内圧管理/TA or 脱気/TA or ブジー/TA			
#68	胃食道逆流/TA or 胆石/TA or 胆道感染症/TA or 痔/TA			
#69	#64 or #65 or #66 or #67 or #68			
#70	#12 and #69		153	
#71	栄養障害/TH or 栄養状態/TH or 栄養管理/TH			(その他合併症) 栄養管理
#72	経管栄養/TA or 経腸栄養/TH or 中心静脈栄養/TH or 胃瘻/TH or 体重減少/TA			
#73	栄養/TI or 食事/TI or 摂食/TI or SH= 食事療法			
#74	#71 or #72 or #73			
#75	#12 and #74		293	
#76	嚥下障害/TH or 嚥下/TA or 誤嚥/TA or 誤飲/TA or 窒息/TA			(その他合併症) 嚥下機能
#77	videofluoro/TA or ビデオ蛍光/TA			
#78	#12 and (#76 or #77)		63	
#79	歯科学/TH or 巨舌/TA or 咀嚼/TH or 咀嚼障害/TH or 咀嚼/TA or 咬合/TA or 開咬/TA or 歯列/TA or 矯正/TA			(その他合併症) 歯科学的問題
#80	口腔ケア/TH or 口腔ケア/TA or 歯科/TI			
#81	#12 and (#79 or #80)		132	
#82	成長障害/TH			子育て・教育
#83	言語障害/TH or コミュニケーション障害/TH or 言語障害/TA or コミュニケーション障害/TA			
#84	知的障害/TA or 精神発達遅滞/TH			
#85	発達障害/TH or 発達障害/TA			
#86	教育/TH or 育児/TH or 教育/TA or 育児/TA or 子育て/TA or 学習/TA			
#87	養育/TH or 養育/TA or 学校/TA			
#88	#82 or #83 or #84 or #85 or #86 or #87			
#89	#12 and #88		362	
#90	臨床経過/TH or 予後/TH or 予後/TA or 臨床経過/TA			総論
#91	#12 and #90		140	

<（その他合併症）栄養>

	検索式	検索結果（件）	分類
#1	筋ジストロフィー-Duchenne型/TH		筋ジス全体
#2	デュシェンヌ/AL or ドゥシェンヌ/AL or ドゥシャンヌ/AL or ドシャンヌ/AL or デシャンヌ/AL or デュシャンヌ/AL or duchenne/AL or ベッカー/AL or becker/AL or (DMD/AL not EDMD/AL) or BMD/AL		
#3	(dystroph/TA or 筋ジス/TA) and #2		
#4	@筋ジストロフィー/TH or dystroph/TA or 筋ジス/TA		
#5	筋緊張性ジストロフィー/TH or 筋ジストロフィー-Emery-Dreifuss型/TH or 筋ジストロフィー-眼咽頭筋/TH or 筋ジストロフィー-顔面肩甲上腕型/TH or 筋ジストロフィー-肢帯型/TH or 筋疾患-遠位型/TH or 糖原病VII型/TH		
#6	筋緊張/TA or 筋強直/TA or "myotonic dystroph"/TA or 顔面肩甲上腕/TA or FSHD/TA or "facioscapulohumeral muscular"/TA or 先天性筋ジス/TA or "congenital muscular"/TA or CMD/TA or 福山型/TA or 眼咽頭筋/TA or 肢帯型/TA or 遠位型/TA or EDMD/TA or (エメリ/TA and (ドレフュス/TA or ドレフュシュ/TA)) or Emery/AL		
#7	#4 not (#5 or #6)		
#8	#1 or #3 or #7		
#9	#8 not (CK=動物, ラット, マウス, ハムスター, モルモット, イヌ, ネコ, ウシ, ウマ, ブタ, ヒツジ, サル, ウサギ, ニワトリ, 鶏胚, カエル)		
#10	#8 and CK=ヒト		
#11	#9 or #10		
#12	#11 and (PT=原著論文)		
#13	#12 and (PDAT=1983/1/1:2012/3/31)	6,199	
#14	栄養生理学的現象/TH or 栄養生理学的現象/TA or 栄養評価/TH or 栄養評価/TA or 栄養管理/TH or 栄養管理/TA or 栄養障害/TH or 栄養障害/TA or 栄養失調/TH or 栄養失調/TA		（その他合併症）栄養
#15	肥満/TH or 肥満/TA or 肥満症/TH or 肥満症/TA or 食事/TH or 食事/TA or 食事療法/TH or 食事療法/TA or 栄養指導/TH or 栄養指導/TA		
#16	体重/TH or 体重/TA or 体重変化/TH or 体重変化/TA or 身長/TH or 身長/TA or 食育/TH or 食育/TA or 栄養指導/TH or 栄養指導/TA or 栄養/TA		
#17	栄養所要量/TH or 栄養所要量/TA or 栄養状態/TH or 栄養状態/TA or 代謝/TH or 代謝/TA or エネルギー代謝/TH or エネルギー代謝/TA or 基礎代謝/TH or 基礎代謝/TA		
#18	皮脂厚/TH or 皮脂厚/TA or 食欲/TH or 食欲/TA or 食欲不振/TH or 食欲不振/TA or 微量元素/TH or 微量元素/TA or 微量栄養素/TH or 微量栄養素/TA		
#19	蛋白質/TH or 蛋白/TA or エネルギー摂取量/TH or エネルギー摂取量/TA or 脂肪/TH or 脂肪/TA or 熱量測定/TH or 熱量測定/TA or 栄養補助/TH or 栄養補助/TA		
#20	amino acids/TH or "amino acids"/TA or vitamins/TH or vitamins/TA or Nutrients/TA or "nutritional assessment"/TA or "Nutrition Therapy"/TA or nutrition/TH or nutrition/TA or malnutrition/TA or "nutritional deficiency"/TA		
#21	nutritional disorder/TA or "nutritional disorders"/TA or "nutritional deficiency"/TA or obesity/TA or adiposity/TA or fatness/TA or diet/TA or food/TA or "nutritional therapy"/TA or dietetics/TA		
#22	nutrition education/TA or "diet Therapy"/TA or "Nutrition Therapy"/TA or "weight loss"/TA or "body weight"/TA or weight/TA or "body weight change"/TA or "Body Height"/TA or stature/TA or "nutrition education"/TA		
#23	recommended dietary allowance/TA or "nutritional requirements"/TA or "recommended daily allowance"/TA or "nutritional status"/TA or metabolism/TA or "Energy Metabolism"/TA or "basal metabolic rate"/TA or "basal metabolism"/TA or "Skinfold Thickness"/TA or appetite/TA		
#24	Loss of appetite/TA or anorexia/TA or inappetence/TA or anorectic/TA or "trace element"/TA or aminoacid/TA or Calorimetry/TA or "Nutritional Support"/TA or 栄養不良/TA or 栄養不足/TA or 栄養必要量/TA or 皮下脂肪厚/TA or ビタミン/TA or たんぱく/TA or プロテイン/TA or タンパク/TA		
#25	Lean Body Mass/TA or energy/TA or アミノ酸インバランス/TA or "lean body mass"/TA or fat/TA or LBM/TA or "fat-free mass"/TA or 除脂肪体重/TA or vegetative/TA or "nutritional control"/TA or 栄養不良状態/TA or 栄養状態不良/TA or 一日所要量/TA or corpulent/TA or "alimentary therapy"/TA		
#26	Nutritional guidance/TA or "weight gain or loss"/TA or "dietary education"/TA or nutriture/TA or nourishment/TA or metabolize/TA or hypophagia/TA or "decreased appetite"/TA or hypophagic/TA or energyintake/TA		
#27	intake/TA or "fat free mass"/TA or "lean tissue mass"/TA or obese/TA or prandial/TA or meal/TA or "body mass"/TA or height/TA or BMR/TA or anorexic/TA or feeding/TA or alorimetric/TA or 摂取量/TA		
#28	micronutrient/TA or protein/TA or 低栄養/TA or 栄養サポート/TA or アミノ酸/TA or vitamin/TA		
#29	#14 or #15 or #16 or #17 or #18 or #19 or #20 or #21 or #22 or #23 or #24 or #25 or #26 or #27 or #28		
#30	#13 and #29	1,266	

索 引

欧文索引

A
ADL 評価　34

B
β 遮断薬　120
BFO（balanced forearm orthosis）　51
BMD（Becker muscular dystrophy）　13
BNP（brain natriuretic peptide）　38, 40, 114

C
CK（creatine kinase）　37
CPF（cough peak flow）　74, 76
cTnI（cardiac troponin I）　38
cTnT（cardiac troponin T）　38

D
DXA　41

G
GPB（glossopharyngeal breathing）　75, 76

H
HFCWO（high-frequency chest wall oscillation）　76
HMV（home mechanical ventilation）　94, 96

I
IPV（intrapulmonary percussive ventilation）　76

M
MAC（mechanically assisted cough）　76
manifesting carrier　25
MI-E（mechanical insufflation-exsufflation）　75, 76, 95
MIC（maximum insufflation capacity）　74, 76
MLPA（multiplex ligation-dependent probe amplification）　2, 14
MMT（manual muscle test）　34, 46
MPI（myocardial performance index）　108

N
NPPV（non-invasive positive pressure ventilation）　3, 81, 83, 87
NT-proBNP　114

R
ROM 評価　33

和文索引

あ
アンジオテンシン変換酵素（ACE）阻害薬　118

い
育児　29
遺伝カウンセリング　15, 19
遺伝子診断　19
医療費助成　183
イレウス　175
胃瘻増設　171

え
栄養管理　156
嚥下機能評価　164

か
介護　29
外出　92
確定診断　12
下肢拘縮手術　140
画像検査　40
換気不全　72

き
機械による咳介助　75, 76, 95
気管切開下人工呼吸　90
急性胃拡張　175
強心薬　122
矯正固定術　133, 136
胸部画像検査　40

索引

局所麻酔　153
筋力訓練　49

く
車椅子　51, 92

け
経管栄養管理　169
血清クレアチンキナーゼ　37
血清シスタチンC　38

こ
高クレアチンキナーゼ血症　2, 25
高頻度胸壁振動法　76
呼吸機能評価　74
呼吸筋トレーニング　79
呼吸ケア　3, 72
呼吸不全　72
告知　17
子育て　181
骨塩量検査　41
骨格筋画像検査　41
骨折治療　147
骨折予防　143
骨代謝マーカー　38, 145

さ
災害　99
最大強制吸気量　74, 76
在宅人工呼吸療法　94, 96
左室形成術　126
酸素投与　86

し
歯科学的問題　162
ジストロフィン遺伝子　2, 12
周産期心筋症　28
住宅環境整備　51
12誘導心電図　106
出産　28
出生前診断　22
障害段階分類　32
上肢運動機能障害度分類　32
上腸間膜動脈症候群　175
食事指導　116
食物形態の工夫　167
心移植　126

心エコー　108
心機能評価　104, 106, 108, 110, 112, 114
心筋症　3, 26
心筋障害治療　116, 118, 120, 122
心筋ストレインエコー　108
心筋トロポニンI　38
心筋トロポニンT　38
人工呼吸管理　83
心臓MRI　112
心臓核医学検査　110
心臓再同期療法　126

す
ステロイド治療　3, 58

せ
生活指導　116
精神遅滞　178
脊柱画像検査　41
舌咽頭呼吸　75, 76
全身麻酔　150

そ
側弯症　4, 130, 133, 136

た
体重コントロール　159
短下肢装具　51, 143

ち
着床前診断　22
長下肢装具　50
鎮静　150

と
洞性頻脈　106
頭部画像検査　42

に
妊娠　28

の
脳性ナトリウム利尿ペプチド　114

は
肺内パーカッションベンチレーター　76
発症保因者　25

発達障害　3, 179
バリアフリー　54

ひ
ピアサポート　54
非侵襲的陽圧換気療法　3, 81, 83, 87
肥満　159
非薬物療法　126

ふ
フェイスマスク　87
福祉サービス　184
不整脈治療　124

へ
ベッカー型筋ジストロフィー　13
便秘　173

ほ
訪問看護　184

補助人工心臓　126
補装具　50
ホルター心電図　106

ま
慢性肺胞低換気症状　72

り
利尿薬　122
リハビリテーション　48
旅行　92

る
るいそう　160

わ
ワクチン接種　68

デュシェンヌ型筋ジストロフィー診療ガイドライン 2014

2014 年 6 月 1 日　発行	監修者　日本神経学会，日本小児神経学会， 　　　　国立精神・神経医療研究センター
	発行者　小立鉦彦
	発行所　株式会社　南　江　堂
	〒113-8410 東京都文京区本郷三丁目 42 番 6 号
	☎（出版）03-3811-7236　（営業）03-3811-7239
	ホームページ http://www.nankodo.co.jp/
	振替口座 00120-1-149
	印刷・製本　真興社

Ⓒ Societas Neurologica Japonica, Japanese Society of Child Neurology, National Center of Neurology and Psychiatry, 2014

定価は表紙に表示してあります．
落丁・乱丁の場合はお取り替えいたします．

Printed and Bound in Japan
ISBN978-4-524-26647-0

本書の無断複写を禁じます．

|JCOPY|〈（社）出版者著作権管理機構　委託出版物〉

本書の無断複写は，著作権法上での例外を除き禁じられています．複写される場合は，そのつど事前に，（社）出版者著作権管理機構（電話 03-3513-6969，FAX 03-3513-6979，e-mail: info@jcopy.or.jp）の許諾を得てください．

本書をスキャン，デジタルデータ化するなどの複製を無許諾で行う行為は，著作権法上での限られた例外（『私的使用のための複製』など）を除き禁じられています．大学，病院，企業などにおいて，内部的に業務上使用する目的で上記の行為を行うことは私的使用には該当せず違法です．また私的使用のためであっても，代行業者等の第三者に依頼して上記の行為を行うことは違法です．